간호조무사 10회 최종모의고사

✓ 1. 실전 감각 100%
✓ 2. 시간 · 문제 훈련 집중
✓ 3. 합격 포인트 정리

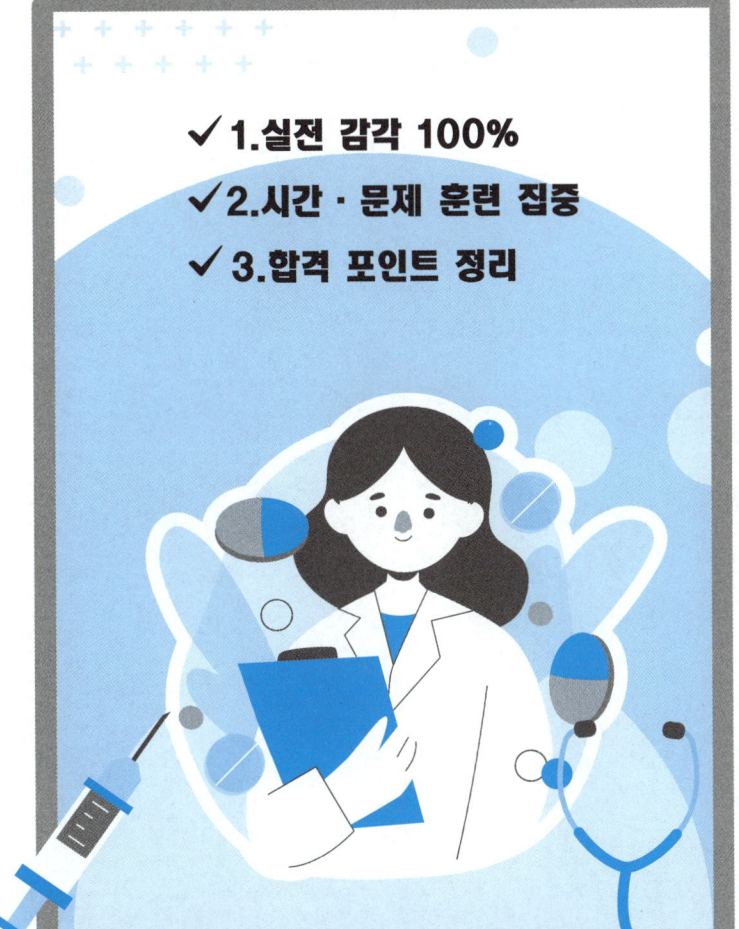

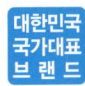 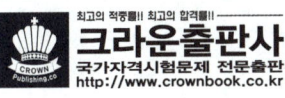

이 책을 펴내며

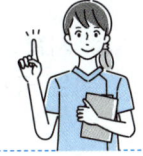

    간호조무사는 간호의 기본이념인 인도주의와 박애정신을 기반으로 전인간호를 구현하고 환자에 대한 간호 및 진료보조 업무를 수행하는 간호인력이다.

    현재 우리나라는 급격하게 노인인구가 증대되고 있는데, 향후 높아진 노인복지 재정부담에 대비해 시설이 아닌 재가 서비스 중심으로 간호와 돌본 서비스가 이전하고 있는 추세이다.

    간호의 영역은 최전선에서 실질적으로 간호를 이행하는 역할로 데이터보다는 헌신과 희생이라는 인적 감수성이 필요한 영역으로서 인공지능이 대체 할 수 없는 분야로 평가받고 있다.

    현재 우리나라는 2017년 7월을 기준으로 고령시대에 접어들고 2030년이 되면 초고령사회에 진입할 것이라고 예측하고 있다.

    또한 간호간병통합서비스로 앞으로 간호조무사의 인력은 더욱 확대되고 수요가 꾸준히 증가할 것으로 보인다.

    이 모의고사는 기출문제를 바탕으로 새롭게 재구성된 것으로 단기간에 이해하기 쉽고 머리에 잘 들어오게끔 설명을 체계적으로 해놓은 것이 특징이다.

저자 드림

간호조무사 시험 가이드

※ 시험일정, 응시자격, 원서접수 및 유의사항은 변동이 있을 수 있으므로, 자제한 사항은 국시원 홈페이지(www.kuksiwon.or.kr) 참고 또는 1544-4244로 문의바랍니다.

1 개요

간호조무사는 각종 의료기관에서 의사 또는 간호사의 지시 하에 환자의 간호 및 진료에 관련된 보조업무를 수행하는 자를 말한다. (출처 : 통계청 한국표준직업분류)

2 수행직무

■ **간호법 제15조(간호조무사의 업무)**

(1) 간호조무사는 「의료법」 제27조에도 불구하고 간호사를 보조하여 제12조제1항제1호부터 제3호까지의 업무를 수행할 수 있다.

(2) 제1항에도 불구하고 간호조무사는 「의료법」 제3조제2항제1호에 따른 의원급 의료기관에 한정하여 같은 법에 따른 의사, 치과의사, 한의사의 지도하에 환자의 요양을 위한 간호 및 진료의 보조를 수행할 수 있다.

(3) 제1항 및 제2항에 따른 구체적인 업무의 범위와 한계에 관하여 필요한 사항은 보건복지부령으로 정한다.

* 간호법 제12조(간호사의 업무)제1항
  가. 환자의 간호요구에 대한 관찰, 자료수집, 간호판단 및 요양을 위한 간호
  나. 「의료법」에 따른 의사, 치과의사, 한의사의 지도하에 시행하는 진료의 보조
  다. 간호 요구자에 대한 교육·상담 및 건강증진을 위한 활동의 기획과 수행, 그 밖에 대통령령으로 정하는 보건활동

3 시험일정

시험시기	원서접수	시험일	합격자 발표
상반기	인터넷, 방문 접수 : 1월경	3월 경	3월 말
하반기	인터넷, 방문 접수 : 7월경	9월 경	9월 말

4 시험시간표

• 시험과목

시험종별	시험 과목 수	문제수	배점	총점	문제형식
필기	3	70	1점/1문제	70점	객관식 5지선다형
실기	1	35	1점/1문제	35점	객관식 5지선다형

• 시험시간표

구분	시험과목(문제수)	시험형식	입장 시작시간	입장 완료시간	중도퇴실 가능시간	시험시간
오전	1. 기초간호학 개요 (35) (치의학기초개론 및 한의학기초개론을 포함한다) 2. 보건간호학 개요 (15) 3. 공중보건학개론 (20) 4. 실기 (35)	객관식	09:20~	~09:40	11:00~	10:00 ~ 11:45 (105분)
오후	1. 기초간호학 개요 (35) (치의학기초개론 및 한의학기초개론을 포함한다) 2. 보건간호학 개요 (15) 3. 공중보건학개론 (20) 4. 실기 (35)	객관식	12:40~	~13:00	14:20~	13:20 ~ 15:05 (105분)

5 간호조무사 기출문제 분석표

시험과목	세부과목	2021. 9	2022. 3	2022. 9	2023. 3	2023. 9	2024. 3
기초 간호학 개요	간호관리	1	1	2	2	2	2
	기본간호	36	33	32	32	32	35
	성인간호	7	6	7	7	7	4
	인체구조와 기능	2	2	1	7	1	2
	모성 아동간호	7	7	7	2	7	6
	기초치과	2	2	2	2	2	2
	기초한방	2	2	2	2	2	2
	기초약리	2	2	2	2	2	2
	기초영양	1	2	2	2	2	2
	응급간호	3	5	5	4	4	4
	노인간호	3	3	3	3	4	4

시험과목	세부과목	2021. 9	2022. 3	2022. 9	2023. 3	2023. 9	2024. 3
보건간호학 개요	보건교육	4	4	4	5	4	4
	보건행정	6	7	7	8	9	8
	환경보건	4	4	4	4	4	4
	산업보건	1	1	1	1	1	1
공중보건학 개론	지역사회, 모자보건	5	7	5	5	4	3
	인구와 출산	1	1	1	1	2	2
	질병관리사업	6	5	5	6	5	6
	의료관계 법류	6	6	6	6	6	6

6 응시자격

- 다음 각 호의 자격이 있는 자가 응시할 수 있습니다.

(1) 간호법 제6조(간호조무사 자격인정 등)

① 간호조무사가 되려는 사람은 다음 각 호의 어느 하나에 해당하는 사람으로서 보건복지부령으로 정하는 교육과정을 이수하고 제8조에 따른 간호조무사 국가시험에 합격한 후 보건복지부장관의 자격인정을 받아야 한다.

1. 초·중등교육법령에 따른 특성화고등학교의 간호 관련 학과를 졸업한 사람(간호조무사 국가시험 응시일로부터 6개월 이내에 졸업이 예정된 사람을 포함한다)
2. 「초·중등교육법」 제2조에 따른 고등학교 졸업자(간호조무사 국가시험 응시일로부터 6개월 이내에 졸업이 예정된 사람을 포함한다) 또는 초·중등교육법령에 따라 같은 수준의 학력이 있다고 인정되는 사람(이하 이 조에서 "고등학교 졸업학력 인정자"라 한다)으로서 보건복지부령으로 정하는 국·공립 간호조무사양성소의 교육을 이수한 사람
3. 고등학교 졸업학력 인정자로서 평생교육법령에 따른 평생교육시설에서 고등학교 교과 과정에 상응하는 교육과정 중 간호 관련학과를 졸업한 사람(간호조무사 국가시험 응시일로부터 6개월 이내에 졸업이 예정된 사람을 포함한다)
4. 고등학교 졸업학력 인정자로서 「학원의 설립·운영 및 과외교습에 관한 법률」 제2조의2제2항에 따른 학원의 간호조무사 교습과정을 이수한 사람
5. 고등학교 졸업학력 인정자로서 보건복지부장관이 인정하는 외국의 간호조무사 교육과정을 이수하고 해당 국가의 간호조무사 자격을 취득한 사람
6. 제4조제1항제1호 또는 제2호에 해당하는 사람

② 제1항제1호부터 제4호까지에 따른 간호조무사 교육훈련기관은 보건복지부장관의 지정·평가를 받아야 한다. 이 경우 보건복지부장관은 간호조무사 교육훈련기관의 지정을 위한 평가업무를 대통령령으로 정하는 절차·방식에 따라 관계 전문기관에 위탁할 수 있다.

③ 보건복지부장관은 제2항에 따른 간호조무사 교육훈련기관이 거짓이나 그 밖의 부정한 방법으로 지정받는 등 대통령령으로 정하는 사유에 해당하는 경우에는 그 지정을 취소할 수 있다.

④ 제1항에 따른 간호조무사 자격인정, 제2항에 따른 간호조무사 교육훈련기관의 지정·평가 등에 필요한 사항은 보건복지부령으로 정한다.

(2) 간호법 시행규칙 제2조(간호조무사 국가시험의 응시자격)

① 제6조제1항 각 호 외의 부분에서 "보건복지부령으로 정하는 교육과정"이란 다음 각 호의 과정을 말한다.

1. 법 제6조제2항 전단에 따라 보건복지부장관의 지정을 받은 간호조무사 교육훈련기관(이하 "간호조무사 교육훈련기관"이라 한다)에서 실시하는 740시간 이상의 이론교육 과정

2. 간호조무사 교육훈련기관의 장이 실습교육을 위탁한 의료기관(조산원은 제외한다) 또는 보건소에서 실시하는 780시간 이상의 실습교육과정. 이 경우 「의료법」 제3조제2항제3호에 따른 병원급 의료기관에서 실시하는 실습교육 과정이 400시간 이상이어야 한다.

② 제1항제2호 전단에 따른 실습교육 과정은 같은 호 후단에 따라 실시하는 실습교육 과정을 제외하고 최대 234시간의 범위에서 보건복지부장관이 정하여 고시하는 요건을 갖춘 간호조무사 교육훈련기관에서 실시하는 실습교육 과정으로 갈음할 수 있다.

③ 보건복지부장관은 「재난 및 안전관리 기본법」 제38조제1항에 따라 주의 이상의 재난 위기경보가 발령되어 제1항 및 제2항에 따른 교육과정을 실시하는 것이 현저히 곤란한 경우에는 보건복지부장관이 정하여 고시하는 바에 따라 그 교육과정을 달리 운영할 수 있다.

④ 간호조무사가 되려는 사람은 제1항 또는 제3항에 따른 교육과정을 이수해야 한다. 다만, 법 제6조제1항제5호 및 제6호에 해당하는 사람은 제1항 또는 제3항에 따른 교육과정을 이수한 것으로 본다.

- **결격사유 및 응시자격 제한 등**

(1) 간호법 제7조(결격사유) 다음 각 호의 어느 하나에 해당하는 자는 간호사등이 될 수 없다.

① 「정신건강증진 및 정신질환자 복지서비스 지원에 관한 법률」 제3조제1호에 따른 정신질환자. 다만, 「의료법」 제77조에 따른 전문의가 간호사등으로서 적합하다고 인정하는 사람은 그러하지 아니하다.
② 마약·대마·향정신성의약품 중독자
③ 피성년후견인·피한정후견인
④ 금고 이상의 실형을 선고받고 그 집행이 끝나거나 집행이 면제된 날부터 5년이 지나지 아니한 사람
⑤ 금고 이상의 형의 집행유예를 선고받고 그 유예기간이 지난 후 2년이 지나지 아니한 사람
⑥ 금고 이상의 형의 선고유예를 받고 그 유예기간 중에 있는 사람

(2) 간호법 제9조(응시자격의 제한)

① 제7조 각 호의 어느 하나에 해당하는 사람은 국가시험에 응시할 수 없다.
② 부정한 방법으로 국가시험에 응시하거나 국가시험에 관하여 부정행위를 한 사람에 대하여는 그 수험을 정지시키거나 합격을 무효로 한다.
③ 보건복지부장관은 제2항에 따라 수험이 정지되거나 합격이 무효가 된 사람에 대하여 처분의 사유와 위반 정도 등을 고려하여 대통령령으로 정하는 바에 따라 그 다음에 치러지는 국가시험의 응시를 3회의 범위에서 제한할 수 있다.

7 응시자 유의사항

응시자 유의사항

※ 시험일정, 응시자격, 원서접수 및 유의사항은 변동이 있을 수 있으므로, 자제한 사항은 국시원 홈페이지(www.kuksiwon.or.kr) 참고 또는 1544-4244로 문의바랍니다.

가. PC를 이용한 컴퓨터시험으로만 응시할 수 있습니다.
  ○ 컴퓨터시험(CBT)은 PC를 통해 답안을 마우스로 클릭하여 답안카드를 작성합니다.
  ○ 응시자는 감독관의 지시에 따라 시험기기(PC)를 사용하시기 바랍니다.
  ○ 기존 종이시험과 동일한 객관식 5지 선다형 문제유형으로, 데스크톱 PC(모니터, 마우스)를 이용하여 답안을 클릭하여 선택합니다.

나. 컴퓨터시험(CBT) 튜토리얼은 [국시원 홈페이지-상시(기간제) 시험 홈페이지-시험안내-CBT 체험하기]에서 확인할 수 있습니다. 튜토리얼 프로그램은 데스크톱 PC를 사용하는 실제 시험의 프로그램과 동일한 형태로 모바일 환경에서는 구동되지 않거나 깨질 수 있습니다.

"http://www.kuksiwon.or.kr/CBT_SS/index.html#/">

다. 간호조무사 국가시험의 시험문제 및 정답은 '비공개'합니다(국시원 홈페이지에 상시 공개된 기출문제 포함).

라. 시험문제는 「저작권법」에 따라 보호되는 저작물이며, 시험문제의 일부 또는 전부를 무단으로 복제, 배포, (전자)출판 하는 등 저작권을 침해하는 경우 「저작권법」에 의하여 민·형사상 불이익을 받을 수 있습니다.

마. 응시자는 본인이 접수한 시험일의 입장완료 시간(오전 시험 9:40, 오후 시험 13:00)까지 해당 센터 및 시험실의 지정 좌석에 앉아야 합니다.

- 시험이 시작되면 응시자는 시험실에 입실할 수 없습니다.
- 응시자 본인이 접수한 시험 일정(시험센터, 시험일시)에만 응시가 가능합니다. 접수한 시험 일정과 다른 시험에는 응시가 불가능합니다.
- 입장시작 시간 전에는 시험장 입장이 불가능할 수 있으니 가급적 입장시간에 맞춰 입장하시기 바랍니다.

바. 응시자 준비물 : 신분증, 응시표

- 신분증을 지참하지 않은 사람은 시험에 응시할 수 없습니다.

  신분증의 범위
  - 주민등록증(유효기간 내의 주민등록증 발급신청 확인서, 주민등록증 모바일 확인서비스)
  - 운전면허증(모바일 운전면허증, 모바일 운전면허 확인서비스)
  - 여권(만료일 이내, 주민등록번호가 없는 대한민국 여권은 여권정보증명서를 함께 제시해야 신분증으로 인정)
  - 외국국적동포 국내거소신고증
  - 외국인등록증
  - 주민등록번호가 기재된 장애인등록증(장애인복지카드)
  - 청소년증(유효기간 내의 청소년증 발급신청 확인서)

- 응시표가 없는 경우, 응시번호 확인이 가능하면 시험에 응시할 수 있습니다. 단, 신분증은 반드시 지참하여야 합니다.

사. 시험 중에는 어떠한 통신기기 및 전자기기(휴대전화, 스마트폰, 태블릿PC, 스마트시계, 스마트밴드, 이어폰, 전자계산기, 전자사전 등)도 소지 또는 사용할 수 없으며, 발견될 시에는 부정행위로 처리될 수 있습니다.

아. 중도퇴실 가능시간 이후에는 응시자의 선택에 따라 시험을 종료하고 퇴실할 수 있습니다. 다만, 한번 퇴실한 후에는 재입실이 절대 불가합니다.
- 오전 시험은 11:00 이후, 오후 시험은 14:20 이후 퇴실이 가능합니다.
- 배탈·설사 등으로 불가피하게 시험을 볼 수 없는 경우 화장실을 이용할 수 있으나 재입실이 불가합니다.

자. 컴퓨터 화면에서 시험시간 및 남은시간이 표시됩니다.
- 계산, 통신 등이 가능한 시계(스마트시계 등)는 사용이 불가하며, 발견될 시에는 부정행위 등으로 처리될 수 있습니다.
- 시험시간 관리의 책임은 응시자 본인에게 있으며, 시험시간에는 답안 작성시간까지 포함되어 있으므로 시간을 잘 배분하시기 바랍니다.
- 시험시작 및 종료는 정해진 시각에 맞추어 자동으로 진행되며, 시험이 종료되면 답안이 자동 제출됩니다.

차. 시험 중 고의로 시험기기의 전원을 끄거나 프로그램을 종료하려는 행위를 할 경우 '0점' 처리될 수 있으니 유의하시기 바랍니다.

카. 응시자 이외에는 시험장에 출입할 수 없으며, 시험센터는 차량 주차가 어려우므로 대중교통을 이용하시기 바랍니다.

타. 시험실 내 응시자 개인물품 관리의 책임은 응시자 본인에게 있습니다. 응시자는 개인물품을 분실하지 않도록 주의하시기 바랍니다.

파. 기타 자세한 사항은 고객상담센터(1544-4244)로 문의하시기 바랍니다.

8 합격기준

- **합격자 결정**

  (1) 간호조무사 및 의료유사업자에관한규칙 제7조제1항에 의거 매 과목 만점의 40퍼센트 이상, 전 과목 총점의 60퍼센트 이상 득점한 자를 합격자로 한다.

  (2) 응시자격이 없는 것으로 확인된 경우에는 합격자 발표 이후에도 합격을 취소합니다.

- **합격자 발표**

  (1) 합격자 명단은 다음과 같이 확인할 수 있습니다.
   - 상시(기간제) 홈페이지 [합격자조회]메뉴
   - 상시(기간제) 모바일 홈페이지

(2) 휴대전화번호가 기입된 경우에 한하여 SMS로 합격여부를 알려드립니다.
 (휴대전화번호가 010 으로 변경되어, 기존 01* 번호를 연결해 놓은 경우 반드시 변경된 010 번호로 입력(기재)하여야 합니다.)

9 응시원서 접수안내

◎ 인터넷 접수

- **인터넷 접수 준비사항**

    －회원가입 등
    (1) 회원가입 : 약관 동의(이용약관, 개인정보 처리지침, 개인정보 제공 및 활용)
    (2) 아이디 / 비밀번호 : 응시원서 수정 및 응시표 출력에 사용
    (3) 연락처 : 연락처1(휴대전화번호), 연락처2(자택번호), 전자 우편 입력
      ※ 휴대전화번호는 비밀번호 재발급 시 인증용으로 사용됨
    － 응시원서 : 상시(기간제) 홈페이지 [시험안내 홈]-[원서접수]-[응시원서 접수]에서 직접 입력
    (1) 실명인증 : 성명과 주민등록번호를 입력하여 실명인증을 시행, 외국국적자는 외국인등록증이나 국내거소신고증 상의 등록번호사용. 금융거래 실적이 없을 경우 실명인증이 불가능함. 코리아크레딧뷰로(02-708-1000)에 문의
    (2) 공지사항 확인
      ※ 원서 접수 내용은 접수 기간 내 홈페이지에서 수정 가능(주민등록번호, 성명 제외)
    － 사진파일 : jpg 파일(컬러), 276x354픽셀 이상 크기, 해상도는 200dpi 이상

- **응시수수료 결제**

    － 결제 방법 : [응시원서 작성 완료] → [결제하기] → [응시수수료 결제] → [시험선택]→ [온라인계좌이체 / 가상계좌이체 / 신용카드] 중 선택
    － 마감 안내 : 인터넷 응시원서 등록 후, 접수 마감일 18:00시까지 결제하지 않았을 경우 미접수로 처리

- 접수결과 확인
    - 방법 : 상시(기간제) 홈페이지 [시험안내 홈]-[원서접수]-[응시원서 접수결과] 메뉴
    - 영수증 발급 : https://www.easypay.co.kr → [고객지원] → [결제내역 조회] → [결제수단 선택] → [결제정보 입력] → [출력]

- 응시원서 기재사항 수정
    - 방법 : 상시(기간제) 홈페이지 [시험안내 홈]-[마이페이지]-[응시원서 수정] 메뉴
    - 기간 : 시험 시작일 하루 전까지만 가능
    - 수정 가능 범위
        ① 응시원서 접수기간 : 아이디, 성명, 주민등록번호를 제외한 나머지 항목
        ② 접수~시행 하루 전 : 비밀번호, 주소, 전화번호, 전자 우편, 학과명 등
        ③ 단, 성명이나 주민등록번호는 PC에서 국시원 홈페이지 로그인-[마이페이지]-[나의 정보관리]-[개인정보 정정신청]-[개인정보 정정 온라인 신청]-주민등록초본 또는 기본증명서 파일 업로드 ※ 시험일 또는 합격자 발표 임박 시 처리 보류 될 수 있음

- 응시표 출력
    - 방법 : 상시(기간제) 홈페이지 [마이페이지]-[응시원서 관리]-[시험선택]-[응시표 출력]
    - 기간 : 응시원서 접수 완료부터 시험 당일 까지 가능
    - 기타 : 흑백으로 출력하여도 관계없음

◎ 공통 유의사항

- 원서 사진 등록
    - 모자를 쓰지 않고, 정면을 바라보며, 상반신만을 6개월 이내에 촬영한 컬러사진
    - 응시자의 식별이 불가능할 경우, 응시가 불가능할 수 있음
    - 셀프 촬영, 휴대전화기로 촬영한 사진은 불인정
    - 기타 : 응시원서 작성 시 제출한 사진은 면허(자격)증에도 동일하게 사용
    ※ 면허교부 신청 시 사진 변경: PC에서 국시원 홈페이지 로그인-[마이페이지]-[나의 정보관리]-[개인정보 정정신청]-[개인정보 정정 온라인 신청]-사진파일 업로드

목차

- 이 책을 펴내며 3
- 간호조무사 시험 가이드 4

PART 01 최종 모의고사 문제

제1회 최종 모의고사 문제 17
제2회 최종 모의고사 문제 33
제3회 최종 모의고사 문제 48
제4회 최종 모의고사 문제 62
제5회 최종 모의고사 문제 77
제6회 최종 모의고사 문제 91
제7회 최종 모의고사 문제 105
제8회 최종 모의고사 문제 119
제9회 최종 모의고사 문제 134
제10회 최종 모의고사 문제 148

PART 02 최종 모의고사 문제 정답 및 해설

제1회 최종 모의고사 문제 정답 및 해설 165
제2회 최종 모의고사 문제 정답 및 해설 178
제3회 최종 모의고사 문제 정답 및 해설 192
제4회 최종 모의고사 문제 정답 및 해설 203
제5회 최종 모의고사 문제 정답 및 해설 212
제6회 최종 모의고사 문제 정답 및 해설 223
제7회 최종 모의고사 문제 정답 및 해설 231
제8회 최종 모의고사 문제 정답 및 해설 239
제9회 최종 모의고사 문제 정답 및 해설 247
제10회 최종 모의고사 문제 정답 및 해설 258

PART 03 부록

기초간호 268
성인간호 300

PART 01
최종 모의고사 문제

간/호/조/무/사

제1회 최종 모의고사 문제
제2회 최종 모의고사 문제
제3회 최종 모의고사 문제
제4회 최종 모의고사 문제
제5회 최종 모의고사 문제
제6회 최종 모의고사 문제
제7회 최종 모의고사 문제
제8회 최종 모의고사 문제
제9회 최종 모의고사 문제
제10회 최종 모의고사 문제

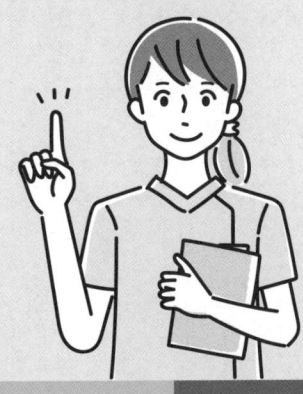

1회 최종 모의고사 문제

I 기초간호학

01 위(stomach)에서 분비되는 소화효소는?

① 펩신
② 설탕분해효소
③ 젖당분해효소
④ 엿당분해효소
⑤ 녹말분해효소

02 설하투여 방법으로 옳은 것은?

① 물과 함께 약을 삼키게 한다.
② 혀 아래에 약을 놓는다.
③ 이로 약을 물고 있게 한다.
④ 볼 안쪽 점막에 약을 놓는다.
⑤ 입술과 잇몸 사이에 약을 넣는다.

03 근육·관절·신경 등에서 발생하는 통증으로, 둔하고 넓게 퍼지는 양상이며 경계가 분명치 않아 위치를 파악하기 어려운 통증은?

① 작열통　② 환상통
③ 가진통　④ 표재 통증
⑤ 심부 통증

04 결핵 환자의 자가관리 방법으로 옳은 것은?

① 수분 섭취량을 줄인다.
② 침구를 그늘에서 말린다.
③ 매달 투베르쿨린 검사를 받는다.
④ 고칼로리 음식을 조금씩 자주 먹는다.
⑤ 기침을 하지 않으면 항결핵제 복용을 중단한다.

05 갑상샘항진증 환자를 위한 간호보조활동으로 옳은 것은?

① 병실을 시원하게 해준다.
② 엎드린 자세를 취하게 한다.
③ 일주일에 한 번 목욕하게 한다.
④ 섬유질이 많은 음식을 먹게 한다.
⑤ 병실에 라디오 소리를 크게 틀어준다.

06 소화궤양 환자를 위한 간호보조활동으로 옳은 것은?

① 아침마다 홍차를 마시라고 한다.
② 식간에 탄산음료를 마시라고 한다.
③ 잠자기 전에 우유를 마시라고 한다.
④ 흡연자일 경우에는 금연하라고 한다.
⑤ 통증이 있으면 아스피린을 복용하라고 한다.

07 만성 신부전 환자를 위한 식사로 옳은 것은?

① 고칼륨식사　② 고인산식사
③ 철분제한식사　④ 고단백질식사
⑤ 저나트륨식사

08 뇌출혈 환자의 두개내압 상승 예방을 위한 간호보조활동으로 옳은 것은?

① 기침을 격려한다.
② 호흡을 참게 한다.
③ 복부마사지를 해준다.
④ 침상 머리를 30° 올려준다.
⑤ 머리 밑에 더운물 주머니를 대준다.

09 손목을 구부린 상태에서 양 손등을 맞대고 미는 동작을 1분간 지속할 때 손목과 손이 무감각해지거나 저린 경우 예상할 수 있는 질환은?

① 힘줄염　② 골수염
③ 골관절염　④ 수근관증후군
⑤ 테니스팔꿈치증

10 분만 1기가 시작된 초산부를 위한 간호보조활동으로 옳은 것은?

① 진통이 심할 때 배에 힘을 주게 한다.
② 분만을 촉진하기 위해 실내 걷기를 돕는다.
③ 방광팽만을 유도하기 위해 소변을 참게 한다.
④ 이완을 유도하기 위해 전신 목욕을 하게 한다.
⑤ 태아순환을 증진하기 위해 앙와위를 취하게 한다.

11 임부의 산전관리 중 융모막융모생검의 시행 시기로 옳은 것은?

① 임신 7 주　② 임신 11 주
③ 임신 15 주　④ 임신 21 주
⑤ 임신 25 주

12 질 분만 후 하루가 지난 출산부에게 나타난 양상 중 비정상적인 것은?

① 체온이 38.7℃이다.
② 맥박이 분당 65 회이다.
③ 혈압이 110/60 mmHg 이다.
④ 소변량이 하루 2,500 mL 이다.
⑤ 적색의 산후질분비물이 있다.

13 신생아의 인공영양 방법으로 옳은 것은?

① 끓는 물에 분유를 탄다.
② 젖꼭지 구멍은 크게 뚫는다.
③ 수유 직후 기저귀를 갈아준다.
④ 침대에 눕힌 채 수유한다.
⑤ 수유 중간과 후에 트림을 시킨다.

14 천식발작으로 입원한 유아를 위한 간호보조활동으로 옳은 것은?

① 병실에 아이와 부모가 함께 있지 않게 한다.
② 병실 환경을 건조하게 유지한다.
③ 안정시키고 반좌위를 취하게 한다.
④ 빗자루로 병실 바닥을 매일 쓴다.
⑤ 겨울철에 창문을 자주 열어 찬 공기를 마시게 한다.

15 생후 12 개월 이후에 시작하는 예방접종은?

① 결핵
② 수두
③ 폴리오
④ B 형간염
⑤ 디프테리아 · 파상풍 · 백일해

16 유아의 대소변 가리기 훈련 방법으로 옳은 것은?

① 또래 아이와 비교한다.
② 옷에 대소변을 보면 벌을 준다.
③ 평소에 유아용 변기에 앉아보게 한다.
④ 유아용 변기에 한번에 20 분 이상 앉혀 둔다.
⑤ 36개월 이후에 대소변 가리기 연습을 시작한다.

17 수술을 받은 환자에게 기침을 격려하는 목적은?

① 장 운동 촉진
② 혈전 형성 감소
③ 전해진 균형 유지
④ 수술 부위 감염 예방
⑤ 호흡기계 합병증 예방

18 망막에 관한 설명으로 옳은 것은?

① 안구방수를 생산한다.
② 동공의 크기를 조절한다.
③ 수정체의 만곡을 조절한다.
④ 외막 구조로 안구를 보호한다.
⑤ 시각적 상을 받아 시신경을 통해 뇌로 보낸다.

19 신장에서 분비되며 혈압을 조절하는 물질은?

① 레닌
② 트립신
③ 아세틸콜린
④ 항이뇨호르몬
⑤ 프로게스테론

20 디곡신을 투여하기 전 반드시 측정해야 하는 것은?

① 혈압
② 맥박
③ 호흡
④ 체온
⑤ 체중

21 철결핍빈혈 환자가 구강용 철분제제를 복용할 때 알아야 할 것은?

① 저섬유소 식이를 섭취한다.
② 생과일은 섭취하지 않는다.
③ 비타민 B 와 함께 복용한다.
④ 복용 후 소변 색이 까맣게 변한다.
⑤ 액체제제는 빨대를 사용하여 복용한다.

22 객혈을 하는 환자를 위한 간호보조활동으로 옳은 것은?

① 등을 두드려 준다.
② 절대 안정하게 한다.
③ 기침을 세게 하게 한다.
④ 가슴에 온요법을 적용해 준다.
⑤ 객혈 후 바로 식사를 하게 한다.

23 뇌세포의 주 에너지원은?

① 철
② 칼슘
③ 포도당
④ 나트륨
⑤ 요오드

24 덤핑증후군(dumping syndrome)을 예방하기 위한 간호보조활동으로 옳은 것은?

① 고탄수화물 식이를 제공한다.
② 식사 시 좌위를 취하게 한다.
③ 식사 중 물을 음식과 함께 섭취하게 한다.
④ 식사 직후 30 분 동안 걷게 한다.
⑤ 조금씩 자주 천천히 식사하게 한다.

25 다음에서 설명하는 의식 수준은?

> - 일반적인 질문이나 지시에 반응하지만 반응이 느리고, 그냥 두면 다시 잠드는 상태
> - 질문에 대한 대답이 혼란스럽고, 통찰력과 기억력이 불분명한 상태

① 명료   ② 기면
③ 혼미   ④ 반혼수
⑤ 혼수

26 백내장 수술 직후 환자에게 기침과 코풀기를 제한하거나 무거운 물건을 들지 못하게 하는 이유는?

① 폐렴 예방
② 시력 증진
③ 안압 상승 예방
④ 안구 움직임 증가
⑤ 수술 부위 협착 예방

27 협심증 환자를 위한 간호보조활동으로 옳은 것은?

① 일상생활에서 추운 날씨에 노출되지 않게 한다.
② 일상생활에서 많은 양의 식사를 하게 한다.
③ 호흡 곤란 시 얼음물을 마시게 한다.
④ 흉통 발생 시 걷기 운동을 하게 한다.
⑤ 흉통 발생 시 니트로글리세린을 물과 함께 삼키게 한다.

28 정상분만 직후 산모의 회음부 부종과 통증을 감소시키기 위한 간호보조활동으로 옳은 것은?

① 조기이상을 격려한다.
② 복부마사지를 시행한다.
③ 모유 수유를 하게 한다.
④ 회음 절개 부위에 냉찜질을 적용한다.
⑤ 앉을 때 도넛 모양 쿠션을 사용하게 한다.

29 에릭슨의 심리사회 발달이론에서 유아기에 달성해야 하는 발달과제는?

① 자율성   ② 신뢰감
③ 근면성   ④ 주도성
⑤ 자아정체감

30 고위험 신생아가 장기간 고농도의 산소 치료를 받았을 때 흔히 나타날 수 있는 합병증은?

① 패혈증   ② 두혈종
③ 괴사성 장염   ④ 미숙아 망막증
⑤ 고빌리루빈혈증

31 임신 32 주에 태어난 미숙아의 신체적 특징 중 만삭아와 다른 것은?

① 솜털이 적음
② 피하지방이 적음
③ 귀의 연골이 두껍게 발달함
④ 손바닥과 발바닥에 주름이 많음
⑤ 피부에서 혈관이 관찰되지 않음

32 아토피 피부염 환아를 위한 간호보조활동으로 옳은 것은?

① 보습제를 발라 준다.
② 가려우면 긁게 한다.
③ 때를 자주 밀어 준다.
④ 알칼리성 비누를 자주 사용한다.
⑤ 몸에 꽉 끼는 옷을 입혀 준다.

33 다음에서 설명하는 체위는?

- 목적 : 산후 자궁후굴 예방, 자궁 내 태아 위치 교정, 월경통 완화
- 방법 : 침상에서 무릎을 꿇고 머리와 가슴을 침상에 달도록 한 후 머리를 옆으로 돌리고 둔부를 올려 대퇴와 침상을 직각이 되게 한다.

① 복위   ② 측위
③ 슬흉위 ④ 반좌위
⑤ 절석위

34 심장 판막의 기능으로 옳은 것은?

① 용혈 반응 촉진   ② 혈관 저항 증가
③ 혈액 역류 방지   ④ 혈관 울혈 촉진
⑤ 심장 박출 감소

35 질병과 질병을 조절하기 위한 치료식이가 옳게 연결된 것은?

① 통풍 - 고퓨린식이
② 심부전 - 저염분식이
③ 폐결핵 - 저단백식이
④ 골다공증 - 저칼슘식이
⑤ 고지혈증 - 고지방식이

Ⅱ 보건간호

36 부항요법 시 주의해야 할 사항으로 옳지 않은 것은?

① 대상자의 건강 상태에 맞게 점차적으로 부항요법을 적응 시킨다.
② 육식 또는 산성 식품을 섭취하도록 권장 한다.
③ 치료 후 피로감이 심한 경우 2~3일간의 휴식이 필요하다.
④ 만성병 치료 과정 중 명현이 심하면 압력과 횟수를 줄인다.
⑤ 출혈증상이 심한 사람에게는 부항 치료를 삼간다.

37 간 기능으로 옳지 않은 것은?

① 담즙생성
② 해독작용
③ 응고인자 합성
④ 혈장단백 및 타액 분비
⑤ 흡수된 영양분의 저장

38 침시술을 받는 환자 간호로 옳은 것은?

> ㄱ. 환자상태를 관찰하여 현훈시 의사에게 알린다.
> ㄴ. 유침시간동안 환자의 체위를 일정하게 유지시킨다.
> ㄷ. 발침후 알콜솜으로 침공부위를 닦고 출혈시 멈출 때까지 누른다.
> ㄹ. 외국인 취약계층의 건강관리

① ㄱ, ㄴ, ㄷ   ② ㄱ, ㄷ
③ ㄴ, ㄹ   ④ ㄹ
⑤ ㄱ, ㄴ, ㄷ, ㄹ

39 지역사회 보건간호사업에 목적은?

> ㄱ. 건강의 유지 및 증진
> ㄴ. 질병의 진단 및 치료
> ㄷ. 가족의 자가 건강관리 능력향상
> ㄹ. 재활치료

① ㄱ, ㄴ, ㄷ   ② ㄱ, ㄷ
③ ㄴ, ㄹ   ④ ㄹ
⑤ ㄱ, ㄴ, ㄷ, ㄹ

40 성장이 지연되는 크레틴병은 어떤 호르몬의 부족으로 나타나는가?

① 옥시토신
② 부갑상샘호르몬
③ 췌장호르몬
④ 갑상샘호르몬
⑤ 성장호르몬

41 지역사회 현장에서 가정 방문을 계획할 때 하루 동안 방문할 대상자의 순서는?

① 초생아 – 매독임부 – 폐렴아동 – 당뇨병노인
② 미숙아 – 당뇨병임부 – 폐렴아동 – 폐결핵 성인
③ 임신중독증임부 – A형감염환자 – 미숙아 – 폐결핵성인
④ 폐결핵노인 – 성홍열아동 – 초생아 – 당뇨병임부
⑤ 당뇨병노인 – 성홍열아동 – 초생아 – 미숙아

42 혈액 속에 이산화탄소가 증가하면 호흡수는?

① 변화없다   ② 감소한다
③ 감소하다 증가한다 ④ 증가한다.
⑤ 증가하다 감소한다

43 구강간호시 사용할 약품으로 옳은 것은?

> ㄱ. 생리식염수   ㄴ. 글리세린
> ㄷ. 과산화수소수 ㄹ. 알콜

① ㄱ, ㄴ, ㄷ   ② ㄱ, ㄷ
③ ㄴ, ㄹ   ④ ㄹ
⑤ ㄱ, ㄴ, ㄷ, ㄹ

44 의식 없는 환자에게 구강으로 음료수나 약물을 주면 안 되는 이유는?

① 질식할 우려가 있기 때문에
② 환자가 먹을 수 없기 때문에
③ 복부팽만이 생기기 때문에
④ 긴급히 수술을 받아야 하기 때문에
⑤ 실금을 하기 때문에

45 간호조무사가 호흡곤란환자를 발견했다. 환자를 편하게 호흡하게 하려면 어떤 자세가 좋은가?

① 심스위
② 절석위
③ 화울러스위
④ 복위
⑤ 배횡와위

46 화상을 입은 환아의 응급처치로 옳지 않은 것은?

① 화염화상의 경우 환아를 눕혀서 담요나 융단으로 덮어 준다.
② 기도유지, 호흡 및 순환상태를 확인한다.
③ 화상의 상처는 깨끗한 마른 수건이나 드레싱으로 덮어 준다.
④ 부모의 불안을 감소시킨다.
⑤ 강산에 의한 화상인 경우 알칼리 용액을 부어준다.

47 간호조무사 보건소에서 하는 역할로 옳은 것은?

ㄱ. 객담수집 및 치료중단 환자 계속관리
ㄴ. 예방접종의 중요성에 대한 교육 및 계속관리
ㄷ. 영유아 정규 신체검사 장려
ㄹ. 환자의 치료 및 진단

① ㄱ, ㄴ, ㄷ   ② ㄱ, ㄷ
③ ㄴ, ㄹ   ④ ㄹ
⑤ ㄱ, ㄴ, ㄷ, ㄹ

48 지역사회 간호계획 작성 시 가장 중요시해야 하는 것은?

① 관련된 전문가들의 참여
② 각급수준의 간호요원들의 참여
③ 그 지역사회의 유지들의 참여
④ 계획과정에 지역주민의 참여
⑤ 정부의 시책 방향

49 간호조무사가 가정방문 시 시행해야할 것으로 옳은 것은?

ㄱ. 가족전체 건강에 대한 지도를 한다.
ㄴ. 가족의 환경상태에 맞는 서비스를 제공한다.
ㄷ. 가족의 건강상태를 파악한다.
ㄹ. 환자를 치료하고 보호자에게 간호법을 가르친다.

① ㄱ, ㄴ, ㄷ   ② ㄱ, ㄷ
③ ㄴ, ㄹ   ④ ㄹ
⑤ ㄱ, ㄴ, ㄷ, ㄹ

50 지역사회 간호사업 시 지역사회 진단을 하는 목적으로 옳은 것은?

ㄱ. 지역주민의 건강 요구 파악
ㄴ. 지역주민의 건강 문제 확인
ㄷ. 보건사업의 계획과 정책수립의 기초자료 제공
ㄹ. 보건요원의 업무활동 배정

① ㄱ, ㄴ, ㄷ   ② ㄱ, ㄷ
③ ㄴ, ㄹ   ④ ㄹ
⑤ ㄱ, ㄴ, ㄷ, ㄹ

III 공중보건학

51 가정 내에 결핵환자가 있을 때 간호조무사의 임무는?

ㄱ. 환자의 가족은 모두 규칙적으로 x선 검사를 받도록 한다.
ㄴ. 환자가 규칙적으로 클리닉에 와서 관리 받도록 교육한다.
ㄷ. 환자의 객담은 종이에 싸서 소각하도록 하고 식기는 끓는 물로 소독한다.
ㄹ. 환자를 격리시킨다.

① ㄱ, ㄴ, ㄷ ② ㄱ, ㄷ
③ ㄴ, ㄹ   ④ ㄹ
⑤ ㄱ, ㄴ, ㄷ, ㄹ

52 무거운 물건이나 환자를 운반할 때 적당한 자세는?

ㄱ. 등을 펴고 무릎을 구부린다.
ㄴ. 운반하려는 목적물에 가까이 선다.
ㄷ. 발을 약간 벌리고 선다.
ㄹ. 물건을 밀 때 체중을 다리의 앞쪽에서 뒤쪽으로 이동시킨다.

① ㄱ, ㄴ, ㄷ ② ㄱ, ㄷ
③ ㄴ, ㄹ   ④ ㄹ
⑤ ㄱ, ㄴ, ㄷ, ㄹ

53 성병관리에 있어서 간호조무사의 임무를 설명한 것으로 옳지 않은 것은?

① 의사와 간호사를 도와 클리닉 또는 가정방문을 통해 환자발견에 힘쓴다.
② 의심나는 환자가 발견되면 의사를 찾아가 치료받도록 권고한다.
③ 임신 중 매독에 감염되지 않도록 교육한다.
④ 임신 중 매독에 감염된 것이 확실하면 임신중기 이후에 치료 받도록 지도한다.
⑤ 임질 감염 시 신생아 안염을 유발할 수 있음을 교육한다.

54 보건소가 실시하는 보건교육의 대상자는 누구인가?

① 영유아 및 임산부
② 학교아동
③ 가난한 사람
④ 지역사회주민전체
⑤ 지역주민 중 건강관리에 대한 지식이 부족한사람

55 보건교육사업을 위한 보건소요원의 역할로 옳지 않은 것은?

① 보건교육을 실시할 의무와 책임을 가지고 있다.
② 지역사회를 직접 알 필요는 없다.
③ 주민들의 생활방식, 습관 등을 파악해야한다.
④ 건강이나 질병에 대한 특수한 금기사항을 파악해야한다.
⑤ 각종 사업에 보건교육을 결합시킨다.

56 보건교육 실시에서 고려해야 할 요인 중 가장 중요한 사항으로 옳은 것은?

① 교육 방법
② 교육 장소
③ 교육시간
④ 피교육자의 이해
⑤ 교육 주제

57 우리나라 국민건강증진법에는 국민들이 건강생활을 실천하도록 보건교육을 해야 한다고 명시되어 있다. 보건교육의 내용으로 옳지 않은 것은?

① 만성퇴행성 질환의 재활 치료
② 건강증진을 위한 체육활동
③ 영양 및 식생활
④ 공중위생에 관한 사항
⑤ 금연·절주 등 건강생활 실천에 관한 사항

58 보건의료전달체계의 목적으로 옳은 것은?

① 국민의료비 상승을 억제하는 정책을 마련하는 것
② 보건의료수요자에게 적절한 의료를 효율적으로 제공하는 것
③ 의료보험수가를 결정하는 것
④ 국민에게 의료기관 선택의 자유를 최대한 보장해주는 것
⑤ 모두에게 평등한 의료를 제공하고자 하는 것

59 1차 보건의료에 포함되어야 할 내용으로 옳은 것은?

> ㄱ. 모자보건과 가족계획
> ㄴ. 지역의 풍토병 예방 및 관리
> ㄷ. 안전한 식수의 공급
> ㄹ. 정신보건의 증진

① ㄱ, ㄴ, ㄷ   ② ㄱ, ㄷ
③ ㄴ, ㄹ   ④ ㄹ
⑤ ㄱ, ㄴ, ㄷ, ㄹ

60 윈슬로우의 공중보건의 목적은?

> ㄱ. 질병예방
> ㄴ. 수명유지
> ㄷ. 신체적건강증진
> ㄹ. 질병치료

① ㄱ, ㄴ, ㄷ   ② ㄱ, ㄷ
③ ㄴ, ㄹ   ④ ㄹ
⑤ ㄱ, ㄴ, ㄷ, ㄹ

61 장티푸스의 주된 전파경로로 옳은 것은?

① 환자의 혈액을 통해서
② 환자의 피부나 점막을 통해서
③ 파리나 모기 등의 곤충을 통해서
④ 병원에서 사용하는 의료기구등을 통해서
⑤ 환자나 보균자의 대소변에 오염된 음식이나 물을 통해서

62 오염된 물의 정화방법은?

> ㄱ. 여과　　ㄴ. 침전
> ㄷ. 산화　　ㄹ. 발효

① ㄱ, ㄴ, ㄷ　② ㄱ, ㄷ
③ ㄴ, ㄹ　　　④ ㄹ
⑤ ㄱ, ㄴ, ㄷ, ㄹ

63 공중보건학의 분야 중 보건관리 분야에 해당하는 것은?

① 식품위생　② 환경위생
③ 의료급여제도　④ 역학
⑤ 보건행정

64 병원체가 침입했을 때 숙주의 감수성이나 저항력에 영향을 주는 요인으로 옳은 것은?

① 면역　② 기후
③ 영양소　④ 병원체
⑤ 직업

65 충체의 흡혈로 인한 혈액손실로 빈혈, 토식증이 일어나며 경구적으로 침입할 경우, 채독증을 발생시키는 기생충은?

① 사상충
② 십이지장충
③ 회충
④ 요충
⑤ 간디스토마

66 수혈을 요구하는 응급 상황 시 반드시 이 검사를 받아야 하며, 피부 피어싱이나 침시술 등을 통해 감염되는 질환은?

① 연성하감
② 장출혈성대장균
③ A형 간염
④ C형 간염
⑤ 클라미디아 감염증

67 메르스라고 하며 중동 지역에서 최초로 발생하여 붙여진 이름으로 38℃ 이상의 고열을 대표 증상으로 하는 호흡기 감염병은?

① 수막구균성 수막염
② 중동 호흡기 증후군
③ 폐결핵
④ 말라리아
⑤ 중증 급성 호흡기 증후군

68 예방접종액 주사약의 보관하기 적합한 온도는?

① −5℃~−3℃　② 2℃~5℃
③ 8℃~13℃　　④ 18℃
⑤ 22℃

69 우리나라가 속해있는 세계보건기구 지역사무소가 위치한 곳은?

① 동남아지역사무소-뉴델리
② 중동지역사무소-알렉산드리아
③ 서태평양 지역사무소-마닐라
④ 유럽지역사무소-코펜하겐
⑤ 미국지역사무소-뉴욕

70 1차보건의료사업 추진 시 지켜야할 기본 원칙은?

> ㄱ. 수용가능성
> ㄴ. 지불부담 능력
> ㄷ. 지리적 근접성
> ㄹ. 지역주민의 참여

① ㄱ, ㄴ, ㄷ　　② ㄱ, ㄷ
③ ㄴ, ㄹ　　　　④ ㄹ
⑤ ㄱ, ㄴ, ㄷ, ㄹ

Ⅳ 실기

71 수분의 항상성 조절에 관련된 사항이다. 다음 중 옳지 않은 것은?

① 배설을 통제하는 주요기관인 콩팥은 수분의 항상성 조절에는 관여하지 않는다.
② 갑작스런 출현은 갈증을 호소하게 한다.
③ 실제로 수분섭취를 조절하는 것은 갈증에 의해서이다.
④ 항이뇨 호르몬의 과다분비가 있을 때에 부종이 생긴다.
⑤ 수분의 항상성 유지는 생명 유지를 위해 필수적이다.

72 30대 여성에게 골다공증 예방을 위하여 제공해 줄 수 있는 사항은?

① 칼슘섭취를 권장한다.
② 고단백식이를 하도록 한다.
③ 저비타민 D식이를 하도록 한다.
④ 달리기, 테니스 등의 운동을 제한한다.
⑤ 에스트로겐 투여 요법을 고려한다.

73 염증의 네 가지 증상은?

① 발열, 발적, 종창, 통증
② 발열, 발적, 종창, 한랭감
③ 발열, 발적, 혈압저하, 종창
④ 한랭감, 발열, 발적, 통증
⑤ 혈압저하, 발열, 두통, 종창

74 이종 단백의 자극으로 생체세포가 생산한 혈청 단백은?

① 항독소　　　② 백신
③ 알레르기원　④ 항원
⑤ 항체

75 이씨는 예방접종을 받은 경험이 없는 데 A형 간염 항체를 가지고 있다. 다음 중 이씨에게 해당하는 면역은?

① 선천 면역
② 자연수동면역
③ 획득수동면역
④ 획득능동면역
⑤ 자연능동면역

76 HIV 감염 예방을 위해 간호조무사가 주의해야 할 일과 관련해서 거리가 먼 것은?

① 환자가 사용한 식기를 살균소독한다.
② 환자의 체액이 튈 것이라 예상되면 마스크를 낀다.
③ 기회감염의 우려가 있으면 1인실을 사용하게 한다.
④ 감염된 여성은 임신제한을 권고한다.
⑤ 대상자 전후 간호로 손을 씻는다.

77 태반을 통해서 신생아에게 전해지는 면역 글로불린은?

① Ig D ② Ig A
③ Ig G ④ Ig E
⑤ Ig M

78 알레르기성 물질이 체내로 들어오는 경로가 아닌 것은?

① 흡입
② 음식물
③ 피부나 점막
④ 환자와의 접촉
⑤ 피부, 근육 또는 정맥주사

79 알레르기 비염이 나타난 환자에게 가장 먼저 취해 주어야 하는 중재는 무엇인가?

① 몸을 따뜻하게 해준다.
② 알레르기 위험인자를 제거한다.
③ 기관지 확장제를 투여한다.
④ 수분공급을 한다.
⑤ 항콜린제제를 투여한다.

80 수술 후 병실에 돌아온 환자에게 가장 먼저 해야 할 간호중재는?

① 환자에게 아무런 이상이 없다며 안심시킨다.
② 활력징후를 측정하여 상태를 확인한다.
③ 통증을 호소하기 전에 미리 진통제를 투여한다.
④ 필요한 기구를 준비한다.
⑤ 마취에서 깨어나기 전에 진정제를 투여하며 지나친 행동을 예방한다.

81 척추마취 수술 대상자의 간호로 적절한 것은?

① 수분섭취를 억제한다.
② 합병증으로 호흡기 증상은 나타나지 않는다.
③ 고혈압 증상을 사정한다.
④ 수술 후 24시간 동안 편평하게 눕힌다.
⑤ 두통 예방을 위해 앉아위를 취해 준다.

82 심폐소생술을 실시할 때 마사지 방법으로 옳지 않은 것은?

① 어른은 엇갈리게 두 손으로 깍지를 낀다.
② 대상자의 흉골 바로 위에 어깨가 오도록 한다.
③ 90도 각도로 팔꿈치를 똑바로 핀다.
④ 손은 가슴에서 떨어진다.
⑤ 압박과 이완시간은 같게 한다.

83 환자가 화학적 약물 화상을 입었을 경우 우선적으로 시행해야 하는 중재는?

① 찬물을 이용, 화상 부위의 온도를 낮춘다.
② 흐르는 물로 화상 부분을 세척한다.
③ 화상 부분 옷을 잘라내고 벗긴다.
④ 급히 병원으로 이송한다.
⑤ 우유를 먹여 토하도록 한다.

84 노인의 생리적 노화현상으로 옳은 것은?

① 심장벽이 두꺼워진다.
② 단맛, 짠맛에 대한 감지기능이 좋아진다.
③ 객담배출 능력이 증가한다.
④ 방광용적이 증가한다.
⑤ 근육주사 시 약물 흡수율이 증가한다.

85 호스피스 목적에 관한 설명이다. 가장 적절하게 설명하고 있는 것은?

① 대상자의 신체적 욕구를 중심으로 충족시키도록 노력한다.
② 임종 대상자의 삶을 연장시키기 위해 모든 자원을 이용한다.
③ 대상자 치료가 중심 개념이다.
④ 말기 대상자와 그 가족의 대상으로 하며 평안한 죽음을 맞이하게 하는 데 있다.
⑤ 죽음 이후 사후 처치가 주요 목적이다.

86 기관지경 검사 후 대상자가 인후통을 호소한다. 적절한 간호가 아닌 것은?

① 따뜻한 증기를 흡인한다.
② 목둘레에 얼음주머니를 대준다.
③ 구개반사가 돌아온 후 더운물을 마시게 한다.
④ 따뜻한 식염수 용액으로 구강을 헹군다.
⑤ 적극적인 기침을 격려한다.

87 심장박동의 심박 조율기의 위치로 옳은 것은?

① 우심방
② 우심실
③ 방실결절 사이
④ 우심방과 좌심방 사이
⑤ 우심실과 좌심실 사이

88 니트로글리세린의 가장 흔한 부작용은 무엇인가?

① 설사
② 이명
③ 두통
④ 고혈압
⑤ 복통

89 급성 심근경색 발생 시 통증의 특징으로 옳은 것은?

① 안정을 취하면 흉통이 감소된다.
② 20분 미만으로 흉통이 지속된다.
③ 쥐어짜는 듯한 분쇄형 통증이다.
④ 니트로글리세린 투여 시 증상이 완화된다.
⑤ 운동이나 스트레스 상황에서 나타난다.

90 관상동맥질환을 예방하기 위한 식이로 옳지 않은 것은?

① 저콜레스테롤 식이
② 저지방식이
③ 저단백식이
④ 저칼로리식이
⑤ 저염식이

91 양팔과 하지 전체에 화상을 입은 환자가 응급실에 내원하였다. 다음 중 즉각적으로 시행해야 할 간호로 옳은 것은?

① 얼음주머니를 적용한다.
② 산소를 공급한다.
③ 호흡을 사정한다.
④ 수분과 전해질을 공급한다.
⑤ 기도를 확보한다.

92 끓고 있는 식용유에 화상을 입은 40세의 여성환자에 대한 응급처치로 옳은 것은?

① 신체의 장신구는 피부위에 그대로 둔다.
② 상처를 찬물에 담그거나 찬물찜질을 한다.
③ 화상 부위에 달라붙은 의복이 잘 벗겨지지 않는 경우 억지로 잡아당겨서 제거한다.
④ 물집이 생기면 빨리 물집을 터뜨린다.
⑤ 병원에 옮기기 전에 화상연고나 바셀린, 항생제 등을 발라준다.

93 「의료법」상 태아 성감별 행위 등의 금지에 대한 설명 중 옳은 것은?

① 의료인은 태아 성감별을 목적으로 임부를 진찰해도 된다.
② 임부가 의료인의 가족이라면 태아에 대한 정보를 살짝 귀띔해줄 수 있다.
③ 의료인은 태아 성감별을 목적으로 진료를 하는 전문의의 행위를 도와줄 수 있다.
④ 의료인은 태아 성 감별을 목적으로 임부를 진찰하거나 검사하여서는 안 된다.
⑤ 의료인은 당사자에게는 태아 성 감별을 알려 줄 수 있다.

94 「의료법」상 상급종합병원 지정요건에 해당하는 것은?

① 전문병원 지정을 받은 기관
② 200개 이상의 병상을 갖출 것
③ 매 5년마다 진료의 난이도 등에 대해 평가를 받을 것
④ 질병군별 환자구성 비율이 보건복지부령으로 정하는 기준에 해당할 것
⑤ 100개 이상의 병상을 갖출 것

95 「감염병의 예방 및 관리에 관한 법률」상 광견병 발생 신고를 받은 A시의 시장이 그 사실을 통보해야 할 대상과 시기는?

① 관할 보건소장, 즉시
② 보건복지부장관, 즉시
③ 질병관리청장, 즉시
④ 질병관리청장, 24시간 이내
⑤ 검역소장, 24시간 이내

96 「감염병의 예방 및 관리에 관한 법률」상 감염병예방법에 따른 '감염병환자'의 정의는?

① 감염병의 병원체가 인체 내에 침입한 자
② 의료 기관에 환자로 의심되어 입원한 자
③ 감염병의 증상을 나타내고 실험실 검사에서 확인된 자
④ 보건복지부령이 정하는 기관의 실험실 검사를 통하여 확인된 자
⑤ 한방병원에 입원해서 증상이 의심이 나타나는 자

97 「감염병의 예방 및 관리에 관한 법률」상 고위험병원체를 분리한 경우 보건복지부장관에게 신고해야 하는 시기로 옳은 것은?

① 분리한 후 지체 없이
② 분리한 후 1주일 이내
③ 분리한 후 72시간 이내
④ 분리한 후 48시간 이내
⑤ 분리한 후 1주일 이내

98 「감염병의 예방 및 관리에 관한 법률」상 필수예방접종 대상에 속하는 것은?

① 페스트 ② 성홍열
③ 세균성이질 ④ 유행성 이하선염
⑤ 수족구병

99 「검역법」상 검역소장이 검역감염병 외의 감염병이 걸린 환자가 발견된 선박에 취할 수 있는 예방조치로 가장 옳은 것은?

① 검사 ② 이송
③ 관찰 ④ 채혈
⑤ 입원

100 「검역법」 상 검역을 받으려는 운송수단이 검역장소에서 지켜야 할 사항은?

① 국외로 나가는 운송수단은 검역구역에서 검역조사를 받아야 한다.
② 검역항에 들어가 검역을 받으려는 선박은 흰색 기를 달고 닻을 올린 후 검역을 받아야 한다.
③ 오염지역에서 온 선박은 보건복지부령에 따라 검역장소가 아닌 곳에서 검역을 받을 수 있다.
④ 날씨 등의 사유로 검역장소에 착륙 또는 도착할 수 없다면 날씨가 좋아질 때까지 대기해야 한다.
⑤ 검역항에 들어가 검역을 받으려는 선박은 검은색 기를 달고 닻을 올린 후 검역을 받아야 한다.

101 「후천성면역결핍증 예방법」 상 후천성면역결핍증을 진단받은 사람이 사망한 경우 관할 보건소장에게 신고해야 하는 사람은?

① 감염인의 가족
② 감염인의 이웃
③ 감염인의 세대주
④ 의사 또는 의료기관
⑤ 질병관리청장

102 「후천성면역결핍증 예방법」 상 우리나라에서 장기체류하려고 입국하는 외국인이 후천성면역결핍증 음성확인서를 제시하지 못했을 때 몇 시간 내로 검진을 받아야 하는가?

① 24시간　② 48시간
③ 60시간　④ 72시간
⑤ 100시간

103 「국민건강보험법」 상 직장가입자에게 주로 생계를 의존하는 사람으로서 소득 및 재산이 보건복지부령으로 정하는 기준 이하에 해당하여 피부양자가 될 수 있는 자는?

ㄱ. 직장가입자의 삼촌
ㄴ. 직장가입자의 아들
ㄷ. 직장가입자의 부친
ㄹ. 직장가입자의 이모

① ㄴ, ㄷ　② ㄱ, ㄷ
③ ㄴ, ㄹ　④ ㄹ
⑤ 이상모두

104 국민건강보험법에 따라 요양기관에 속하는 것은?

① 지역보건법에 따른 보건의료원
② 의료법에 따라 등록된 의료기관
③ 지역보건법에 따라 개설된 부속 의료기관
④ 농어촌 등 보건의료를 위한 특별조치법에 따른 약국
⑤ 건강생활지원센터

105 「지역보건법」 상 지역보건의료계획에 포함되어야 할 내용은?

① 지역보건의료정책의 기획, 조사
② 지역사회 보건문제에 관한 조사
③ 보건 의료 자원의 조달 및 관리
④ 보건의료기관 등에 대한 지도 · 관리
⑤ 정보 시스템 관리

2회 최종 모의고사 문제

I 기초간호학

01 위암으로 항암치료 중인 환자의 절대호중구수(ANC)가 400/mm³일 때의 간호중재는?

① 체온을 측정한다.
② 의식수준을 사정한다.
③ 말초 순환 상태를 확인한다.
④ 동맥혈가스검사를 준비한다.
⑤ 호산구수치 결과를 확인한다.

02 폐엽절제술을 받은 환자의 밀봉흉관배액관에서 혈액성 배액량이 증가될 때의 중재는?

① 흉곽배액관을 짜준다.
② 흉곽배액관을 제거한다.
③ 소변량을 1시간마다 측정한다.
④ 변형된 트렌델렌부르크자세를 취해준다.
⑤ 흉곽배액통을 환자의 가슴 위치보다 높게 둔다.

03 교통사고 환자에게 발생한 신경성 쇼크의 초기 단계에서 나타나는 것은?

① 서맥
② 후두 부종
③ 기관지 협착음
④ 중심정맥압 상승
⑤ 차고 축축한 피부

04 심정지 성인환자에게 수행하는 가슴압박 방법으로 옳은 것은?

① 가슴압박의 깊이 4cm 이내로 유지한다.
② 구조자의 팔은 환자의 상체와 45°를 유지한다.
③ 가슴압박의 속도는 분당 100~120회를 유지한다.
④ 흉골의 중심부보다 위쪽에 구조자의 손을 놓는다.
⑤ 압박 후 가슴이 정상 위치로 올라오기 전에 다시 압박한다.

05 욕창부위의 상태가 다음과 같을 때 욕창단계는?

- 위치: 왼쪽 엉덩이 3시 방향
- 크기: 4×3 cm
- 깊이: 진피 전층의 손실, 피하조직의 손상, 건과 근육은 노출되지 않음

① 1단계
② 2단계
③ 3단계
④ 4단계
⑤ 단계를 구분할 수 없음

06 오토바이 사고로 의식이 없고 좌측 발목부위에 복합골절이 있는 환자에게 우선해야 할 중재는?

① 수액주입
② 기도유지
③ 산소공급
④ 출혈여부 사정
⑤ 동공반응 사정

07 위암수술 환자의 출혈 위험을 줄이기 위해 수술 전에 투약 중단을 고려할 약물은?

① 플라빅스(plavix)
② 푸로세미드(furosemide)
③ 오메프라졸(omeprazole)
④ 프로프라놀롤(propranolol)
⑤ 아세트아미노펜(acetaminophen)

08 메니에르병 환자의 현훈 발작과 관련된 문진 결과는?

① 술을 마시지 않음
② 담배를 피우지 않음
③ 디카페인 커피를 마심
④ 음식을 짜게 먹는 편임
⑤ 기름진 음식을 즐겨 먹음

09 대퇴골 골절 환자의 통증 강도가 8점(10점 만점)일 때 나타날 수 있는 생리적 반응은?

① 동공 수축   ② 혈당 저하
③ 맥박수 감소 ④ 장운동 감소
⑤ 호흡수 감소

10 삼차신경통 환자에게 통증 예방에 대한 교육을 실시한 후 추가교육이 필요한 환자의 반응은?

① "눈을 비비면 안 되겠어요."
② "찬물로 세수를 해야겠어요."
③ "인공눈물액을 넣어야겠어요"
④ "구강청결제를 사용해야겠어요."
⑤ "정기적으로 치과를 방문하겠어요."

11 퀴블러 로스의 죽음에 대한 심리적 적응단계 중 타협 반응은?

① "왜 하필이면 내가 죽어?"
② "아니에요! 뭔가 잘못되었을 거예요."
③ "우리 집을 처음 장만했을 때 정말 행복했어요."
④ "내가 착한 일을 하면 병을 물리칠 수 있을 거야."
⑤ "(울면서) 사랑하는 아이들을 두고 떠나야 한다니 "

12 경피적내시경위조루술(percutaneous endoscopic gastrostomy) 관으로 유동식을 공급받는 환자의 퇴원교육 내용은?

① 신체활동을 줄인다.
② 관 주위 피부를 물과 비누로 매일 씻는다.
③ 관 주위 피부에 매일 항생제 연고를 도포한다.
④ 식이 공급 후 한 시간 동안 앙와위를 유지한다.
⑤ 식이를 공급하고 한 시간 후에 위 잔여량을 측정한다.

13 대장내시경 검사 후에 환자가 심한 복통을 호소하며 식은 땀을 흘리고 복부가 팽만되어 있을 때 중재는?

① 장음을 청진한다.
② 복부를 심부촉진한다.
③ 제산제를 구강투여한다.
④ 따뜻한 물을 마시게 한다.
⑤ 무릎을 펴고 바로 눕게 한다.

14 소화성궤양 환자가 흑색 변을 보고 헤모글로빈 수치가 9.0g/dL일 때 증상을 악화시키는 것은?

① 저염식이
② 저섬유성식이
③ 비스테로이드소염제
④ 시메티딘(cimetidine)
⑤ 수크랄페이트(sucralfate)

15 토혈 증상이 있던 소화성궤양 환자의 활력징후가 다음과 같을 때 우선적인 중재는?

> 혈압 80/60 mmHg, 맥박 110회/분,
> 호흡 28회/분

① 좌위를 취해줌
② 요비중 결과 확인
③ 수액을 정맥으로 주입
④ 토혈의 산도 결과 확인
⑤ 혈청 전해질 결과 확인

16 간 절제술이 예정된 간암환자의 검사결과가 다음과 같다. 수술 전에 해야 할 우선적인 중재는?

> • 헤모글로빈 9.5~10.2 g/dL
> • 대변잠혈검사: 양성
> • 복부컴퓨터단층촬영: 간비대

① 항구토제를 투여한다.
② 비타민 K를 투여한다.
③ 대변잠혈검사를 재실시한다.
④ 지방간의 과거력을 확인한다.
⑤ 섭취량과 배설량을 측정한다.

17 의식이 저하되고 진전이 있는 간경화증 환자의 혈청 암모니아 수치가 198μg/dL일 때 증상을 악화시키는 요인은?

① 고칼륨혈증
② 항생제 복용
③ 저염식이 섭취
④ 저단백식이 섭취
⑤ 식도정맥류 출혈

18 간염 환자의 혈액검사결과가 다음과 같을 때 교육내용은?

> HBs Ag(+),
> HBs Ab(−),
> HBcAb IgM(+),
> 총빌리루빈 20 mg/dL

① "헌혈을 해도 됩니다."
② "운동량을 늘리십시오."
③ "성관계 시 콘돔을 사용하십시오."
④ "기름진 음식의 섭취량을 늘리십시오."
⑤ "머리가 아프면 아세트아미노펜을 복용하십시오."

19 당뇨병 환자에게 지난 3개월간의 혈당조절상태를 파악하기 위해 사용하는 검사 지표는?

① 요케톤
② 공복혈당
③ 당화혈색소
④ 혈청 인슐린
⑤ 식후 2시간 혈당

20 아침에 NPH 20 U을 투여받은 환자가 얼굴이 창백해지고 식은땀을 흘리며 심하게 떨어 혈당을 측정한 결과 50 mg/dL이다. 우선적인 간호 중재는?

① 의식수준 사정
② 운동시간 확인
③ 아침 식사량 사정
④ 15분 후 혈당 재측정
⑤ 15분 후 활력징후 측정

21 뇌졸중 환자를 위한 간호보조활동으로 옳은 것은?

① 사지에 마비가 있는 경우 재활운동을 금지한다.
② 극심한 두통을 호소하면 침상 머리를 다리보다 낮게 내린다.
③ 삼킴 장애가 있는 경우 고개를 뒤로 젖혀 물을 삼키게 한다.
④ 증상이 호전되면 복용 중인 항응고제를 임의로 중단하게 한다.
⑤ 편측 시야 장애가 있는 경우 환자가 볼 수 있는 쪽에 물건을 배치한다.

22 물건을 들어 올려 옮길 때 요통을 예방하는 방법은?

① 물건을 최대한 몸과 멀리하여 들어 올린다.
② 다리를 편 상태에서 허리를 굽혀 물건을 들어 올린다.
③ 물건을 든 상태에서 방향을 전환할 때는 허리를 돌려 전환한다.
④ 양손으로 물건을 들어 올릴 때는 몸의 무게 중심을 최대한 높게 유지한다.
⑤ 한손으로 물건을 들어 올릴 때는 발을 앞뒤로 벌려 지지면을 넓게 유지한다.

23 다음에서 설명하는 유산의 종류는?

- 임신 전반기에 태아가 사망하여 자궁강 내에 4~8 주 이상 머무른 경우를 말함
- 자궁의 증대 및 유방의 변화가 없거나 감소됨

① 절박유산 ② 완전유산
③ 계류유산 ④ 불가피유산
⑤ 불완전유산

24 다음의 특성을 보이는 단계는?

- 경관개대 8cm
- 2~3 분 간격의 자궁 수축

① 분만 1 기 ② 분만 2 기
③ 분만 3 기 ④ 분만 4 기
⑤ 산욕기

25 모유수유 산모가 유두를 비누로 씻지 않아야 하는 이유는?

① 유방 울혈 예방
② 유분 제거 방지
③ 유즙 생성 촉진
④ 인공수유 이행 촉진
⑤ 유두 알레르기 예방

26 신생아 반사 중 발바닥을 발뒤꿈치에서 발가락 쪽으로 자극 하면 엄지발가락은 발등 쪽으로 구부리며 나머지 발가락들은 펴지는 반사는?

① 움켜잡기반사 ② 연하반사
③ 바빈스키반사 ④ 긴장목반사
⑤ 모로 반사

27 62세의 박씨는 위암 수술을 받기 위해 입원하였다. 자료 수집을 위한 면담 도중 박씨는 갑자기 말을 멈추고 침묵하기 시작하였다. 이때 간호조무사의 반응으로 옳은 것은?

① "몹시 불안하시는군요. 불안하신 이유를 말해주실 수 있나요?"
② "당신은 초기에 발견했으니 좋아질 겁니다."
③ "걱정하지 마세요. 담당하시는 의사 선생님은 아주 능력이 있답니다."
④ "말을 하세요. 빨리 면담을 끝내야 합니다."
⑤ "병에 대해 너무 모르고 계시는군요. 우리 다른 이야기를 할까요?"

28 입원 환자의 정서적 안정을 위해 편안함을 증진시키기 위한 병원 환경 관리에 대한 설명으로 옳은 것은?

① 햇빛이 병실에 직접 들어오게 커튼을 걷는다.
② 환기시킬 때 맞바람이 환자에게 직접 닿게 한다.
③ 젖은 걸레로 닦고 물기는 그대로 마르게 둔다.
④ 진공청소기를 사용한 후 비질을 하도록 한다.
⑤ 소리가 나지 않도록 이동차에 고무바퀴를 달아준다.

29 병실이나 복도 바닥에 용액이나 물이 엎질러졌을 경우 곧바로 닦아야 하는 이유로 옳은 것은?

① 특별한 이유없이 당연하게 닦아야 하므로
② 미관상 보기 흉하므로
③ 병균이 번식하기 쉬우므로
④ 낙상 사고의 원인이 되기 쉬우므로
⑤ 병실 바닥이 상하기 쉬우므로

30 병동에서 시행하는 약물 관리에 관한 설명으로 옳은 것은?

① 가능한 구두 처방을 받은 후 투약을 실시한다.
② 환자별로 약물을 분류하여 보관한다.
③ 모든 약물은 냉장 보관한다.
④ 유통기한이 지난 약은 약국에서 교환한다.
⑤ 투약이 중단된 약은 즉시 버린다.

31 병원에서 사용하는 모든 물품은 사용 목적이나 재질에 따라 의료기관 자체에서 제정한 규정에 맞게 관리되어야 한다. 그 방법으로 옳은 것은?

① 소독 물품은 대부분 7일간 유효한다.
② 소독한 날짜가 최근의 것일수록 앞쪽에 보관한다.
③ 소독한 순서대로 물품을 사용하도록 배치한다.
④ 소독 물품은 장시간이 경과해도 소독력이 유지된다.
⑤ 소독 물품은 먼저 사용해야 할 물건을 소독장의 맨 위 칸에 보관한다.

32 A병동에 40대 중반의 남성 환자가 갑상선 절제수술을 위해 입원하였다. 환자가 입원할 경우에 간호조무사가 제공해야 할 첫 번째 업무로 옳은 것은?

① 병원의 역사에 대해 설명하기
② 병실 정돈과 병실 안내하기
③ 체온, 맥박, 호흡, 혈압 측정하기
④ 환자 목욕시키기
⑤ 환자의 귀중품 원무과에 맡기기

33 간호 기록의 목적과 중요성에 관한 설명으로 옳지 않은 것은?

① 교육과 연구의 중요한 근거 자료가 된다.
② 법적 문제가 발생했을 경우 의료인 보호의 근거를 제공한다.
③ 건강 요원들 간에 환자 정보를 교환할 수 있는 의사소통의 매개이다.
④ 대상자에게 제공된 치료나 간호의 질을 점검하고 평가하는 근거 자료이다.
⑤ 의료수가의 결정 기준이나 병원 수익을 위한 진료비 산정의 근거 자료이다.

34 치과 진료실에서 청결유지를 위해 가장 중요한 세면대 설치 위치로 옳은 것은?

① 환자 대기실
② 유닛 체어 바로 옆
③ 출입구 바로 옆
④ 청소하기 쉬우며 환자가 볼 수 없는 곳
⑤ 환자가 손을 씻고 닦기에 편리한 곳

35 인체를 가로지르는 여러 개의 가상적인 단면 중 인체를 앞뒤로 나누는 면을 무엇이라 하는가?

① 가로면 ② 시상면
③ 관상면 ④ 수평면
⑤ 정중면

II 보건간호

36 국가보건의료체계의 구성요소 중 보건의료자원에 해당하는 것은?

① 인력, 시설, 정보
② 지식, 재정, 장비
③ 재정, 시설, 조직
④ 인력, 조직, 지도력
⑤ 정보, 지도력, 의사결정

37 우리나라의 제4차 국민건강증진종합계획(Health Plan 2020)에서 신체활동 과제의 대표지표는?

① 체중조절률
② 걷기운동 실천율
③ 유산소 신체활동 실천율
④ 중등도 신체활동 실천율
⑤ 일상생활 수행능력 장애율

38 설사환자가 집단으로 발병하여 역학조사를 하려고 할 때 지역사회 간호사가 가장 먼저 해야 할 일은?2

① 방역 활동 ② 유행의 확인
③ 유행자료의 분석 ④ 관리대책의 수립
⑤ 역학적 가설의 설정

39 모든 국민이 건강하기를 원하는 보건행정의 특성에 대한 설명으로 옳은 것은?

① 조장성 및 교육성
② 자유성 및 이념성
③ 행정 및 대상의 이면성
④ 공공성 및 사회성
⑤ 통합성 및 개별성

40 다음에서 설명하는 지역사회보건요원의 역할은?

- 대학생들이 캠퍼스 내 절주문화 조성의 필요성을 인식하도록 유도한다.
- 지역사회 주민들이 주민자치모임을 구성하도록 하고, 절주 캠페인을 하도록 돕는다.

① 의뢰자 ② 상담자
③ 대변자 ④ 연구자
⑤ 변화촉진자

41 한 국가의 보건 상태를 나타내 주는 가장 중요한 지표로서, 사회경제적 요인의 개선 및 모자보건 사업을 강화함으로써 감소시킬 수 있는 것은?

① 예방접종률
② 영아사망률
③ 주산기사망률
④ 조사망률
⑤ 신생아사망률

42 지역사회 현황을 사정하기 위하여 활용할 수 있는 간접 자료수집방법은?

① 지역 시찰
② 단체장 면담
③ 전화설문조사
④ 보건사업 보고서 검토
⑤ 지역사회조무사의 관찰

43 지역사회보건요원이 지역 내 의료기관의 수와 서비스 내용, 사회복지 시설의 종류, 주민자치 조직에 대한 자료를 수집하려고 한다. 해당하는 사정 영역은?

① 건강상태   ② 인구학적 특성
③ 지리학적 특성 ④ 지역사회 자원
⑤ 지역주민 요구도

44 사회경제적 수준이 다른 인구집단 간에 건강측면에서 수정 가능한 격차가 없는 상태를 의미하는 것은?

① 건강형평성 ② 건강보장성
③ 건강잠재력 ④ 건강불평등
⑤ 건강결정요인

45 보건소 영유아 예방접종실을 방문한 라오스 결혼 이주 여성의 문화적 사정을 하기 위해 필요한 질문은?

① "어디에 사세요?"
② "직업이 있으신가요?"
③ "자녀가 몇 명인가요?"
④ "누구랑 같이 사세요?"
⑤ "집에서 사용하는 언어는 무엇인가요?"

46 지역사회 노인을 대상으로 한 당뇨병 예방관리사업에서 1차 예방수준의 간호중재는?

① 당뇨병 진단 확인
② 처방된 인슐린 투약 관리
③ 건강한 식생활 정보 제공
④ 당뇨환자 자조모임 활성화
⑤ 망막 및 신장 합병증 검사 안내

47 보건소 보건요원이 코로나바이러스감염증-19 상황에서 치매 예방프로그램을 기획하기 위해 SWOT분석을 하였다. 다음은 무엇에 해당하는가?

- 질병관리청의 사회적 거리두기 정책에 따른 대면 프로그램의 최소화 원칙
- 감염에 대한 불안감 고조로 노인들의 사회적 접촉 감소

① 위기　　　② 기회
③ 약점　　　④ 강점
⑤ 조직

48 지역사회 보건요원이 PATCH(planned approach to community health) 모형을 이용하여 보건사업을 기획할 때 우선순위를 선정하기 전에 수행하여야 할 것은?

① 평가 문항 개발
② 중재 목표 설정
③ 자원봉사자 훈련
④ 주민참여위원회 조직
⑤ 보건사업 평가결과 환류

49 청소년 금연프로그램을 다음과 같은 지표로 평가하였다면, 이에 해당하는 평가 유형은?

- 금연 교육 참여도
- 교육 자료의 적합성
- 지역사회 자원 활용도

① 구조평가　　② 진단평가
③ 과정평가　　④ 영향평가
⑤ 결과평가

50 다음에 해당하는 주민참여 단계는?

보건소요원이 입주민 대표자 회의에서 '금연 아파트 만들기 사업'으로 환경이 쾌적해져 주거 만족도가 높아진 사례를 공유하고, 사업착수를 제안하였다.
이후, 부녀회가 자발적으로 사업에 참여할 주민을 모집하여 보건소 금연 캠페인을 함께 벌였다

① 동원　　　② 협조
③ 협력　　　④ 개입
⑤ 주도

III 공중보건학

51 산업보건의 일차적 목적으로 옳은 것은?

① 품질의 관리
② 근로자의 건강관리
③ 보상체계 관리
④ 노동조합의 활성화
⑤ 직업병의 치료

52 자동차 도색 공정을 담당하는 근로자에게서 다음 증상들이 관찰된다면 어떤 중금속에 의한 중독을 의심할 수 있는가?

> • 잇몸에 청회색 선이 있고, 피부가 창백함
> • 심한 흥분과 정신착란
> • 식욕저하, 불면증, 피로, 무력감 등

① 납　　　② 크롬
③ 수은　　④ 비소
⑤ 카드뮴

53 산업간호 수행에 있어서 건강진단 실시의 주된 이유로 옳은 것은?

① 감독자가 원하는 곳에 배치하기 위해
② 작업이 근로자의 건강에 불리한 영향을 미치는지 여부 발견
③ 회사에 최선을 다하는 근로자를 보다 나은 곳으로 배치하기 위해
④ 근로자가 유능한지 확인하기 위해
⑤ 산업장 내의 행정적인 업무 처리를 위해

54 산업화, 인구증가, 지역개발, 환경보전의 인식 부족 등으로 인해 환경오염이 야기되고 있다. 이러한 환경오염을 줄이기 위한 환경보호 노력으로 옳은 것은?

① 환경세 부합 완화
② 환경보호와 관련된 법 제정
③ 폐기물 관리법 폐지
④ 탄소세 폐지
⑤ 배출량에 따른 비용부담

55 유해한 작업환경인 납을 취급하는 작업장에서 5년 동안 근무 중인 김씨가 건강유지를 위해 정기적으로 받아야 할 건강진단의 종류로 옳은 것은?

① 배치전 건강진단　② 일반건강진단
③ 특수건강진단　　④ 임시건강진단
⑤ 수시건강진단

56 산업피로의 예방 대책으로 옳지 않은 것은?

① 작업 정도와 시간의 조절
② 작업 기계와 자세의 인간공학적 고안
③ 적절한 휴식과 영양
④ 적절한 수면시간
⑤ 고정적인 작업시간 준수

57 담배를 30년째 피어 온 직장인 나씨는 아들의 간절한 권유로 담배를 끊기로 결심하였다. 나씨가 곧 경험하게 될 금단현상으로 옳은 것은?

① 식욕이 감소한다.
② 초조하고 불안해진다.
③ 수면중에 빠지게 된다.
④ 집중력이 높아진다.
⑤ 성질이 차분해진다.

58 우리나라에도 감염률이 높으며 여자의 질, 남자의 전립선, 요도, 방광에 기생하며 주로 성행위로 인해 감염되는 기생충 질환으로 옳은 것은?

① 에이즈　　② 매독
③ 임질　　　④ 아메바 이질
⑤ 트리코모나스

59 장 내 바이러스에 의해 전염되며, 생후 6개월에서 5세까지 영유아들에게 주로 발생하며, 놀이방이나 유치원 등 보육시설을 통해 번지는 질환은?

① 수족구병 ② 콜레라
③ 동양모양선충 ④ 뎅기열
⑤ 홍역

60 만성질환의 공통적 특성으로 옳은 것은?

① 대부분의 만성 질환은 여러 개의 위험요인이 있다.
② 연령 증가에 따라 유병률이 낮아진다.
③ 호전과 악화를 반복하지 않고 계속 나빠지게 된다.
④ 생활습관과 연관이 없다.
⑤ 유병률이 발생률보다 상대적으로 더 낮다.

61 관절염으로 무릎 통증을 호소하는 노인에게 심폐기능과 근력 강화를 위해 가장 권장되는 운동으로 옳은 것은?

① 수중 운동
② 고전 무용
③ 관절 가동범위운동
④ 조깅
⑤ 맨손 체조

62 어떤 특정한 시간, 즉 일정 시간에 일정 지역에 거주하고 있는 사람의 집단을 가리켜 무엇이라고 하는가?

① 평균인구 ② 상주인구
③ 중앙인구 ④ 인구
⑤ 인구동태

63 인구 구성 2차 성비 계산에서 분모로 옳은 것은?

① 총 임산부 수
② 총 남자 수
③ 총 인구 수
④ 출생 남아 수
⑤ 출생 여아 수

64 다음은 오타와 헌장에서 제안한 건강증진 활동 중 무엇에 해당하는가?

> • 운동시설 이용료에 대해 소비세를 경감하도록 관련 법을 개정하였다.
> • 경찰청은 어린이, 노인·장애인 보호구역에서 속도위반 과태료를 대폭 인상하였다.

① 개인기술 개발
② 지지적 환경 조성
③ 지역사회 역량 강화
④ 건강한 공공정책 수립
⑤ 건강서비스 방향 재설정

65 지역사회조무사가 지역주민의 건강생활 실천율을 높이기 위해 누가, 언제, 어디서, 어떤 방법으로 프로그램을 운영할 것인지 결정하였다. 이는 보건사업의 어느 단계에 해당하는가?

① 비전 및 목표 설정
② 우선순위 설정
③ 간호 방법 및 수단 선택
④ 집행계획 수립
⑤ 평가에 따른 재계획

66 학교 보건의료요원이 청소년에게 활용할 수 있는 효과적인 보건교육기법은?

① 매우 간단하고 구체적으로 설명한다.
② 기억을 강화할 수 있도록 내용을 반복한다.
③ 또래집단과의 비교를 통해 경쟁을 유도한다.
④ 교육에 집중하면 바로 칭찬과 피드백을 한다.
⑤ 또래집단에서 사용하는 은어를 유머스럽게 사용한다.

67 간흡충감염률이 높은 지역사회의 주민들에게 짧은 시간 내에 감염 시 자각증상, 예방 및 치료법 등 많은 내용을 알리고자 할 때 효과적인 보건교육방법은?

① 강의   ② 토의
③ 역할극   ④ 모의학습
⑤ 시뮬레이션

68 다음에서 설명하는 보건교육방법은?

> - 전문가들이 코로나바이러스감염증-19 확산 방지를 위한 사회적 거리두기 방침에 대해 서로 상반된 의견을 발표한다.
> - 사회자는 중립적 입장에서 전문가 간 의견교환을 유도한다.
> - 청중은 다양한 의견을 듣고 자신의 의견을 이야기한다.

① 세미나   ② 분단토의
③ 패널토의   ④ 심포지엄
⑤ 브레인스토밍

69 보건진료전담 공무원이 고혈압을 진단받은 지역주민에게 규칙적 운동과 식이 조절, 투약 방법을 교육한 후 일상생활에서의 실천 정도를 평가하고자 한다. 이때 적합한 평가방법은?

① 관찰법   ② 질문지법
③ 자기감시법   ④ 신체계측법
⑤ 구두질문법

70 보건소에 대한 설명으로 옳은 것은?

① 매년 지역사회 건강실태조사를 실시한다.
② 5년마다 통합건강증진사업계획을 수립한다.
③ 의료취약계층에 대한 치료서비스를 주요 업무로 한다.
④ 의원의 요건을 갖춘 보건소는 보건의료원이라는 명칭을 사용할 수 있다.
⑤ 건강생활지원센터는 「지역보건법」에 근거하여 시·도마다 1개소씩 설치한다.

Ⅳ 실기

71 출혈 위험성이 있는 환자의 경우 출혈을 예방하기 위해 필요한 가장 적절한 간호중재는?

① 구강간호를 하지 않는다.
② 아스피린을 사용한다.
③ 기립성 저혈압이 있는 환자는 천천히 기동한다.
④ 될 수 있으면 근육주사한다.
⑤ 전기면도기를 사용하지 않도록 교육한다.

72 철분제 먹는 환자의 교육으로 적절한 것은?

① 변비를 유발할 수 있으므로 고섬유 식이를 하도록 한다.
② 철분제 흡수를 증진하기 위해 식사 시 함께 복용한다.
③ 복용 후 변 색깔이 흰색으로 변할 수 있다.
④ 액체제제 시 희석시켜 컵으로 복용한다.
⑤ 비타민 B와 함께 복용하도록 한다.

73 혈소판 감소 환자에 대한 간호중재로 옳지 않은 것은?

① 아스피린을 투여한다.
② 근육주사를 피한다.
③ 부드러운 칫솔을 사용한다.
④ 여성은 월경량을 관찰한다.
⑤ 변비를 예방한다.

74 치질 수술 후 좌욕을 하는 이유로 가장 옳은 것은?

① 배변 촉진
② 감염 예방
③ 수술 부위의 협착 예방
④ 삼출물 배액 촉진
⑤ 경련 예방

75 요추천자를 요추 3~4번째에서 시행하는 이유로 옳은 것은?

① 시행자가 시행하기 가장 편하다.
② 구부릴 때 척수가 가장 잘 노출된다.
③ 척수가 1~2 요추에서 끝나므로 가장 안전하다.
④ 장골능과 평행한 위치에서 가장 찾기 쉬운 부위이다.
⑤ 두통과 같은 후유증이 가장 적게 나타나는 부위이다.

76 간질발작 시 간호중재로 옳지 않은 것은?

① 발작 시 2차 외상 방지를 위해 위험물을 치운다.
② 안정을 위해 옷을 느슨하게 풀어준다.
③ 방을 어둡고 조용하게 유지한다.
④ 분비물이 흡입되지 않도록 측위로 눕힌다.
⑤ 발작도중 환자를 침상에 눕힌다.

77 골절 시 염발음이 발생하는 이유는?

① 주위 인대 조직과 마찰이 생겨서
② 골절부분주위의 근육에 경련이 일어나서
③ 골절 주위 세포조직이 괴사되어서
④ 뼈의 위치와 모양이 바뀌어서
⑤ 골편이 부딪치는 소리

78 「지역보건법」상 보건소의 업무는?

> ㄱ. 건강 친화적인 지역사회 여건의 조성
> ㄴ. 군인의 건강증진
> ㄷ. 지역보건의료정책의 기획, 조사·연구 및 평가
> ㄹ. 외국인 취약계층의 건강관리

① ㄴ, ㄷ ② ㄱ, ㄷ
③ ㄴ, ㄹ ④ ㄹ
⑤ 이상 모두

79 방광염 환자의 간호중재로 옳은 것은?

① 1000~2000cc의 수분을 섭취한다.
② 매일 통목욕을 해 청결을 유지한다.
③ 회음부를 습하게 하여 피부건조를 예방한다.
④ 성행위 직후 소변을 참도록 한다.
⑤ 소변의 산성화를 위해 비타민 C 섭취를 증가한다.

80 「마약류 관리에 관한 법률」상 마약류관리자의 역할은?

① 마약 또는 향정신성의약품을 판매하는 자
② 마약 또는 향정신성의약품의 제조를 하는 자
③ 의약품을 제조함에 있어서 마약 또는 향정신성의약품을 원료로 사용하는 자
④ 의료기관에서 환자에게 투약하기 위하여 제공하는 마약의 조제·수수 및 관리의 책임을 진 자
⑤ 마약 또는 향정신성의약품을 수입하는 자

81 유방암 자가 검진 시 염두에 두어야 할 사항으로 옳은 것은?

① 유두를 부드럽게 짜서 붉은색의 분비물이 나오면 의사에게 알린다.
② 목욕 중에는 유방암 자가 검진을 피하도록 한다.
③ 월경에 상관 없이 검사를 실시하도록 한다.
④ 되도록 매달 월경 중에 실시하도록 한다.
⑤ 가능하다면 1년에 1회씩 실시하도록 한다.

82 「마약류 관리에 관한 법률」상 마약중독자의 마약류에 대한 의존성을 극복시키고 건강한 사회원으로 복귀시키기 위한 치료를 일컫는 말은?

① 대체요법
② 행동요법
③ 치료보호
④ 사회재활훈련
⑤ 정신요법

83 「의료기사 등에 관한 법률」 시행령 상 윤리위원회를 구성할 경우 해당되지 않는 내용은?

① 중앙회 소속 회원으로서 의료기사 등의 경력이 10년 이상인 사람
② 의료기사 등의 사람으로 성별을 고려해 위촉한다.
③ 의료기사등이 아닌 사람으로서 법률, 보건, 언론, 소비자 권익 등에 관한 학식과 경험이 풍부한 사람
④ 위원의 임기는 3년으로 하며, 한 차례만 연임할 수 있다.
⑤ 의료기사 등이 아닌 사람이 4명 이상 포함되어야 한다.

84 「혈액관리법」상 특정수혈부작용이 발생한 경우 시·도지사에게 신고해야 하는 의무를 가진 자는?

① 헌혈자
② 수혈자
③ 담당의
④ 의료기관의 장
⑤ 보건소장

85 「혈액관리법」 상 채혈을 할 수 있는 사람은?

> ㄱ. 「의료법」에 따른 의료기관(이하 "의료기관"이라 한다)
> ㄴ. 「대한적십자사 조직법」에 따른 대한적십자사(이하 "대한적십자사"라 한다)
> ㄷ. 보건복지부령으로 정하는 혈액제제 제조업자
> ㄹ. 질병관리청령으로 정하는 혈액제제 제조업자

① ㄱ, ㄴ, ㄷ   ② ㄱ, ㄷ
③ ㄴ, ㄹ   ④ ㄹ
⑤ 이상 모두

86 「응급의료에 관한 법률」 상 구급차 등의 기준에 대한 설명으로 옳지 않은 것은?

① 구급차의 내부장치 등에 관한 기준은 보건복지부와 국토교통부의 공동부령으로 정한다.
② 구급차의 형태, 표시에 관한 기준은 보건복지부와 국토교통부의 공동부령으로 정한다.
③ 구급차 내에서의 원활한 응급처치를 위하여 운전석과의 구획 칸막이와 간이침대 사이에 30센티미터 이상의 공간을 확보하여야 한다.
④ 구급차 등은 환자이송 및 응급의료를 하는 데에 적합하게 설계·제작되어야 한다.
⑤ 구급차 등은 환자이송 및 응급의료를 하는 데에 적합하게 설계·제작되어야 한다. 이 경우 구급차 내에서의 원활한 응급처치를 위하여 운전석과의 구획 칸막이와 간이침대 사이에 70센티미터 이상의 공간을 확보하여야 한다.

87 「보건의료기본법」 상 보건의료자원으로 법에 명시된 것이 아닌 것은?

① 보건의료 인력   ② 보건의료 시설
③ 보건의료 지식   ④ 보건의료 기술
⑤ 보건의료 사업

88 「국민건강증진법」 상 국민건강증진기금과 관련된 설명 중 옳은 것은?

① 흡연피해자 지원에 사용할 수 있다.
② 재활에 사용할 수 있다.
③ 금주교육 및 광고에 사용된다.
④ 보건교육 및 자료 개발에는 사용할 수 없다.
⑤ 음주폐해에 사용할 수 없다.

89 「응급의료에 관한 법률」 상 구급차의 사용용도를 위반한 경우는?

① 응급 환자의 이송
② 평상시 응급의료종사자의 출·퇴근
③ 응급의료를 위한 혈액, 진료용 장비를 운반
④ 지역보건의료기관에서 행하는 보건사업의 수행
⑤ 그 밖에 보건복지부령으로 정하는 용도

90 응급간호의 목적을 옳지 않게 설명한 것은?

① 질병이나 손상이 진행되는 것을 방지한다.
② 삶의 질을 높일 수 있도록 회복시킨다.
③ 생명을 구하고 유지한다.
④ 국민의 건강을 보호증진하기 위함이다.
⑤ 동통을 최대한으로 경감시키기 위함이다.

91 「마약류 관리에 관한 법률」상 마약류취급의료업자는 대통령령으로 정하는 마약 또는 향정신성의약품을 기재한 처방전을 발급하는 경우에는 식품의약품안전처장 및 통합정보센터의 장에게 투약내역의 제공을 요청하여 확인하여야 한다. 이 내용에 예외되는 사항은?

> ㄱ. 긴급한 사유가 있는 경우
> ㄴ. 암환자의 통증을 완화하기 위한 경우
> ㄷ. 그 밖에 투약내역을 확인하지 아니하고 처방전을 발급하여야 할 부득이한 사유가 있는 경우로서 대통령령으로 정하는 경우
> ㄹ. 총리령으로 정하는 마약 또는 향정신성의약품을 자신에게 투약하거나 자신을 위하여 해당 마약 또는 향정신성의약품을 기재한 처방전을 발급하는 경우

① ㄱ, ㄴ, ㄷ   ② ㄱ, ㄷ
③ ㄴ, ㄹ   ④ ㄹ
⑤ 이상 모두

92 환자와 간호조무사와의 관계를 옳지 않게 설명한 것은?
① 환자의 입장을 이해한다.
② 친절하고 상냥하게 대한다.
③ 동정심을 가지고 퇴원 후에도 만남을 갖는다.
④ 환자가 금전적으로 고마움을 표시하면 정중하게 거절한다.
⑤ 성의를 다해 간호한다.

93 위절제술 환자의 식사로 옳은 것은?
① 물을 자주 준다.
② 딱딱한 음식을 준다.
③ 절대 금식시킨다.
④ 고섬유질 음식을 준다.
⑤ 소량씩 자주 준다.

94 체위배액 금지 대상자로 옳은 것은?
① 기관지염   ② 폐렴
③ 고체온   ④ 결핵
⑤ 뇌졸중

95 피부소양감이 있을 때 진정효과가 있는 목욕법은?
① 베타딘   ② 전분, 중조
③ 알코올   ④ 로션
⑤ 오일

96 [빈혈증, 잇몸출혈, 상처치유 지연, 멍이 잘 든다.]와 같은 증상은 어떤 영양소의 결핍시 나타나는 증상들인가?
① 비타민 A   ② 비타민 B
③ 비타민 C   ④ 비타민 D
⑤ 비타민 E

97 간호사가 목욕을 도울 때 환자의 팔을 하박에서 상박으로 씻는 이유는?
① 감염을 최소화하기 위해
② 관절가동의 범위를 증진시키기 위해서
③ 정맥혈의 귀환을 촉진시키기 위해서
④ 더러운 노폐물을 쉽게 제거하기 위해서
⑤ 피부손상을 최소화하기 위해서

98 대퇴골 골절로 뼈가 돌출되고 조직손상이 있는 환자의 응급처치는?

① 대퇴부를 당겨서 펴준다.
② 멸균거즈로 상처를 덮어준다.
③ 부목을 사용해서는 안 된다.
④ 돌출된 뼈를 원래 상태로 넣어준다.
⑤ 조직손상부위를 손대지 말고 그대로 개방해 둔다.

99 태어난 지 하루도 안 된 신생아에게 황달이 보이는 것은 무엇을 의미하는가?

① 병적 황달
② 생리적 황달
③ 철결핍성 빈혈
④ 모유황달
⑤ 수정체후부 섬유증식증

100 일산화탄소(CO) 중독 시 가장 우선적인 간호로 옳은 것은?

① 옷을 느슨하게 풀어준다.
② 호흡중추를 자극하는 약물을 주사한다.
③ 인공호흡을 하고 영양섭취를 해준다.
④ 고농축 산소를 주입한다.
⑤ 중독 장소에서 밖으로 옮겨 신선한 공기를 마시게 한다.

101 매독임부를 조기에 치료해야하는 이유로 옳은 것은?

① 태아감염방지 ② 소화성 궤양방지
③ 소양감 완화   ④ 자궁경부암 예방
⑤ 성생활의 원활화

102 분만과정 중 자궁의 수축이 있을 때는 아두가 보였다가 수축이 멈추면 안 보이는 것을 무엇이라고 하는가?

① 아두   ② 배림
③ 발로   ④ 이슬
⑤ 파수

103 피부만 노랗게 될 뿐이며 소양증도 없고 담즙 색소도 소변으로 배출되지 않는 황달은?

① 특이성 황달   ② 간성혼수
③ 용혈성 황달   ④ 비폐쇄성 황달
⑤ 폐쇄성 황달

104 신경계는 그 위치나 기능에 따라 분류된다. 뇌와 척수를 중추신경계라고 하고 뇌와 척수에서 나가는 신경을 무엇이라고 하는가?

① 동안신경   ② 척수신경
③ 말초신경   ④ 자율신경
⑤ 중추신경

105 림프에 대한 설명으로 옳은 것은?

① 복강의 좌상부 내에서 위 뒤쪽, 횡경막 밑에 위치한다.
② 조직에서 스며 나온 림프는 림프관 속을 흘러 심장에 가까운 동맥에 흡수된다.
③ 특수 면역작용 및 간질액의 혈류로의 재유입으로 부종을 예방한다.
④ 세균이나 이물질에 대하여 동화작용을 한다.
⑤ 모세관벽을 통하여 조직에서 스며나온 타액 성분의 하나이다.

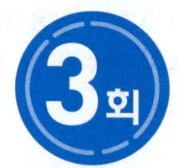
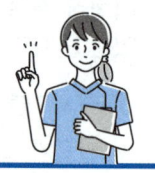

3회 최종 모의고사 문제

I 기초간호학

01 임종 시 볼 수 있는 호흡은?
① 쿠스마울 호흡
② 체인스톡 호흡
③ 바이웃 호흡
④ 지속성 흡식 호흡
⑤ 긴장성 호흡

02 장시간 누워있는 환자에게 잘 발생되는 욕창의 원인이 아닌 것은?
① 침구의 주름
② 장시간 같은 자세로 누워 있는 것
③ 실금이나 실변으로 오염된 침구
④ 영양상태의 불량
⑤ 체위의 잦은 변경

03 체온측정 시 갑자기 높게 측정된 환자를 발견하였을 경우 옳은 간호중재는?
① 즉시 알코올로 목욕시켜 안정시킨다.
② 해열제를 투여한다.
③ 다른 체온계로 재어 확인한 후 보고한다.
④ 가족에게 알리고 환자를 안정시킨다.
⑤ 얼음주머니를 적용한다.

04 바이알을 주사기에 준비할 때 옳은 것은?
① 바이알 속에 공기를 넣어서는 안 된다.
② 바이알 크기와 같은 양의 증류수로 희석한다.
③ 한 번에 준비된 전량을 다 써야 한다.
④ 주사량과 같은 양의 공기를 바이알 속에 넣는다.
⑤ 주사량의 2배의 공기를 바이알 속에 넣는다.

05 다음 중 주관적 자료에 해당하는 것은?
① 호흡곤란, 활력징후, 속쓰림, 소양감
② 통증, 소양증, 현기증, 우울감
③ 통증, 부종, 소양감, 혈압
④ 호흡곤란, 소양감, 청색증, 얼굴색깔
⑤ 두통, 두근거림, 혈압, 울렁거림

06 다음 중 교차감염을 옳게 설명하고 있는 것은?
① 교차감염이란 감염이 재발된 것을 의미한다.
② 한 환자의 병원균이 다른 환자에게 전파되어 감염을 일으키는 것을 말한다.
③ 병원에서 드물게 발생하는 감염원이다.
④ 교차감염은 공기를 통해서만 전파된다.
⑤ 교차감염을 예방할 수 있는 기본은 마스크 착용이다.

07 체온에 대한 설명으로 옳지 않은 것은?

① 생산열과 상실열의 차이를 말한다.
② 뇌의 시상하부에서 체온을 조절한다.
③ 수면 시에는 체온이 낮아진다.
④ 운동 시에는 체온이 상승한다.
⑤ 스트레스로 인해 체온이 하강한다.

08 입원 중인 환자에게 투약하던 도중 약이 잘못 투여된 것을 알게 되었을 때 적절한 행동은?

① 모른척 지나친다.
② 환자에게 알리고 비밀로 해줄 것을 부탁한다.
③ 원래 주었어야 했던 약을 갖다 주어 즉시 복용하도록 한다.
④ 간호사에게 즉시 보고하여 조치를 취할 수 있도록 한다.
⑤ 다음 투약시간에 두 배의 용량을 투여한다.

09 표준주의 관리지침이다. 옳지 않은 설명은?

① 상처 소독 시 소독면 하나로 한 번씩 닦고 버려야 한다.
② 동일한 대상자라도 창상의 부위가 다른 경우에는 장갑을 교체해야 한다.
③ 인공 도뇨 시 도뇨관을 무균적으로 삽입해야 한다.
④ 병원성 미생물에 감염되지 않은 환자의 상처를 소독할 때에는 장갑을 착용하지 않는다.
⑤ 혈액, 체액으로 옷이 더럽혀질 수 있는 경우 가운을 착용한다.

10 손 소독제로 사용되며 독성과 자극성이 없고 수술부위, 화농성 분비물이 있는 상처 소독에 효과적인 약물은?

① 베타딘   ② 과산화수소
③ 알코올   ④ 보리
⑤ 생리식염수

11 환자 자신의 저항력이 감소되었을 때 주로 발생하여 환자 자신의 구강, 장 등에 정착되어 있는 세균에 의해 유발되는 감염은?

① 외인성 감염   ② 원발성 감염
③ 내인성 감염   ④ 교차감염
⑤ 방어감염

12 증기를 압축하여 생기는 고온의 습기를 활용하는 멸균법은?

① 건열멸균법
② 압축소각법
③ 습열멸균법
④ 고압증기멸균법
⑤ 음극선조사멸균법

13 pursed lip breathing에 대한 설명으로 옳지 않은 것은?

① 호흡곤란 대상자에게 적합한 호흡법이다.
② 만성폐쇄성 폐질환 대상자에게 적합한 호흡법이다.
③ 흡기의 시간을 연장하는 호흡법이다.
④ 호기의 시간을 연장하는 호흡법이다.
⑤ 호기의 시간을 흡기보다 2~3배 더 길게 한다.

14 뼈의 성장 및 대사와 관련 없는 것은?
① 칼슘
② 글루카곤
③ 비타민D
④ 부갑상선호르몬
⑤ 칼시토닌

15 비뇨기의 배설과정이 순서대로 나열된 것은?
① 신장, 요관, 요도, 방광
② 신장, 요관, 방광, 요도
③ 신장, 요도, 방광, 요관
④ 신장, 방광, 요관, 요도
⑤ 요관, 요도, 신장, 방광

16 혈액성분 중 식균작용을 하는 것은?
① 적혈구   ② 혈소판
③ 혈색소   ④ 백혈구
⑤ 혈장

17 투약효과를 가장 신속하게 얻을 수 있는 방법은?
① 구강투여   ② 피하주사
③ 근육주사   ④ 정맥주사
⑤ 피내주사

18 환자에게 항생제 투여 전에 알레르기 반응을 확인하는 방법은?
① 피내주사   ② 근육주사
③ 척수강내주사 ④ 정맥주사
⑤ 피하주사

19 아스피린의 가장 주요한 부작용은?
① 오심과 구토
② 일관성 구토
③ 경련
④ 위장출혈
⑤ 고열

20 약물을 오랫동안 사용하다가 투약을 중지할 때 그 약물에 대한 갈망과 함께 심한 정신적·신체적 반응이 나타나는 것은?
① 내성현상
② 금단현상
③ 전신증상
④ 상승현상
⑤ 저항현상

21 여러 가지 약제에 대하여 동시에 저항을 보이는 현상은?
① 외인성 감염
② 내인성 감염
③ 폐렴
④ 다제내성균 감염
⑤ 세균감염

22 쇼크에 대한 증상으로 옳지 않은 것은?
① 혈압하강
② 청색증
③ 발한
④ 소변 배설량 증가
⑤ 빠른 맥박

23 음압장치가 있는 1인실을 사용하며 간호 시 N95 마스크가 필요한 주의지침은?

① 공기매개주의
② 비말주의
③ 접촉주의
④ 비말핵주의
⑤ 상처주의

24 포비돈 아이오다인(베타딘)의 특성과 거리가 먼 것은?

① 세균, 아포, 진균, 바이러스, 결핵균에 효과적이다.
② 독성과 자극이 적고 작용시간이 빠르다.
③ 금속을 부속시킨다.
④ 수술부위, 감염부위 소독에 효과적이다.
⑤ 상처표면, 구강점막 등에 사용한다.

25 염증의 국소적 4대 증상은?

① 발열, 종창, 통증, 괴저
② 발적, 발열, 종창, 출혈
③ 종창, 발진, 발열, 통증
④ 두통, 발열, 발적, 종창
⑤ 기능장애, 발열, 발적, 종창

26 통목욕에 대한 설명으로 옳지 않은 것은?

① 환자가 원하면 목욕시간을 30분 이상 길게 하여 최대한 이완할 수 있도록 한다.
② 물의 온도는 42~44℃가 적당하다.
③ 안전위험이 없고 움직일 수 있는 대상자만 가능하다.
④ 미끄러지지 않도록 주의한다.
⑤ 문을 안에서 잠그지 않도록 한다.

27 충수염 대상자의 간호로 옳지 않은 것은?

① 더운물 주머니를 복부에 제공하여 편안하게 해준다.
② 장운동이 돌아올 때까지 금식시킨다.
③ 수술 시까지 대상자의 활력징후를 잘 관찰한다.
④ 수술 후 기침과 심호흡을 통해 호흡기계 합병증을 예방한다.
⑤ 수술 전 금식한다.

28 위 절제술을 받은 환자가 식후 30분 내에 덤핑 신드롬이 일어나는 경우 적절한 간호 방법은?

① 수분을 제공한다.
② 고지방 식이를 제공한다.
③ 고탄수화물 식이를 제공한다.
④ 식후에 똑바로 앉아 있게 한다.
⑤ 국물과 함께 밥을 말아먹도록 한다.

29 만의 전구 증상들로 옳은 것은?

① 하강감, 가진통, 이슬
② 하강감, 이슬, 배림
③ 자궁경부개대, 이슬, 파수
④ 자궁경부개대, 폐렴, 파수
⑤ 자궁경부소실, 지궁수축, 자궁출혈

30 전신마취로 제왕절개 분만을 한 후 4시간이 경과된 산모에게 우선적으로 제공하는 간호로 옳은 것은?

① 심호흡, 격려, 출혈관찰
② 모아애착 형성
③ 육아 및 산후 활동
④ 유방울혈 간호
⑤ 자연배뇨 확인

31 임신 시 생리적 변화로 옳은 것은?

① 호르몬의 증가로 자주 설사를 한다.
② 혈량이 약 30% 증가하므로 생리적 빈혈을 초래한다.
③ 임신 초기에는 빈뇨현상이 나타나지 않는다.
④ 자궁의 압박으로 호흡을 길게 한다.
⑤ 심장의 부담이 적어 호흡하기가 매우 수월하다.

32 산욕기의 변화와 간호에 해당되는 것은?

① 비수유부는 수유부보다 산욕기간이 짧다.
② 자궁은 경산부가 더 빨리 복구된다.
③ 분만 후 5~6일이면 갈색오로가 배출된다.
④ 산후통은 경산부보다 초산부가 더 심하다.
⑤ 좌욕은 상처치유와 염증을 감소시킬 목적으로 시행한다.

33 대소변 훈련에 관한 설명으로 옳은 것은?

① 소변 훈련은 18개월까지는 완성시켜야 한다.
② 밤에 소변 가리기는 3~4세때 가능하다.
③ 대변훈련은 24개월까지 완성시킨다.
④ 소변훈련은 대변 훈련보다 먼저 시킨다.
⑤ 대소변 훈련은 영아기에 하게 된다.

34 아동이 구걸하면서 음식 쓰레기를 주워먹고 있다. 옷이 지저분하고 아픈데 부모가 그대로 두는 것을 무엇이라고 하는가?

① 가정폭력　　② 자기방임
③ 정신적 학대　④ 방임
⑤ 유기

35 다음 중 생균백신은?

① 결핵　　　　② 콜레라
③ 소아마비(Salk)　④ 장티푸스
⑤ 백일해

II 보건간호

36 지역사회 간호란 지역사회대상으로 (　) 및 (　)을 통하여 지역사회 적정기능수준의 향상에 기여하는 것을 목표로 하는 과학적인 실천이다. 괄호 안에 들어갈 단어로 옳은 것은?

① 간호제공, 보건교육
② 결핵치료, 보건사업
③ 수질오염, 검역실시
④ 모자보건, 혼전교육
⑤ 질병관리, 치료

37 최근 건강의 중요성으로 금연이 강조되고 있다. 흡연에 대한 보건교육 시 그 효과가 가장 큰 대상자는?

① 환자　　　　② 40대 남자
③ 근로자　　　④ 주부
⑤ 학생

38 실물이나 실제 상황을 교육매체로 활용할 수 있는 현장학습의 장점으로 옳은 것은?

① 반복 사용이 가능하다.
② 실생활에 적용이 쉽다.
③ 구입이 용이하다.
④ 비용이 적게 든다.
⑤ 많은 대상자가 사용할 수 있다.

39 우리나라 국민건강증진법에 의한 건강증진사업으로 옳은 것은?

① 지역사회 조직활동 강화
② 질병의 조기발견을 위한 검진 및 처방
③ 사회환경 조성
④ 건강한 공공정책 조성
⑤ 기존 보건의료 서비스의 방향 재설정

40 사회공동 연대책임을 통한 소득재분배 효과가 있는 우리나라 의료보장제도에 대한 설명으로 옳은 것은?

① 산업재해 시 건강보험에서 지불한다.
② 건강보험은 1종, 2종, 3종으로 분류한다.
③ 농어촌 거주자는 지역건강보험에 가입해야 한다.
④ 건강보험은 사회보험방식으로 운영된다.
⑤ 고소득자는 민간보험에 가입해야 한다.

41 노인복지시설로 적합한 곳은?

① 요양병원시설
② 요양센터
③ 실버타운시설
④ 요양원
⑤ 노인요양시설

42 노인장기요양보험 표준서비스 내용 중 개인활동지원 서비스에 해당되는 것은?

① 말벗
② 방문목욕
③ 세탁
④ 기본동작 훈련
⑤ 외출 시 동행

43 국가와 지방자치단체의 책임하에 생활이 어려운 사람에게 의료급여를 함으로써 국민보건의 향상과 사회복지의 증진에 이바지하기 위한 의료 보장으로 옳은 것은?

① 의료급여
② 기초생활보장
③ 국민건강보험
④ 사회복지서비스
⑤ 국민연금

44 강의를 하는 교육자의 주의사항으로 옳지 않은 것은?

① 주위를 집중하게 한다.
② 대상자와의 시선 맞춤은 학습효과를 떨어 뜨린다.
③ 내용을 전달한 후에는 요약과 정리가 필요 하다.
④ 흥미유발을 위해 노력해야 한다.
⑤ 학습 분위기를 살피며 강의를 진행한다.

45 자신의 의사를 전달하는 능력이 생기고 이를 통해 참여자 모두의 의견을 일치시키는 과정이 포함된 보건교육 방법은?

① 심포지엄
② 브레인스토밍
③ 집단토의
④ 강의
⑤ 시범교육

46 온도가 높을 때 습도도 높아 느껴지는 정도를 수치로 나타낸 것은?

① 기온역전
② 불감기류
③ 불쾌지수
④ 연교차
⑤ 일교차

47 대기오염의 원인이 되는 것은?

① 복사열 ② 연교차
③ 기온역전 ④ 냉각력
⑤ 일교차

48 해수면의 온도가 높아지는 현상을 무엇이라고 하는가?

① 온실효과 ② 라니냐
③ 엘니뇨 ④ 열섬
⑤ 군집독

49 다음 중 장내 세균이 위장관에 작용해 발생하는 식중독은?

① 장염비브리오
② 살모넬라
③ 보툴리누스
④ 포도상구균
⑤ 웰치균

50 행위별 수가제에 대한 설명으로 옳은 것은?

① 의사의 권한이 작아진다.
② 국민의료비가 낮아질 가능성이 많다.
③ 정해지거나 등록된 환자 수에 따라 일정액을 보상한다.
④ 의사들은 가능한 한 많은 서비스를 환자에게 제공하려고 한다.
⑤ 환자에게 제공된 서비스 중 일부만 진료비 청구의 근거가 된다.

III 공중보건학

51 공중보건사업의 질병 예방 수준과 그 내용에 대한 설명이 옳게 연결된 것은?

① 1차 예방 : 질병예방, 불구예방
② 1차 예방 : 건강증진, 질병치료
③ 2차 예방 : 집단검진, 환경관리
④ 2차 예방 : 보건교육, 상담, 질병치료
⑤ 3차 예방 : 재활, 사회생활 적응을 위한 노력

52 최근에는 치료보다 질병예방이나 건강증진이 강조되고 있다. 그 이유로 옳은 것은?

① 의료비 증가를 막기 위해서
② 의료인에 대한 불신의 증가
③ 원만한 사회생활을 위해
④ 의사 및 의료시설의 부족
⑤ 급성퇴행성 질환의 증가

53 면역의 정의로 옳지 않은 것은?

① 항원에 대한 감수성 저하 상태이다.
② 항원의 작용에 대한 항체 생산이다.
③ 병 또는 독소에 대한 저항성을 의미한다.
④ 항원이 체내에 들어왔을 때 생체가 항원에 대해 감수성이 적어진 것을 뜻한다.
⑤ 생체의 항원에 대한 저항성의 저하이다.

54 자궁 내 장치의 금기증으로 옳은 것은?

① 모유수유 하는 자
② 과다한 월경과 자궁암
③ 장기간 피임을 원하는 자
④ 터울조절을 원하는 자
⑤ 월경이 불규칙한 자

55 폐결핵의 전파를 예방하기 위하여 취할 행위 중 옳지 않은 것은?

① 환자의 객담은 종이에 받아 소각한다.
② 환자의 분뇨를 소독 처리한다.
③ 환자의 방은 환기를 자주시킨다.
④ 환자의 가족은 규칙적인 X선 검사를 한다.
⑤ 감염병 환자 발견 시 즉시 보건소에 신고한다.

56 성병의 일종인 연성하감과 관계 없는 것은 무엇 인가?

① 성병의 일종이다.
② 국소적 임파결절, 부종, 동통, 궤양이 특징이다.
③ 듀크레이 간균이 원인균이다.
④ 직접적인 성교접촉에 의해 감염된다.
⑤ 자연면역이 가능한 질환이다.

57 지역사회 보건사업을 계획할 때 최우선으로 고려해야 할 사항으로 옳은 것은?

① 보건복지부 장관의 관심
② 보건소장의 관심
③ 지방자치단체장의 관심
④ 대통령의 관심
⑤ 지역사회 주민의 관심이나 요구 파악

58 지역사회 요구를 알기 위해 조사해야 할 지역사회의 자원으로 옳지 않은 것은?

① 문화시설　　② 보건의료시설
③ 관련 법규　　④ 보건통계
⑤ 교육, 경제상태

59 병원체가 침입했을 때 숙주의 감수성이나 저항력에 영향을 주는 요인으로 옳은 것은?

① 기후　　② 면역
③ 영양소　　④ 병원체
⑤ 직업

60 병원체가 숙주에 침입하여 알맞은 기관에 자리잡고 증식하는 능력은?

① 증식력　　② 병원력
③ 독력　　④ 면역력
⑤ 감염력

61 지방의 특수성에 의해 그 지방에 환자가 계속적으로 발생하거나 혹은 주기적으로 발생하는 감염병의 양상은?

① 유행성
② 토착성
③ 범유행성
④ 산발성
⑤ 주기성

62 골관절염으로 무릎 통증을 호소하는 노인에게 심폐기능과 근력강화를 위해 가장 권장되는 운동은?

① 수중운동
② 고전무용
③ 관절가동범위 운동
④ 조깅
⑤ 맨손체조

63 만성 퇴행성 질환에 대한 설명으로 옳지 않은 것은?

① 유병률이 발생률보다 높다.
② 원인이 명확하지 않다.
③ 미리 예측하고 예방하기 어렵다.
④ 완치가 어렵다.
⑤ 연령증가에 반비례성을 갖는다.

64 생물테러감염병 또는 치명률이 높거나 집단 발생 우려가 커서 발생 또는 유행 즉시 신고, 음압격리와 같은 높은 수준의 격리가 필요한 감염병은?

① 신종감염병증후군
② 간염
③ 세균성이질
④ 장티푸스
⑤ 파라티푸스

65 바이러스가 뇌척수액 공간에 침투하는 감염병으로 열과 오한, 두통이 증상인 감염병은?

① 뇌수막염 ② 풍진
③ 홍역 ④ 백일해
⑤ 유행성이하선염

66 홍역의 가장 특징적이고 대표적인 증상은?

① 코플릭 반점
② 부종
③ 수포
④ 가려움
⑤ 혈압하강

67 항문주위에서 발견되고 소양증, 습진과 염증을 일으키는 기생충은?

① 회충증 ② 편충증
③ 요충증 ④ 간흡충증
⑤ 폐흡충증

68 정액과 혈액이 전파경로인 감염병은?

① 장티푸스
② B형 간염
③ 말라리아
④ A형 간염
⑤ 홍역

69 다음 중 응급피임법을 사용해야 할 상황으로 옳은 것은?

① 성폭력으로 인하여 임신이 우려되는 경우
② 먹는 피임약 복용을 잊은 경우
③ 임신 5개월 이후 임신을 지속하기 어려운 경우
④ 임신 초기 낙태를 원할 경우
⑤ 영구 피임을 원하지 않는 경우

70 영구적 피임법에 속하는 것은?

① 경구피임약
② 월경주기법
③ 기초체온법
④ 점액관찰법
⑤ 난관결찰술

iv 실기

71 제2차 성비란?

① 태아성비
② 출생 시 성비
③ 출생 후 성비
④ 노인
⑤ 사망

72 만성폐쇄성폐질환 환자인 75세 노인 대상자가 호흡곤란, 피로, 호흡기 감염의 문제가 있을 경우 옳은 간호중재는?

① 간호계획을 설명한다.
② 지남력을 조사한다.
③ 고단백식이를 제공한다.
④ 객담배출을 돕는다.
⑤ 환자를 격리시킨다.

73 보건복지부장관이 지정하는 상급종합병원의 주요 지정요건은?

① 인턴 수련병원
② 100개 이상의 병상
③ 9개 이상의 진료과목과 전속 전문의 확보
④ 중증 질환에 대하여 난이도가 높은 의료행위를 전문적으로 하는 종합병원
⑤ 지역 내 모든 의료기관

74 조산원을 개설할 때 정해야 하는 의사는?

① 당직의사   ② 한지의사
③ 지정의사   ④ 지도의사
⑤ 관리의사

75 의료법에서 정한 의료인과 의료기관장의 의무로 옳은 것은?

① 의료인은 다른 의료인의 명의로 의료기관을 개설하거나 운영할 수 있다.
② 의료인은 일회용 주사 의료용품에 한하여 선별적으로 다시 사용할 수 있다.
③ 의료인은 최첨단 의료기술을 적용하여 환자에게 최상의 의료서비스를 제공해야 한다.
④ 의료기관의 장은 환자의 권리 등을 환자가 쉽게 볼 수 있도록 의료기관 내에 게시하여야 한다.
⑤ 의료인은 2명이상이면 다른 의료인의 명의로 의료기관을 개설할 수 있다.

76 다음 중 낙상 가능성이 가장 높은 대상군으로 옳은 것은?

① 위염이 있는 환자
② 매일 산책하는 환자
③ 낙상경험이 있는 환자
④ 대상포진을 앓고 있는 환자
⑤ 규칙적으로 운동을 하고 있는 환자

77 신고된 결핵환자에 대해 해당의료기관에 간호사 등을 배치하거나 방문하게 하여 환자관리 및 보건교육 등 적절한 지도를 하게 하는 사람은?

① 보건복지부장관
② 대한결핵협회장
③ 시장, 군수, 구청장
④ 신고한 의사
⑤ 보건소장

78 초등학생을 대상으로 주 1회 양치 불소용액 양치에서 필요한 불소용액의 농도는?

① 양치액의 0.05%
② 양치액의 0.1%
③ 양치액의 0.2%
④ 양치액의 0.3%
⑤ 양치액의 0.4%

79 혈액원이 채혈업무를 할 때 1인 1회 채혈할 수 있는 다음 한도의 110%를 초과해서는 안되는 데 옳은 것은?

① 전혈 200ml
② 혈장성분채혈 300ml
③ 혈소판 성분 채혈 200ml
④ 전혈 400ml
⑤ 농축적혈구 400ml

80 의료법상 의료기관 내에서 명찰을 달지 않아도 되는 자는?

① 검사실 내 의료기사
② 외래에서 진료중인 의사
③ 실습 중인 간호학과의 학생
④ 격리병실에서 근무하는 간호사
⑤ 실습중인 의대 학생

81 파상풍 혐기성 세균인 파상풍균의 침입이 가장 쉬운 상처로 옳은 것은?

① 화상으로 인한 상처
② 깊고 좁은 상처
③ 산소가 존재하는 상처
④ 창구가 넓은 상처
⑤ 수술부위 상처

82 노화로 인해 청각, 후각, 미각, 시각 등 감각기관에도 변화가 초래되는데 이에 적극적으로 대처할 수 있는 간호방법으로 옳은 것은?

① 미각이 저하되므로 입맛을 돋우기 위해 자극적인 음식을 준비한다.
② 욕실바닥에서 미끄러지지 않게 통목욕을 제한한다.
③ 식사 전에 간식을 제공한다.
④ 전화상의 목소리는 크고 정확한 발음으로 말한다.
⑤ 직사광선을 쏘이도록 교육한다.

83 용접공으로 일하는 김씨가 불꽃이 심하게 튀어 팔에 화상을 입었을 경우 가장 먼저 취해야 할 응급처치는?

① 흐르는 차가운 수돗물에 팔을 대어준다.
② 팔에 붙어 있는 옷을 제거한다.
③ 된장을 상처부위에 골고루 바른다.
④ 상처부위에 맥주를 천천히 부어준다.
⑤ 상처부위에 연고를 골고루 바른다.

84 수면제 등 경구 약물중독으로 인한 의식이 있는 환자의 가장 우선적 처치로 옳은 것은?

① 각성 효과를 위해 중추신경 흥분제를 먹인다.
② 약물을 희석시키고 중화시킨다.
③ 위를 깨끗하게 세척하도록 한다.
④ 가능한 한 빨리 병원으로 옮기도록 한다.
⑤ 금기사항이 아니면 구토를 유도하여 신속하게 환자의 위장을 비운다.

85 페니실린 투여 30분 후에 호흡곤란과 두통 및 혈압 저하, 어지러운 증상이 나타나는 현상으로 옳은 것은?

① 저칼륨혈증
② 불면증
③ 청각장애
④ 심계항진(두근거림)
⑤ 아나필라틱쇼크

86 비출혈 시 응급처치로 옳은 것은?

① 목덜미와 콧등에 더운물찜질을 해준다.
② 안정을 취하게 하고 코로 숨을 쉬게 한다.
③ 우선적으로 코피가 비인두로 넘어가 기도가 흡인되지 않도록 환자의 머리를 앞으로 숙이고 의자에 앉힌다.
④ 코를 풀어 코 안의 이물질을 제거한다.
⑤ 빨래 집게로 코를 잡듯이 콧등을 엄지와 인지로 단단히 잡고 최소한 2~3분 정도 누른다.

87 눈에 축구공을 맞아 심한 타박상을 입었을 경우 가장 우선적인 간호중재는?

① 타박상을 입었을 경우 안대를 대어 준다.
② 안구적출수술 준비를 시작하도록 한다.
③ 머리를 낮춘 자세를 취해주도록 한다.
④ 정씨에게 절대안정을 취하도록 해준다.
⑤ 대상자에게 기침을 하도록 격려한다.

88 객담검사를 받는 가장 적절한 시기는?

① 이른 아침
② 점심시간
③ 저녁식사 전
④ 잠들기 전
⑤ 아무 때나

89 교통사고로 인해 심한 복부손상을 입은 환자를 발견했을 경우 우선적인 간호중재는?

① 쇼크에 대한 응급처치를 하고 마실 것은 금한다.
② 내장의 감염을 막기 위해 알코올을 발라준다.
③ 빠져 나온 내장은 다시 밀어 넣도록 한다.
④ 쇼크를 예방하기 위해 냉찜질을 해준다.
⑤ 내장이 빠져 나오거나 노출된 복부창 환자는 무릎을 펴고 반듯하게 눕힌다.

90 혈중 산소포화도를 측정할 수 있는 방법으로 맞는 것은?

① 맥박 산소 측정
② 활력징후 측정
③ 심전도 확인
④ 흉부 X- RAY 촬영
⑤ 폐기능 검사

91 체위배액에 대한 설명 중 옳지 않은 것은?

① 타진 시 손은 컵 모양으로 오므린다.
② 진동은 호흡주기 중 흡기에 적용한다.
③ 오므린 손 안의 공기가 진동을 타고 분비물까지 가도록 한다.
④ 타진을 통해 기관지벽 분비물을 탈락시킬 수 있다.
⑤ 흉벽에 손으로 강한 떨림을 제공한다.

92 염증의 증상으로 묶인 것은?

① 복통, 두통, 경색, 동통
② 발열, 발적, 동통, 괴사
③ 경색, 동통, 부종, 혈전
④ 발적, 동통, 부종, 혈전
⑤ 발열, 발적, 동통, 부종

93 환자에게 디지털리스(강심제, 디곡신)를 투여하기 전에 측정해야 할 것은?

① 혈압　　　② 호흡
③ 체중　　　④ 맥박
⑤ 체온

94 발목 염좌 시의 응급 처치법으로 옳은 것은?

① 미지근한 물에 담가둔다.
② 관절을 좌우로 움직여준다.
③ 뜨거운 찜질을 한다.
④ 얼음찜질을 해준다.
⑤ 손상 부위를 밑으로 내려 준다.

95 일반 소변 검사를 위한 검사물 채취방법으로 옳은 것은?

① 도뇨를 하여 멸균 소변을 30~50cc 가량을 검사물 용기에 담는다.
② 24 시간 동안에 소변을 모아서 그 중에 30~50cc 가량을 검사물 용기에 담는다.
③ 처음 소변과 마지막 소변을 합하여 30~50cc 가량을 검사물 용기에 담는다.
④ 마지막 소변으로 30~50cc 가량을 검사물 용기에 담는다.
⑤ 중간 소변으로 30~50cc 가량을 검사물 용기에 담는다.

96 심한 출혈 시의 가장 먼저 해야 할 처치로 옳은 것은?

① 지혈대 사용을 1시간 이상 하지 않는다.
② 의사가 오기 전까지 지혈대를 사용한다.
③ 환부를 심장보다 높게 상승시킨다.
④ 상처부위를 직접 압박한다.
⑤ 지압봉을 사용하여 지혈한다.

97 장티푸스의 주된 전파경로로 옳은 것은?

① 환자의 혈액을 통해서
② 환자의 피부나 점막을 통해서
③ 파리나 모기 등의 곤충을 통해서
④ 병원에서 사용하는 의료기구등을 통해서
⑤ 환자나 보균자의 대소변에 오염된 음식이나 물을 통해서

98 오염된 물의 정화방법은?

| ㄱ. 여과 | ㄴ. 침전 |
| ㄷ. 산화 | ㄹ. 발효 |

① ㄱ, ㄴ, ㄷ　　② ㄱ, ㄷ
③ ㄴ, ㄹ　　　④ ㄹ
⑤ ㄱ, ㄴ, ㄷ, ㄹ

99 공중보건학의 분야 중 보건관리 분야에 해당하는 것은?

① 식품위생
② 환경위생
③ 의료급여제도
④ 역학
⑤ 보건행정

100 충체의 흡혈로 인한 혈액손실로 빈혈, 토식증이 일어나며 경구적으로 침입할 경우, 채독증을 발생시키는 기생충은?

① 사상충 ② 십이지장충
③ 회충   ④ 요충
⑤ 간디스토마

101 간호·간병통합서비스 제공 등에 대한 내용으로 옳은 것은?

① 간호·간병통합서비스 제공인력은 간호사 면허자에 한한다.
② 간호·간병통합서비스 제공기관은 종합병원급 이상의 의료기관이다.
③ 간호·간병통합서비스 제공기관은 보호자 등의 입원실 상주를 제한해서는 안된다.
④ 국가 및 지방자치단체는 간호·간병통합서비스의 제공 확대, 제공인력의 원활한 수급 및 근무환경 개선을 위한 필요한 시책을 수립하고 그에 따른 지원을 해야 한다.
⑤ 공공기관은 무조건 간호간병통합시설을 제공해야 한다.

102 의료법상 의료인의 결격사유에 해당하는 것은?

① 발달장애인
② 프로포폴 중독자
③ 강간과 상해로 집행유예 2년을 선고받은 자
④ 전문의가 의료인으로서 적합하다고 인정하는 양극성 장애
⑤ 신체 장애인

103 질병의 원인이 상해로 인한 것인 경우에 진단서에 소견사항을 추가 기재해야 하는 항목으로 옳은 것은?

① 입원, 퇴원 연월일
② 병명 및 질병분류기호
③ 통상 활동의 가능 여부
④ 발병 연월일 및 진단 연월일
⑤ 입원 연월일

104 14세 미만 미성년자의 법정 대리인이 의료기록 열람이나 사본 발급을 요청할 경우 갖추어야 하는 서류는?

① 환자의 신분증 사본
② 환자의 가족관계 증명서
③ 환자가 자필 서명한 위임장
④ 법정 대리인을 확인할 수 있는 가족관계 증명서
⑤ 환자의 주민등록등본

105 진료중이던 환자가 사망한 경우 다시 진료하지 아니하더라도 진단서나 증명서를 받을 수 있는 것은 최종 진료 시부터 언제까지인가?

① 24시간 이내
② 48시간 이내
③ 72시간 이내
④ 96시간 이내
⑤ 100시간 이내

4회 최종 모의고사 문제

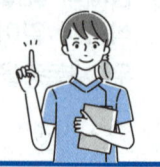

I 기초간호학

01 다음 근육주사 부위 중 견봉돌기 아래 위치한 부위는?

① 삼각근　　② 외측광근
③ 전완의 내측　　④ 둔근
⑤ 견갑골 부위

02 상처를 소독하는 방법으로 옳은 것은?

① 아래서 위로 닦는다.
② 바깥에서 안으로 닦는다.
③ 배액관에서 절개부위 쪽으로 닦는다.
④ 오염된 곳에서 덜 오염된 곳으로 닦는다.
⑤ 한 번 사용한 솜은 버린다.

03 체온을 측정하는 방법 중 옳은 것은?

① 심부체온을 정확하게 측정하기 위해 액와 체온을 측정하였다.
② 아이스크림을 먹고 10분이 지나서 구강체온계로 측정하였다.
③ 액와체온을 정확하게 측정하기 위해서는 약 5분 정도가 소요된다.
④ 구강체온은 심장질환이 있는 환자에게 적합하지 않다.
⑤ 직장체온은 심장질환이 있는 환자에게 적합하지 않다.

04 등 마사지를 시행하던 중 환자의 천골부위가 붉게 변한 것을 발견하였다. 이 부위의 간호는 어떻게 하는 것이 좋은가?

① 냉찜질을 실시한다.
② 치료용 램프를 직접 쬐준다.
③ 로션을 충분히 발라 마사지 한다.
④ 희석한 과학수소를 사용하여 소독한다.
⑤ 조직손상 방지를 위해 마찰하지 않는다.

05 종합병원에서 간호조무사는 누구의 감독 및 통솔하에 업무수행을 하는가?

① 환자　　② 병원행정자
③ 간호사　　④ 의사
⑤ 의료기사

06 대한 간호조무사협회가 창립된 해는?

① 1970년　　② 1971년
③ 1972년　　④ 1973년
⑤ 1974년

07 환자의 위급한 증상을 즉시 보고하지 않아 치료 시기를 놓쳐 손해가 발생되었다면 간호조무사의 법적 책임은?

① 월권행위　　② 무면허
③ 주의의무 태만　　④ 불법
⑤ 정당방위

08 간호조무사 업무에 해당하지 않는 것은?

① 환자의 신체적 간호를 돕는다.
② 환자진찰 시 보조한다.
③ 진단결과를 묻는 환자에게 검사 결과를 설명한다.
④ 환자 입원 및 퇴원을 돕는다.
⑤ 환자의 침상을 만든다.

09 고압증기멸균 준비사항으로 옳지 않은 것은?

① 소독물품 꾸러미에 물품명과 소독날짜를 기입한다.
② 예리한 날이 있는 기구는 끝을 거즈로 싼다.
③ 한 겹 소독방포에 여러 물품을 함께 넣는다.
④ 건조물품이 든 통이나 병은 뚜껑을 열고 포장 한다.
⑤ 소독할 물품은 철저히 세척한다.

10 유치도뇨관을 삽입하고 있는 노인 여성 대상자에게 회음부 간호를 실시할 때 옳은 것은?

① 복위 자세를 취하게 하여 다리 사이로 닦는다.
② 요도에서 항문 쪽으로 닦는다.
③ 유치 도뇨관 환자는 수건으로 닦는다.
④ 소독솜 하나로 모두 닦는다.
⑤ 차가운 물로 씻는다.

11 다음 중 결핵환자의 객담을 처리할 때 적절한 소독방법은?

① 고압증기멸균
② 저온소독법
③ 소각법
④ 화학적 소독법
⑤ 건열멸균법

12 다음 중 격리병동 병실 관리에 대한 설명으로 옳은 것은?

① 간호사가 감염병 환자 방에 들어갈 때는 마스크와 장갑을 착용하지 않는다.
② 감염병 환자가 쓰던 매트리스는 폐기물 처리시킨다.
③ 전염성이 강한 감염병 환자이더라도 이동에는 제한이 없다.
④ 감염병 환자 사망 후 병실과 침구 등을 소독제로 소독한다.
⑤ 개인소지품과 귀중품은 도난 방지를 위하여 간호사실에 보관한다.

13 자연과 호흡하고 심신의 안정과 조화를 유지시켜 주는 것과 관련이 깊은 것은?

① 구법
② 한증
③ 양생
④ 부항
⑤ 추나

14 혈액으로부터 노폐물을 제거하고 유독성 물질을 해독시키며 소변을 형성하는 기관으로 옳은 것은?

① 간
② 요도
③ 방광
④ 요관
⑤ 신장

15 간의 기능으로 옳지 않은 것은?

① 담즙형성
② 조혈기능(생애 모든 기간 동안)
③ 응고인자 합성
④ 해독작용
⑤ 흡수된 영양분의 저장 및 대사작용

16 남성의 제2차 성징을 나타내는 호르몬은?

① 프로게스테론 ② 테스토스테론
③ 인슐린   ④ 티록신
⑤ 알도스테론

17 대뇌를 도와서 평형유지와 운동조절을 담당하는 기관으로 옳은 것은?

① 시상하부 ② 연수
③ 중뇌   ④ 소뇌
⑤ 대뇌

18 기초대사량에 관한 설명으로 옳은 것은?

① 휴식 시간에 필요한 최소한의 열량
② 생명 유지에 필요한 최소한의 열량
③ 섭취한 음식물의 소화, 흡수에 소요되는 열량
④ 활동에 소요되는 열량
⑤ 일상생활의 열량 소요량 총계

19 경구투약이 가능한 환자로 옳은 것은?

① 연하곤란이 있는 환자
② 유동식이 환자, 소아환자
③ 무의식 환자, 전신마취 예정자
④ 계속 토하는 환자
⑤ 금식을 하고 있는 환자

20 저혈당에 대한 설명으로 옳은 것은?

① 혈중 포도당이 정상 수치 이상으로 증가하여 발생한다.
② 저혈당증을 방치할 경우 천식이 나타난다.
③ 포도당을 공급받고 당분이 있는 음식은 피한다.
④ 어지러움증, 오한, 식은땀 등이 관찰된다.
⑤ 저혈당증은 경구 혈당강하제와는 관련이 없다.

21 AIDS 예방 및 환자관리를 위한 교육내용으로 옳지 않은 것은?

① 전파방법
② 폐렴과 같은 기회감염
③ 성관계 시 콘돔사용
④ AIDS 의심 시 백신투여
⑤ 지속적인 추후관리

22 24시간 소변수집절차에 따른 간호로 옳지 않은 것은?

① 소변수집 시작시간에 배뇨한 소변부터 모은다.
② 대변으로 오염되지 않도록 배변 전에 배뇨하도록 한다.
③ 수집된 소변은 검사실로 보내기 전까지 냉장고에 보관한다.
④ 화장실에 '24시간 요검사물 채뇨중'이라는 표시를 달아둔다.
⑤ 검사가 종료되는 24시간째 소변도 검사물에 포함시킨다.

23 위관영양 시 영양액의 온도는 체온보다 약간 높게 해야 하는데 영양액이 너무 빠르게 주입될 경우 나타날 수 있는 증상으로 옳은 것은?

① 설사
② 혈변
③ 점액변
④ 지방변
⑤ 변비

24 환자의 건강사정 시 주관적 자료로 옳은 것은?

① 안색, 입술의 색깔
② 피부색, 부종
③ 기형, 변형
④ 식욕부진, 식간의 상복부 동통
⑤ 활력징후, 얼굴의 홍조

25 구개수술을 시행한 아동이 수술 상처나 피부 병변을 긁지 않도록 하는 억제대는?

① 홑이불 억제대
② 팔꿈치 억제대
③ 손목 억제대
④ 벨트 억제대
⑤ 사지 억제대

26 수술이 끝나고 기구를 세어 보는 이유로 옳은 것은?

① 수술 기구를 잘 잃어버리기 때문이다.
② 수술 중에 사용한 기구나 거즈가 인체 내에 남아 있는지 확인하기 위해서이다.
③ 사용된 기구와 물품을 절차에 따라 처리하기 위해서이다.
④ 분실되면 변상해야 하기 때문이다.
⑤ 고가의 물품이기 때문이다.

27 외과환자를 위한 재활계획 수립시기는?

① 입원하기 전
② 퇴원하기 전
③ 수술 직전
④ 수술결과를 본 후
⑤ 입원과 동시에

28 백내장, 녹내장 수술 후 안대를 하는 이유는?

① 안구운동을 최소화시키기 위해
② 동공확대를 막기 위해
③ 동공축소 방지를 위해
④ 빛반사 차단을 위해
⑤ 안구통증을 줄이기 위해

29 생후 7개월 된 영아가 열이 나면서 귀를 베개에 대고 자꾸 비벼 대며 울고 있을 때 예상되는 질환은?

① 이하선염
② 아토피
③ 상악동염
④ 중이염
⑤ 후두염

30 질식분만한 지 2시간 지난 산모의 얼굴이 갑자기 창백해지면서 자궁이 물렁거리고 과다한 질출혈이 있을 경우 가장 우선적인 간호중재는?

① 수혈준비를 하고 의사에게 보고한다.
② 산모의 하지를 올리고 보고한다.
③ 자궁수축제를 준비하고 자궁을 마사지한다.
④ 구강으로 산모에게 물을 먹인다.
⑤ 활력징후를 측정하고 침상을 갈아준다.

31 임신중독증의 3대 증상으로 옳은 것은?

① 저혈압, 호흡곤란, 혈뇨
② 부종, 질 출혈, 저혈압
③ 고혈압, 단백뇨, 부종
④ 호흡곤란, 저혈압, 단백뇨
⑤ 부종, 혈뇨, 저혈압

32 경산모를 분만실로 이송해야 하는 시기로 옳은 것은?

① 자궁경관 7~8cm 개대 시
② 자궁경관 완전 개대시
③ 아두가 만출되기 시작할 때
④ 산모가 배변욕구를 호소할 때
⑤ 양막이 터졌을 때

33 제대간호로 가장 적절한 방법은?

① 항생제 연고를 바른다.
② 건조된 소독거즈로 덮어 놓는다.
③ 붕산가루를 바르고 노출시켜 놓는다.
④ 70%의 알코올로 닦아준다.
⑤ 미지근한 물로 닦아준다.

34 뇌에 혈액을 공급하는 혈관이 막히거나 터져서 뇌 손상이 오고 그에 따른 신체장애인 연하곤란, 언어장애가 나타나는 질환은?

① 고혈압　　② 뇌졸중
③ 뇌종양　　④ 뇌막염
⑤ 고지혈증

35 신생아실에 근무하는 간호조무사가 얼굴이 창백하고 우유를 토하는 신생아 발견 시 취해야 할 행동은?

① 아기를 우측이나 복위로 취하여 등을 두드린 후 간호사의 도움을 요청한다.
② 아기를 일으켜서 우유를 닦아주고 간호사의 도움을 요청한다.
③ 아기를 일으키며 간호사에게 도움을 요청한다.
④ 아기를 발견한 후 기관내관을 삽입하여 기도를 열어준 후 간호사에게 보고한다.
⑤ 아기를 발견한 후 흡인기를 가지러 가면서 간호사를 부른다.

II 보건간호

36 보건교육 대상자와 상담 시 간호조무사가 취해야 할 태도로 가장 바람직한 것은?

① 질문에 대한 대답의 암시를 준다.
② 반응하지 말고 듣기만 한다.
③ 피상담자의 이야기를 잘 청취한다.
④ 해결방안을 소개한다.
⑤ 잘못 알고 있는 점을 비판한다.

37 지역사회에서 결핵환자가 발견되었을 경우 옳은 조치는?

① 가까운 병원에 신고한다.
② 관할 보건소에 신고한다.
③ 자가치료를 권장한다
④ 결핵 요양소로 즉시 보낸다.
⑤ 각자의 재량대로 하도록 그대로 둔다.

38 지역사회현장에서 가정방문을 계획할 때, 하루동안 방문할 대상자의 순서로 옳은 것은?

① 초생아–매독임부–폐렴아동–당뇨병노인
② 미숙아–당뇨병임부–폐렴아동–폐결핵성인
③ 임신중독증–임부–A형간염환자–미숙아–폐결핵성인
④ 폐결핵노인–성홍열–아동–초생아–당뇨병임부
⑤ 당뇨병노인 – 성홍열–아동–초생아–미숙아

39 지역사회 보건사업을 실시할 때 가장 먼저 행해야 할 것은?

① 지역의 유지 등을 찾아가 협조를 구한다.
② 가정방문계획을 자세히 세워야 한다.
③ 관공서나 경찰당국에 먼저 신고한다.
④ 지역특성에 따라 계획하며 시급한 문제해결을 위한 계획부터 세워야 한다.
⑤ 의료기관의 수요나 상태를 조사한다.

40 보건교육 시 교육자가 피교육자에게 지식을 직접 가르치며 설명하는 강의의 장점으로 옳은 것은?

① 질적으로 깊이 있는 교육을 실시할 수 있다.
② 많은 양의 지식을 오래 기억할 수 있다.
③ 짧은 시간에 많은 양의 지식을 동시에 많은 사람에게 전달할 수 있다.
④ 학습자의 개인차를 고려할 수 있다.
⑤ 문제해결 능력을 발휘할 기회를 제공한다.

41 주어진 시점에 나타나 있는 모든 질병이나 상해수의 비율을 의미하는 유병률의 산출공식에서 분자로 옳은 것은?

① 전체 인구 중 감염에 이환된 사람의 수
② 새로운 건강문제가 발생한 사람의 수
③ 일정기간 위험에 폭로된 인구 수
④ 환자를 접촉한 감수성자의 수
⑤ 현재 특정 건강문제를 가지고 있는 사람의 수

42 세계보건기구에서 제시하는 일차보건의료의 개념에 가장 근접한 것은?

① 특수한 질병을 가진 환자의 요구를 고려하는 것
② 모든 사람들이 최고 수준의 의료를 제공받도록 하는 것
③ 정부가 주도하는 것
④ 민간의료시설을 확충하는 것
⑤ 지역사회의 시설 한도 내에서 이용 가능한 자원과 기술을 제공하는 것

43 지역사회보건사업 수행 시 가정방문 목적 중 가장 중요한 것은?

① 효과적인 건강상담을 위해
② 가족에게 맞는 시범교육
③ 가족단위로 한 건강관리
④ 경제, 사회교육 상태 파악
⑤ 환자가 오가는 시간 절약

44 소아예방접종 전·후 주의사항으로 옳지 않은 것은?

① 접종당일은 목욕시키지 않는다.
② 집에서 미리 체온측정, 청결한 의복을 입힌다.
③ 어린이 건강상태를 잘아는 보호자를 데리고 온다.
④ 주로 오후에 접종한다.
⑤ 귀가 후 고열, 구토증상이 있을 경우 의사진찰을 받도록 한다.

45 선진국이나 개발도상국 중 모든 국가에 적용될 수 있는 일차보건의료의 개념 및 조건에 대한 설명으로 옳은 것은?

① 지역사회의 기본적인 보건요구를 충족시켜야 하므로 예방보다는 진료면에 치중한다.
② 높은 의료수가에 대한 접근법이다.
③ 의료인을 통해서만 접근이 이루어진다.
④ 구체적이며 특수의학적 접근법이다.
⑤ 지역주민의 적극적인 참여하에서 이루어진다.

46 의료보장 목표에 대한 설명으로 옳은 것은?

① 모든 국민에게 최고급의 입원시설을 제공한다.
② 국민질병 발생 시 의료비 부담을 없애준다.
③ 모든 국민에게 똑같은 양의 의료서비스를 제공한다.
④ 의료를 필요로 하는 사람에게 적절한 의료 서비스를 제공한다.
⑤ 국민의료비 수준을 높게 유지한다.

47 의료급여에 대한 설명으로 옳은 것은?

① 의료급여 1종 환자에 대한 1차, 2차, 3차 의료기관의 진료 범위가 다르다.
② 의료급여 1종에는 이재민이나 의사상자, 2종에는 북한 새터민이 해당된다.
③ 의료급여 1종은 국민의료비를 지불할 수 있는 사람이 해당된다.
④ 의료급여 1종은 근로능력이 있는 자들이 해당된다.
⑤ 의료급여는 사회보험이다.

48 다음은 보건교육 방법 중 무엇에 해당되는가?

- 건강문제가 있는 실제 대상자들을 이해하는 데 도움이 된다.
- 직접 참여하므로 흥미와 동기유발에 효과적이다.
- 실제상황과 비슷하여 학습목표 도달이 용이하다.

① 집단토의   ② 브레인스토밍
③ 패널토의   ④ 역할극
⑤ 강의

49 시범교육에 대한 설명이다. 옳지 않은 것은?

① 대상자의 수가 많을수록 주의집중이 잘 된다.
② 대상자는 간접경험을 통해 학습목표 도달이 용이해진다.
③ 최신의 내용으로 준비되어야 한다.
④ 실제 물품이 준비되는 교육이다.
⑤ 이론적인 설명만으로 부족한 교육에 효과적이다.

50 성병관리에 있어서 간호조무사의 임무를 설명한 것으로 옳지 않은 것은?

① 의사와 간호사를 도와 클리닉 또는 가정 방문을 통해 환자 발견에 힘쓴다.
② 의심 나는 환자가 발견되면 의사를 찾아가 치료 받도록 권고한다.
③ 임신 중 매독에 감염되지 않도록 교육한다.
④ 임신 중 매독에 감염된 것이 확실하면 임신 중기 이후에 치료하도록 지도한다.
⑤ 임질 감염 시 신생아 안염을 유발할 수 있음을 교육한다.

Ⅲ 공중보건학

51 윈슬로우의 공중보건의 목적은?

① 질병치료, 사회적 건강 증진
② 신체적 건강증진, 질병 진단
③ 보건위생, 질병예방, 사회복귀
④ 질병예방, 수명연장, 건강증진
⑤ 수명유지, 재활치료, 보건위생

52 호흡기로 전염되어 발한, 체중감소, 피로감 등의 증상을 나타내는 결핵의 경로끼리 나열된 것은?

① 오염된 식수, 오염된 식품, 공기
② 환자와의 접촉, 피부상처, 매개 곤충
③ 오염된 주사기, 환자와의 접촉, 오염된 식수
④ 오염된 우유, 매개곤충, 공기
⑤ 비말감염, 오염된 우유, 환자와의 접촉

53 PPD test 후 경결의 크기를 측정하였다. 그 결과 10mm로 측정되었을 경우 결과의 의미는?

① 결과는 강양성으로 결핵에 감염되어 있다는 것을 뜻하며 치료가 필요하다.
② 결과는 음성으로 결핵균에 접촉된 적이 있다고 의심할 수 있다.
③ 결과는 양성으로 결핵균에 접촉된 것을 의미하며 X-선 직접 촬영을 통해 확인한다.
④ 결핵의 판정은 음성으로 결핵균에 노출된적이 없었다는 것을 뜻한다.
⑤ 결과는 양성으로 결핵에 감염되었다는 것을 의미한다.

54 후천성 면역 결핍증인 인간 면역 결핍 바이러스의 전파 매개체로만 나열된 것은?

① 잦은 악수, 혈액, 타액
② 비말, 소변, 정액
③ 오염된 바늘, 비말, 타액
④ 정액, 타액, 소변
⑤ 혈액, 질분비물, 정액

55 충제의 흡혈로 인한 혈액손실로 빈혈, 토식증이 일어나며 경구적으로 침입할 경우 채독증을 발생시키는 기생충은?

① 사상충
② 회충
③ 간디스토마
④ 십이지장충
⑤ 요충

56 비타민 B₁₂결핍과 관련 있는 것은?
① 악성빈혈 ② 구루병
③ 괴혈병 ④ 출혈성 질병
⑤ 각기병

57 원충류에 해당하는 아메바성 이질에 대한 설명으로 옳은 것은?
① 담수어나 송어, 연어, 농어 등을 생식하지 않는다.
② 식수를 끓여 마시며 분변의 관리를 위생적으로 한다.
③ 주로 덜 익은 쇠고기를 매체로 전파된다.
④ 병원체는 파리에 의한 것이다.
⑤ 온대와 한대에 많이 분포되어 있다.

58 호흡중추 신경마비로 사망할 수 있으며 미틸로 톡신이 독소인 동식물은 다음 중 어느 것인가?
① 버섯 ② 매실
③ 굴 ④ 조개
⑤ 감자

59 우리나라가 속해 있는 세계보건기구 지역사무소의 위치는?
① 동남아지역사무소 – 뉴델리
② 중동지역사무소 – 알렉산드리아
③ 서태평양지역사무소 – 마닐라
④ 유럽지역사무도 – 코펜하겐
⑤ 미국지역사무소 – 뉴욕

60 오염된 물로 인한 수인성 질환을 고른다면?
① 콜레라 ② 백일해
③ 뇌수막염 ④ 결핵
⑤ B형 간염

61 고온작업환경에서 발생하는 열경련의 가장 큰 이유는?
① 수분 염분 소실
② 순환장애
③ 체온조절 중추이상
④ 뇌압상승
⑤ 관절장애

62 벤젠으로 인해 발생할 수 있는 건강문제는?
① 조혈기능 장애, 중추신경계 억제
② 피부, 점막 자극
③ 마취효과
④ 부정맥
⑤ 생식기 장애

63 물의 자정작용과 관련하여 물리적 작용으로 옳은 것은? 3
① 자외선 살균
② 가열
③ 침전, 희석
④ 산화, 중화
⑤ 물속 생물에 의한 오염물질 분해

64 처방전 사용약자 중 맞는 것은?

> ㄱ. stat : 즉시
> ㄴ. a.c : 식후
> ㄷ. od : 우측눈
> ㄹ. prn : 매 시간 마다

① ㄱ, ㄴ, ㄷ
② ㄱ, ㄷ
③ ㄴ, ㄹ
④ ㄹ
⑤ ㄱ, ㄴ, ㄷ, ㄹ

65 결핵환자가 동거자에게 결핵을 전염시킬 우려가 있다고 인정할 때 일정기간 결핵병원에 입원하도록 명할 수 있는 사람은?

① 시장 군수 구청장
② 결핵환자의 주치의
③ 관할보건소장
④ 결핵병원관리자
⑤ 동거자의 부모

66 재태기간 28주에 2.5kg으로 태어난 미숙아의 특징으로 옳은 것은?

① 태지가 감소되어 있고 짙은 노랑 혹은 초록색이다.
② 신체에 비해 머리가 크고 야윈 모습이다.
③ 피하지방이 적거나 없고 솜털이 없다.
④ 체온유지가 어렵고 호흡이 빠르다.
⑤ 손바닥과 발바닥에 주름이 많다.

67 크레데 점안법으로 예방할 수 있는 신생아 임균성 안염에 대한 설명으로 옳은 것은?

① 심하면 사망에까지 이른다.
② 테트라사이클린이나 에리스로마이신 연고는 절대로 사용할 수 없다.
③ 예방으로 출생 직후 질산은액을 점안하고 생리식염수로 세척한다.
④ 적당한 치료를 하지 않으면 경련을 일으킨다.
⑤ 태반을 통해 산모에게서 전염된다.

68 이상적인 이유시기는 생후 6개월에 시작해서 12개월에 완료한다. 이유식에 대한 설명으로 옳은 것은?

① 새로운 음식을 추가할 때는 4~5일간 간격을 둔다.
② 싫어하는 음식이라도 억지로 먹이는 것이 좋다.
③ 생후 1개월부터 가능한 한 빨리 시작한다.
④ 여러 음식을 섞어주어 음식에 적응하도록 한다.
⑤ 성장을 촉진시키기 위해 영양이 풍부한 육류부터 시작한다.

69 생후 4개월 된 영아에게 아토피성 피부염이 있을 경우 옳은 간호중재는?

① 손을 옷 소매에 넣지 않도록 한다.
② 팔꿈치 억제대는 피한다.
③ 여름에는 인견으로 된 옷을 입힌다.
④ 목욕 시 산성 비누를 사용한다.
⑤ 피부 자극을 피하기 위해 면으로 된 옷을 입힌다.

70 비뇨기계 문제를 가지고 있는 노인 환자에 대한 옳은 간호중재는?

① 갈증이 나지 않는 한 수분섭취를 제한하여 요실금을 예방한다.
② 요실금이나 긴박뇨를 예방하기 위해 수분을 1일 1000cc 이내로 제한한다.
③ 알코올, 커피 등은 오전 중에 다량 섭취하게 한다.
④ 취침 전 2시간 이내에 충분하게 수분섭취를 하게 한다.
⑤ 규칙적으로 소변을 보게 한다.

iv 실기

71 노인에게 낙상을 초래하는 신체적 변화로 옳은 것은?

① 시야가 넓어진다.
② 온도변화에 민감해진다.
③ 뼈와 근육의 크기가 증가한다.
④ 무게 중심이 뒤로 기울어진다.
⑤ 신경반사에 대한 반응이 증가한다.

72 의료인이 성인의 심폐소생술 시행 시 구강 대 구강 인공호흡을 할 때 코를 막는 이유로 옳은 것은?

① 코로 공기가 빠져 나가는 것을 방지할 수 있다.
② 대상자가 점액을 흡입하는 것을 방지할 수 있다.
③ 혀에 의한 기도폐쇄를 예방할 수 있다.
④ 흉곽의 대칭적 팽창이 가능하다.
⑤ 대상자의 경동맥 촉진이 더욱 용이하다.

73 연탄가스를 마시고 일산화탄소 중독이 의심되는 환자에게 가장 우선적인 간호중재는?

① 중독 장소에서 밖으로 옮겨 신선한 공기를 마시게 하고 옷을 느슨하게 한다.
② 대상자에게 고농축 산소를 직접 주입하도록 한다.
③ 인공호흡을 하고 영양 섭취를 해준다.
④ 호흡중추를 자극하는 약물을 주사한다.
⑤ 대상자의 옷을 느슨하게 풀어주도록 한다.

74 들것으로 환자를 운반할 때의 일반원칙으로 옳은 것은?

① 기저면을 유지하기 위해 머리둘레만큼 양발을 벌리고 선다.
② 경사진 곳을 내려갈 때는 환자의 다리쪽을 앞으로 한다.
③ 팔은 환자의 신체에 가능한 한 멀리 위치시킨다.
④ 허리를 사용하여 환자를 들어 올린다.
⑤ 옷을 단단히 채우고 손상의 처치를 한 후에 옮긴다.

75 일반적인 쇼크의 증상으로 옳지 않은 것은?

① 빠른 맥박
② 소변 배설량 감소
③ 슬흉위
④ 배횡와위
⑤ 혈압하강

76 항생제나 이물질에 의한 아나필락틱 쇼크 환자의 응급관리로 옳은 것은?

① 구강수분섭취
② 구토유발제 투여
③ 기도개방
④ 측와위
⑤ 지혈대 사용, 혈류차단

77 성장이 지연되는 크레틴병은 어떤 호르몬의 부족으로 나타나는가?

① 옥시토신
② 부갑상선 호르몬
③ 췌장호르몬
④ 갑상선호르몬
⑤ 성장호르몬

78 약물의 용량 중 죽음에 이르는 양으로 동물 실험에서는 50%가 해당되는 용량은?

① 상용량
② 중독량
③ 최소유효량
④ 치사량
⑤ 한량

79 요추천자 후 가장 적합한 체위는?

① 절석위
② 슬흉위
③ 반좌위
④ 배횡와위
⑤ 앙와위

80 다음 중 월경통이 있거나 자궁후굴 교정 시 적합한 체위는?

① 절석위
② 파울러씨 체위
③ 체온상승
④ 청색증
⑤ 복위

81 상처간호의 원칙에 해당하지 않는 것은?

① 상처간호 시 철저한 내과적 무균술을 적용한다.
② 소독제는 30초 이상 적용해야 한다.
③ 드레싱세트는 사용하기 직전에 열어서 사용한다.
④ 장갑착용 전과 후에도 손을 씻는다.
⑤ 덜 오염된 부위에서 더 오염된 부위로 닦아준다.

82 견인의 목적에 해당하지 않는 것은?

① 골절을 감소시키고 부동화시킨다.
② 변형을 방지한다.
③ 근육경련을 감소시킨다.
④ 통증을 감소시킨다.
⑤ 환부의 혈액순환을 증가시킨다.

83 수술 후 환자에게 다리 운동과 사지운동 및 조기이상을 격려하는 이유가 아닌 것은?

① 하지순환이 이루어지고 정맥울혈을 예방할 수 있다.
② 기관지 분비물 배출이 용이하다.
③ 장운동이 빨리 증진되어 식이를 시작할 수 있다.
④ 혈전성 정맥염을 예방한다.
⑤ 마취가 빨리 깨어 의식이 회복된다.

84 피부에 접착하는 부착제는 주로 어느 부위에 적용되는가?

① 신경분포가 적은 곳에 적용한다.
② 심장에서 멀리 떨어진 곳에 적용한다.
③ 혈관이 많이 분포된 곳에 적용한다.
④ 점막에만 적용 가능하다.
⑤ 부종이 있는 부위에 적용한다.

85 인슐린 주사에 대한 설명으로 옳지 않은 것은?

① 인슐린은 냉장 보관한다.
② 인슐린 주사는 피하주사이다.
③ 인슐린 주사는 1cc 주사기를 사용한다.
④ 인슐린 주사 후 흡수를 위해 문지른다.
⑤ 인슐린 주사 부위는 매번 다르게 한다.

86 근육주사 후 주사 부위를 마사지하는 이유는?

① 출혈을 예방하기 위해서
② 통증을 감소시키기 위해서
③ 약물의 흡수를 위해서
④ 감염을 예방하기 위해서
⑤ 주사가 이어서 있기 때문에

87 기관 내 삽관을 하고 있는 환자의 기도흡인 간호로 옳지 않은 것은?

① 실시 전에 흡인의 목적 및 절차를 설명한다.
② 카테터는 수돗물이나 증류수에 담가 윤활 시킨다.
③ 카테터 삽입 중에는 흡인기를 작동시키지 않는다.
④ 한번에 10초 이상 흡인하지 않는다.
⑤ 카테터를 회전시키면서 빼내 조직 손상을 최소화한다.

88 대장암의 호발부위는?

① 상행결장　② 횡행결장
③ 하행결장　④ S상 결장
⑤ 항문

89 임종 환자의 신체적 간호로 옳지 않은 것은?

① 욕창의 위험이 있어 자주 체위변경을 해주어야 한다.
② 변비 발생의 가능성이 크므로 식이섬유를 제공한다.
③ 구강이 건조해질 수 있어 알코올을 이용해 소독해 준다.
④ 실금의 발생을 예상하고 흡수성 패드를 대준다.
⑤ 감각의 손상이 시작되므로 분명하고 또렷하게 말해준다.

90 격리실에서 환자 간호를 마치고 나서 보호장비를 벗으려 할 때 보호장비를 벗는 순서는?

① 장갑 - 손씻기 - 가운 - 마스크
② 장갑 - 가운 - 마스크 - 손씻기
③ 가운 - 마스크 - 장갑 - 손씻기
④ 마스크 - 장갑 - 손씻기 - 가운
⑤ 마스크 - 장갑 - 가운 - 손씻기

91 보건교육사업을 위한 보건요원의 역할로 옳지 않은 것은?

① 보건교육을 실시할 의무와 책임을 가지고 있다.
② 지역사회를 직접 알 필요가 없다.
③ 주민들의 생활방식, 습관 등을 파악한다.
④ 건강이나 질병에 대한 특수한 금기사항을 파악한다.
⑤ 각종사업에 보건교육을 결합시킨다.

92 가정방문에 있어 가장 빨리 방문해야 할 곳은?

① 만성질환이 있는 가정
② 영유아가 있는 가정
③ 학생이 있는 가정
④ 임산부가 있는 가정
⑤ 감염성 질환이 발생한 가정

93 간호조무사의 가정 방문으로 옳은 것은?

① 특별한 친분이 있는 가정을 위주로 방문한다.
② 방문할 필요가 있다고 생각되면 시간과 관계없이 언제라도 방문한다.
③ 보건소 방문을 기피하는 자를 지속적으로 방문한다.
④ 기관 내 일이 바쁘지 않는다면 임의로 가정을 선택하여 방문한다.
⑤ 보건간호사의 지도 감독 아래 계획된 가정을 방문한다.

94 40세의 박씨는 건물 붕괴사고 이후 사고 장면이 가끔 떠올라 자주 놀라고, 기억력 감퇴, 피로, 두통, 근육통을 호소하고 있다. 이때 박씨의 정신의학적 진단으로 옳은 것은?

① 공포장애
② 강박장애.
③ 공황장애
④ 범불안장애
⑤ 외상 후 스트레스 장애

95 인식하지 못한 동기에서 나온 행동을 그럴듯하게 이치에 맞는 이유를 내세우는 방어기제는?

① 부정   ② 투사
③ 억압   ④ 억제
⑤ 합리화

96 환자에게 가장 편안하고 쾌적한 환경을 제공하기 위해 가장 중요한 요소는 무엇인가?

① 청결   ② 온도
③ 습도   ④ 환기
⑤ 소음

97 저산소증의 주된 대표 증상은?

① 청색증   ② 부종
③ 홍조   ④ 소양증
⑤ 출혈

98 환자의 눈을 클린징할 때 안쪽에서 바깥쪽으로 닦는 이유는?

① 출혈을 예방하기 위해서
② 안압의 상승을 막기 위해서
③ 감염을 예방하기 위해서
④ 각막손상을 예방하기 위해서
⑤ 마찰을 최소화하기 위해서

99 구강 간호 시 사용하지 말아야 하는 소독수는?

① 알코올   ② 과산화수소
③ 붕산수   ④ 생리식염수
⑤ 글리세린

100 얼음물 주머니의 적용 목적과 거리가 먼 것은?

① 체온하강 ② 혈관수축
③ 지혈목적 ④ 대사증진
⑤ 부종감소

101 의료법에 제시된 진료기록부 등에 관한 내용으로 옳은 것은?

① 진료기록부 등의 보존기간은 대통령령으로 정하는 바에 따른다.
② 진료기록부 등을 한글과 영어로 병용 표기하도록 노력하여야 한다.
③ 추가기재·수정한 전자의무기록의 접속 기록에 대한 별도 보관 규정은 없다.
④ 진료기록부 등을 거짓 작성하거나 고의로 사실과 다르게 추가기재·수정하여서는 아니 된다.
⑤ 질병관리청장은 의료인에게 표준을 마련하여 고시하는 것을 권고할 수 있다.

102 의료관련감염 발생 사실을 알게 된 의료기관의 장은 누구에게 그 사실을 자율보고 하는가?

① 보건소장
② 시·도지사
③ 질병관리청장
④ 보건복지부장관
⑤ 보건복지부차관

103 의료기관 인증에 대한 설명으로 옳은 것은?

① 인증등급은 인증과 불인증으로 구분한다.
② 의료기관 인증의 유효기간은 3년으로 한다.
③ 의료기관 인증의 실시 대상기관은 의원급 의료기관이다.
④ 의료기관 인증의 목적은 의료의 질과 환자 안전의 수준을 높이기 위한 것이다.
⑤ 조건부인증의 유효기간은 2년이다.

104 의료기관 인증기준으로 옳은 것은?

① 의료인 만족도
② 의료인의 권리와 안전
③ 환자의 의무사항 이행도
④ 의료서비스의 제공과정 및 성과
⑤ 보호자의 만족도

105 병상 수급계획을 수립하여야 하는 자는?

① 보건소장
② 시·도지사
③ 질병관리청장
④ 보건복지부장관
⑤ 대통령

5회 최종 모의고사 문제

I 기초간호학

01 환자의 객관적인 자료에 해당하는 것은?
① 소양감　② 속쓰림
③ 통증　④ 현기증
⑤ 얼굴표정

02 다음 중 활력징후에 대한 설명으로 옳지 않은 것은?
① 환자의 건강상태를 민감하게 반영한다.
② 환자의 상태에 변화가 있을 때 활력징후를 측정한다.
③ 활력징후는 신체 사정에 있어 중요한 지표이다.
④ 체온, 맥박, 혈압, 혈당을 말한다.
⑤ 체온, 맥박, 호흡, 혈압이 포함된다.

03 심부체온을 가장 정확하게 반영하는 체온은?
① 액와체온　② 구강체온
③ 직장체온　④ 이마체온
⑤ 고막체온

04 호흡을 조절하는 중추에 해당되는 것은?
① 연수　② 시상하부
③ 췌장　④ 부신
⑤ 심장

05 24시간 소변검사에 대한 설명이다. 옳지 않은 것은?
① 첫 소변은 버리고 24시간이 지난 후 마지막 소변까지 받도록 한다.
② 검사목적에 따라 차광하는 경우도 있다.
③ 검사 중 소변 모으는 것을 잃어버린 경우를 감안해 결과를 확인한다.
④ 다른 검사를 위해 수집해 놓은 소변을 사용하지 않는다.
⑤ 병실에 "24시간 소변검사" 중 표시를 달아 환자가 수집하는 것을 잊지 않도록 한다.

06 상부 위장관 출혈에 대한 설명으로 옳은 것은?
① 금식은 필요 없다.
② 기관지의 상태를 확인하기 위한 검사이다.
③ 검사 후 출혈이 있는지 사정해야 한다.
④ 조영제를 정맥주입하여 검사한다.
⑤ 검사 후 바륨 배출을 촉진시키기 위하여 수분섭취를 권장한다.

07 폐를 둘러싸고 있는 늑막강의 비정상적인 액체나 공기를 제거하기 위한 검사는?
① 흉강천자　② 요추천자
③ 복수천자　④ 혈관조영술
⑤ 기초신진대사율

08 폐기능 검사에 대한 설명으로 올바른 것은?

① 검사 전 최소 8시간 금식한다.
② 약물은 따로 제한하지 않는다.
③ 흡연은 검사와 크게 상관없다.
④ 수술 전에 환자의 폐기능을 평가하기 위해 시행한다.
⑤ 무의식 환자도 할 수 있는 간단한 검사이다.

09 다제내성균을 바르게 설명한 것은?

① 약물에 내성이 생기지 않는 균
② 여러가지 약제에 대하여 동시에 저항을 보이는 균
③ 여러 약물을 함께 써야 효과가 있는 균
④ 여러가지 균이 결합하는 것
⑤ 약물에 대해 내성이 생기지 않는 균

10 병원감염 중 가장 흔한 감염은?

① 요로감염
② 폐렴
③ 패혈증
④ 혈전성 정맥염
⑤ 창상감염

11 임신 중 태아의 체온유지 및 운동, 유착방지, 분만 시 산도를 깨끗하게 해주는 윤활제 역할을 하는 것은?

① 자궁　　② 제대
③ 자궁경관　④ 양수
⑤ 태반

12 질염이 여성 노인에게 쉽게 이환되는 원인은?

① 프로게스테론 분비 저하
② 운동 및 활동의 부족
③ 에스트로겐의 분비 저하
④ 자가간호 결핍
⑤ 산부인과 진료 감소

13 자연분만 직후 산모가 오한을 호소하며 떨고 있을 때 제공할 수 있는 간호중재법으로 옳은 것은?

① 얼음물을 마시게 한다.
② 산소를 공급한다.
③ 가습기를 틀어준다.
④ 자궁수축제를 투여한다.
⑤ 담요를 덮어준다.

14 제왕절개 적응증으로 옳은 것은?

① 38주의 산모
② 선진부의 하강
③ 40주의 산모
④ 태아 선진부의 둔위
⑤ 태아의 하강

15 자연분만 산모의 산욕기 관리로 옳은 설명은?

① 비수유부의 산욕기가 수유부보다 더 짧다.
② 적색오로가 약 1주일 동안 분비된다.
③ 산욕기란 생식기간 정상적인 임신 상태로 돌아오는 12주까지를 말한다.
④ 좌욕과 열램프로 회음부위 상처 치유를 촉진한다.
⑤ 산후 진찰은 4주 후부터 시작한다.

16 분만 후 모유 수유를 하는 경우에 월경이 다시 시작되는 시기는?

① 5~6주 ② 2~3개월
③ 3~4개월 ④ 5~6개월
⑤ 10개월 이후

17 노화에 따른 신체적 변화와 함께 나타나는 불편감에 대한 설명으로 옳은 것은?

① 노화로 근시가 진행되어 시력이 저하된다.
② 전체 수면 시간이 짧아지며 특히 NREM이 짧아져서 수면 장애가 나타난다.
③ 여성 노인의 경우 질 점액 분비가 증가하여 질염이 발생한다.
④ 부적절한 식습관으로 잦은 설사가 동반된다.
⑤ 타액분비 기능이 항진되어 구내염이 발생한다.

18 공기주의 지침에 관한 설명이다. 옳지 않은 것은?

① 미생물이 공기를 통해 전파되는 경우 적용하는 격리주의 지침이다.
② 결핵, 수두, 홍역과 같은 질환에는 공기주의 지침을 적용한다.
③ 마스크는 대상자 간호 시 꼭 착용해야 한다.
④ 기침이나 재채기를 통해 감염되는 질환에 적용된다.
⑤ 음압장치가 있는 1인실을 사용한다.

19 대상자 간호 시 N95마스크(방진마스크)가 필요한 질환에 해당하는 것은?

① 폐렴 ② 다약제내성균
③ 풍진 ④ 감기
⑤ 결핵

20 병실환경에 대한 관리 방법으로 옳은 것은?

① 직사광선이 비치도록 병실을 밝게 유지한다.
② 바닥의 물은 자연적으로 마르게 한다.
③ 바닥을 먼저 청소한 후 창가를 청소한다.
④ 감염된 환자의 이불은 털어서 세탁통에 넣는다.
⑤ 오염이 적은 영역에서 많은 영역으로 청소한다.

21 임신 8개월 된 임산부가 산전진찰 시 단백뇨, 부종, 고혈압이 나타났다. 이 증상은 어떤 것을 말하는 것인가?

① 산후출혈 ② 태반조기박리
③ 전치태반 ④ 임신중독증
⑤ 경관무력증

22 술과 마약을 장시간 복용하다 중단하게 되면 강박적 집착을 보이게 되는데, 이에 내성현상과 금단증상이 나타나는 장애로 옳은 것은?

① 우울장애 ② 불안장애
③ 중독장애 ④ 길항장애
⑤ 과민장애

23 침이 적게 나오고 입이 자주 마른다고 호소하는 70대 노인에게 해줄 수 있는 간호로 옳은 것은?

① 사탕을 입에 넣고 빨게 한다.
② 오렌지주스를 준다.
③ 소량의 물을 자주 마시게 한다.
④ 이를 자주 닦도록 한다.
⑤ 카페인 음료를 규칙적으로 마시게 한다.

24 어린이들에게 볼 수 있는 경련의 일반적 원인으로 옳은 것은?

① 질식   ② 고열
③ 약물중독   ④ 소화불량
⑤ 호흡곤란

25 간호조무사가 환자에게 알려줄 수 있는 사항으로 옳은 것은?

① 병원의 재정상태
② 수술실 구조
③ 퇴원일자
④ 질병의 진단경과, 예후
⑤ 병원규칙

26 낙상경험이 있는 노인의 낙상예방을 위해 간호조무사가 해야 할 사항으로 옳은 것은?

① 소음은 60db로 해준다.
② 계단바닥에 작은 깔개를 깔아준다.
③ 환자의 침대높이를 허리보다 높게 한다.
④ 취침 전 순회 시 모든 환자의 침상난간을 올려 준다.
⑤ 환자의 머리맡에 직접조명을 해준다.

27 역류성 식도염 식사 시 유의할 점으로 옳은 것은?

① 소량씩 자주 섭취한다.
② 식사 후 물을 많이 먹는다.
③ 식사 후 누워 있도록 한다.
④ 신 과일 주스나 토마토를 많이 먹는다.
⑤ 식사 시 옆으로 누워서 먹도록 한다.

28 항암요법을 실시하고 있는 환자가 주의해야 할 사항으로 옳은 것은?

① 감염예방   ② 수액요법
③ 수분섭취   ④ 운동량증가
⑤ 환경자극의 최소화

29 갑상선기능 저하증에 대한 증상 및 간호로 옳은 것은?

① 안구가 돌출되어 선글라스 착용한다.
② 잘 먹는데 살이 빠지기 때문에 영양을 보충한다.
③ 추위에 예민하니 따뜻하게 보온한다.
④ 피부가 거칠어지니 피부간호를 한다.
⑤ 땀이 많이 나기 때문에 수건으로 자주 닦는다.

30 오전 9시 검사가 예정되어 있는 환자가 오전 7시에 식사를 했다. 검사일정을 미뤄야 하는 검사는?

① 복수천자   ② 골밀도 검사
③ 폐기능 검사   ④ 심전도 검사
⑤ 정맥신우촬영

31 충수절제술이 끝나고 병실에 도착한 환자의 수술 직후 간호보조활동으로 옳은 것은?

① 환자가 물을 달라고 해서 주었다.
② 소변이 보고 싶다고 하여 변기를 대주었다.
③ 수액이 빨리 떨어져서 수액밸브를 잠갔다.
④ 의식이 돌아오지 않는 환자의 얼굴을 똑바로 눕혀 주었다.
⑤ 수술 후 48시간은 침상에서 절대안정을 하도록 교육하였다.

32 아이가 젖을 빠는 것과 관련이 있는 반사로 옳은 것은?

① 모로반사   ② 포유반사
③ 긴장성반사 ④ 바빈스키반사
⑤ 파악반사

33 영유아 예방접종교육으로 옳은 것은?

① 접종은 오후에 한다.
② 접종이 끝나고 바로 귀가한다.
③ 접종 당일 목욕을 한다.
④ 접종부위를 청결하게 한다.
⑤ 접종일에 취침 시 복위를 취해준다.

34 부항요법의 금기가 아닌 대상자는?

① 빈혈
② 피부의 탄력성이 없는 대상자
③ 출혈성 질환
④ 혈액순환장애
⑤ 임산부

35 침을 적용했을 때 나타나는 훈침의 설명으로 옳은 것은?

① 침을 빼고 나서 홍색의 작은 반점이 생겼다.
② 침을 맞은 자리에 근육이 긴장되었다.
③ 머리가 어지럽고 현기증이 났다.
④ 침을 놓는 도중 침이 구부러졌다.
⑤ 침의 중간이 절단되어 피부 안쪽에 들어가 있다

II 보건간호

36 보건교육 시 가장 먼저 해야 할 것은 무엇인가?

① 요구사정
② 대상자의 수 선정
③ 교육방법 선정
④ 교육의 난이도 선정
⑤ 교육자 자질 선정

37 지역사회 보건교육의 궁극적인 목적으로 옳은 것은?

① 건강문제확인
② 건강문제치료
③ 건강문제진단
④ 건강문제수용
⑤ 건강문제의 인식·실천

38 당뇨환자의 인슐린 자가주사법을 모형에 시범을 보인 후 확인할 수 있는 방법은?

① 관찰법
② 설문지법
③ 면접법
④ 질문지법
⑤ 자가보고서법

39 면담 시 피면담자를 적극적으로 대화에 참여시키는 방법으로 옳은 것은?

① '왜 어떻게?' 라는 식으로 대화 풀어나가기
② 긍정적인 대화를 해서 확신을 준다.
③ 중간에 쉬었다 한다.
④ 질문에 대한 대답의 암시를 준다.
⑤ 잘못된 생각을 비판함으로써 알려준다.

40 저소득층에게 의료를 보장해주는 사회보험방식으로 옳은 것은?

① 의료보험
② 의료급여
③ 산재보험
④ 사회보험
⑤ 고용보험

41 일차보건의료 필수요건 중 접근성이란 무엇인가?

① 지역사회 주민들이 적극 참여할 수 있어야한다.
② 지역사회 주민들이 수용 가능한 것이어야 한다.
③ 세계적으로 인정할 수 있는 보건의료이어야 한다.
④ 주민의 지불능력에 맞는 의료수가로 제공되어야 한다.
⑤ 지역사회 주민들이 이용하기에 거리가 가까워야 한다.

42 국가와 지역사회를 나타내는 보건지표로서 영양상태와 보건의료수준을 나타내는 보건지표로 옳은 것은?

① 조사망률
② 노인사망률
③ 모성사망률
④ 영아사망률
⑤ 질병이환율

43 인류의 가능한 한 최고의 건강수준을 달성해야 하는 것을 목적으로 설립한 국제기구로 옳은 것은?

① UNICEF
② ILO
③ FAO
④ WHO
⑤ UNESCO

44 건강보험자격심사, 보험금징수, 보험급여 관리와 관계가 깊은 기관으로 옳은 것은?

① 보건복지부
② 질병관리본부
③ 국민건강보험공단
④ 건강보험 심사평가 위원회
⑤ 근로복지공단

45 진료비 보상제도 중 서비스의 양과 상관없이 제왕절개 수술을 한 산모에게 적용할 수 있는 진료비 산정제도로 옳은 것은?

① 인두제
② 총액계약제
③ 행위별수가제
④ 봉급제
⑤ 포괄수가제

46 지역사회에서 건강의 의미가 아닌 것은?

① 건강이란 상대적이며 역동적이다.
② 임상적 건강보다 생태학적 건강이 더 중요하다.
③ 건강과 질병의 이분법적 사고이다.
④ 임상적 건강보다 기능적 관점으로 본다.
⑤ 개별적인 인간보다 인구집단을 대상으로 건강을 정의하며 포괄적이고 거시적이다.

47 지역사회 건강진단을 위한 자료수집 방법으로 가장 적당한 것은?

① 기존자료 수집과 지역사회가 갖고 있는 정보를 직접 수집
② 직접면담을 통한 자료수집
③ 설문지 조사를 통한 사전조사
④ 지역사회의 인간집단을 싸고 있는 환경에 대한 조사
⑤ 통계자료 이용

48 대상자가 어떠한 결정을 내릴 수 있도록 돕는 역할은?

① 변화촉진자 ② 의뢰자
③ 협력자   ④ 상담자
⑤ 교육자

49 지역사회 간호실무의 독창성을 나타내는 속성으로 거리가 먼 것은?

① 주민중심
② 지속성
③ 자율성
④ 건강지향
⑤ 수직관계

50 지역사회 간호사업에 대한 설명으로 옳지 않은 것은?

① 전반적이고 포괄적인 사업이다.
② 주민의 적정기능 수준향상을 목표로 한다.
③ 지역사회간호의 목적설정은 포괄적이고 일반적이고 것으로 한다.
④ 간호의 대상은 지역사회이다.
⑤ 지역사회가 주도하여 이루어지는 사업이다.

51 활동성 결핵환자의 간호 시 옳은 것은?

① 창문을 열어서 환기시킨다.
② 음압병실을 유지한다.
③ 의사가 진료 시 수술용 마스크를 착용하고 들어 간다.
④ 고막체온계는 사용 후 그대로 보관한다.
⑤ 환자의 분뇨나 객담은 소독 처리한다.

52 위궤양을 앓고 있는 대상자가 두통과 발열을 호소할 때 안전한 약물은?

① 아스피린
② 모르핀
③ 데메롤
④ 미다졸람
⑤ 아세트아미노펜

53 우리나라 정신보건사업의 목적 및 추진방향으로 옳은 것은?

① 정신질환자에 대한 법적 구속력 강화
② 노인 정신건강에 대한 조기검진
③ 정신보건센터의 축소 및 홍보
④ 효과적이고 일괄적인 프로그램의 적용
⑤ 정신질환자에 대한 인식의 개선

54 감염병의 전파경로로 옳은 것은?

① 일본뇌염-수직감염
② B형감염-수직감염
③ 장티푸스- 수직감염
④ 임질-공기감염
⑤ 에이즈- 공기감염

55 심한 설사를 하고 있는 콜레라 환자에게 공급해야 하는 것은?

① 당분 보충
② 수분 보충
③ 지방 보충
④ 단백질 보충
⑤ 비타민 보충

56 5세 여아가 야간에 항문과 회음부에 심한 소양증을 호소하고 신경과민과 야뇨증으로 잠을 설친다. 감염원인 기생충으로 옳은 것은?

① 회충
② 편충
③ 사상충
④ 요충
⑤ 간흡충

57 질병관리를 위한 예방단계 중 일차예방에 해당 하는 것은?

① 예방접종 실시
② 건강검진 실시
③ 작업요법 제공
④ 재활프로그램 운영
⑤ 작업프로그램운영

58 지역사회 간호사업 수행 중 지역사회 주민이 불만을 호소할 때 보건간호 조무사의 태도로 옳은 것은?

① 인내심을 가지고 끝까지 경청한다.
② 면회사절 한다.
③ 듣는 척 하면서 자신의 일을 한다.
④ 조용히 타이른다.
⑤ 병원 업무가 끝난 후에 오라고 돌려보낸다.

59 임신성 고혈압을 진단받고 조정 중인 35세 김씨는 최근 손발이 붓고 지속적인 두통과 심와부 통증이 있으면서 갑자기 경련을 하며 쓰러졌다. 의심할 수 있는 질환은?

① 자간증
② 전치태반
③ 임신성 당뇨
④ 포상기태
⑤ 사구체신염

60 2인이 들것으로 환자를 옮길 때 리더의 위치로 옳은 것은?

① 환자의 머리
② 환자의 무릎
③ 환자의 발치
④ 환자의 중간
⑤ 상관없다.

61 모유수유 중인 아이나 소아의 위장장애 증상인 설사, 발열, 구토 증상과 관련이 깊은 바이러스로 옳은 것은?

① 로타 바이러스
② 인플루엔자바이러스
③ 지카 바이러스
④ 코로나바이러스
⑤ 헤르페스 바이러스

62 환경호르몬의 특성으로 옳은 것은?

① 인체에 무해하다.
② 내분비계의 정상기능을 돕는다.
③ 생체 내에 장시간에 걸쳐 축적된다.
④ 생체호르몬과 같이 쉽게 분해된다.
⑤ 생체 내에서 생성·분해되는 물질이다.

63 의료법에 명시된 환자의 기록열람을 요청할 수 있는 사람은?

① 환자의 배우자
② 환자의 간병인
③ 환자방문객
④ 환자의 회사동료
⑤ 환자의 배우자 형제

64 폭력의 위험성이 있는 환자의 간호방법으로 옳은 것은?

① 방안을 밝게 유지시켜 준다.
② 당신 잘못이라고 정확하게 지적해서 이야기해 준다.
③ 긍정적인 사고로 자신감 있게 행동하게 한다.
④ 입원기간 동안 계속 억제대를 착용시킨다.
⑤ 건설적인 방법으로 에너지를 소모할 수 있는 활동을 하게 한다.

65 BCG접종을 하는 이유로 옳은 것은?

① B형간염 예방
② 파상풍예방
③ 결핵 예방
④ 백일해 예방
⑤ 소아마비 예방

66 정신건강 증진 및 정신질환자 복지서비스 지원에 관한 법률의 기본 이념 중 옳지 않은 것은?

① 모든 국민은 정신질환으로부터 보호받을 권리를 가진다.
② 모든 정신질환자는 인간으로서의 존엄과 가치를 보장받고 최적의 치료를 받을 권리를 가진다.
③ 모든 정신질환자는 정신질환이 있다는 이유로 부당한 차별대우를 받지 않는다.
④ 미성년자인 정신질환자는 특별히 치료, 보호 및 교육을 받을 권리를 가진다.
⑤ 정신질환자에 대해서는 입원 또는 입소가 최대화되도록 지역 사회 중심의 치료가 우선적으로 고려되어야 한다.

67 결핵감염검사에서 양성으로 확인되었으나 결핵에 해당하는 임상적, 방사선학적 또는 조직학적 소견이 없으며 결핵균 검사에서 음성이었을 때 이 환자를 구분하는 용어는?

① 결핵환자
② 결핵의심환자
③ 전염성결핵환자
④ 잠복결핵환자
⑤ 이환성 결핵환자

68 혈액제제 중 부적격 혈액 처리방법으로 옳은 것은?

① 혈액은 보관한다.
② 서류에 부적합사유를 기록하고 보관한다.
③ 폐기하고 보건복지부장관에게 보고한다.
④ 폐기하고 혈액원장에게 보고한다.
⑤ 폐기하고 질병관리본부장에게 보고한다.

69 보건복지부령이 정하는 학교구강보건시설로 옳은 것은?

① 구강보건교육을 위한 강의실
② 구강건강관리를 위한 휴게실
③ 집단잇솔질을 위한 수도시설
④ 불소용액양치를 위한 홍보실
⑤ 구강치료를 위한 진료실

70 생물테러감염병 또는 치명률이 높거나 집단 발생의 우려가 커서 발생 또는 유행 즉시 신고하여야 하고, 음압격리와 같은 높은 수준의 격리가 필요한 감염병은?

① 제1급 ② 제2급
③ 제3급 ④ 제4급
⑤ 제5급

iv 실기

71 다음 중 감염병을 예방하기 위해 필요한 조치로 옳은 것은?

① 쓰레기장, 화장실의 신설, 개조, 변경, 폐지 또는 사용을 금지한다.
② 일정한 장소에서의 어로, 수영 또는 일정한 우물의 사용을 허용한다.
③ 감염병 전파의 위험성이 있는 음식물이나 배설물의 폐기를 금지한다.
④ 감염병 매개동물의 구제 또는 구제시설 설치를 불허한다.
⑤ 유행기간 중 의사나 간호사의 동원을 금지한다.

72 주사바늘, 봉합바늘, 수술용 칼날, 한방침, 치과용 침, 파손된 유리재질의 시험기구는 최대 보관기관이 30일이다. 어떤 폐기물인가?

① 격리의료폐기물
② 조직물류 폐기물
③ 병리계 폐기물
④ 손상성 폐기물
⑤ 혈액오염 폐기물

73 다음 중 미온수 스펀지 목욕의 간호수행 방법으로 옳은 것은?

① 물수건으로 복부를 문지른 후 복부 위에 젖은 물수건을 놓아 둔다.
② 피부를 세게 문질러 닦아 시원함을 느끼게 한다.
③ 전체 목욕시간은 약 20~30분 정도가 적당하다.
④ 목욕을 실시하는 동안 오한이 발생하더라도 계속 지속한다.
⑤ 혈관의 분포가 적은 피부 위에서 물수건을 대어 준다.

74 용광로에서 작업하던 인부가 갈증과 어지럼증을 호소하며 열사병으로 의식을 잃었다. 이 경우 대처법으로 옳은 것은?

① 포도당 용액을 주입한다.
② 피부의 케라틴을 제거한다.
③ 다리를 내리고 쉬게 한다.
④ 얼음물 마사지를 해준다.
⑤ 뜨거운 물주머니를 대어 준다.

75 감염병의 미생물 감염방지를 위한 가장 기본적이고 효과적인 방법은?

① 손씻기를 한다.
② 가운과 마스크를 착용한다.
③ 음식물 관리를 철저히 한다.
④ 세탁물을 철저하게 소독시킨다.
⑤ 반드시 일회용품만 사용하도록 한다.

76 고무재질, 폴리카테타의 가장 적절한 멸균방법으로 옳은 것은?

① EO gas 멸균   ② 고압증기멸균
③ 건열멸균   ④ 자비소독
⑤ 여과멸균

77 환자가 다른 병동으로 전동될 때 간호로 옳은 것은?

① 전동병동에 대해 오리엔테이션을 해준다.
② 병실 전동 시에는 환자의 비밀이기 때문에 왜 옮기는지 알리지 않는다.
③ 남아있는 약은 버린다.
④ 중간병원비를 정산하라고 한다.
⑤ 의무기록지를 정리하여 원무과로 보낸다.

78 억제대 사용방법으로 옳은 것은?

① 팔꿈치 억제대는 대줄 때 팔꿈치 중앙에 억제대가 오도록 한다.
② 장갑억제대는 손목 아래까지 해준다.
③ 손목억제대는 정방형 매듭으로 매준다.
④ 자켓억제대는 겉옷 속의 피부에 붙게 착용한다.
⑤ 가슴억제대는 가슴 아래쪽에 억제대를 해준다.

79 담배를 10년째 피운 50세 김씨는 폐렴이 잦아 담배를 끊기로 하였다. 김씨가 경험하게 될 금단현상은?

① 식욕이 증가한다.
② 초조하고 불안해진다.
③ 수면증에 빠지게 된다.
④ 집중력이 높아진다.
⑤ 성격이 차분해진다.

80 산소마스크 착용 시 압력에 의한 피부손상을 예방하는 방법으로 옳은 것은?

① 비강캐뉼라로 교체한다.
② 새로운 마스크로 교체한다.
③ 마스크끈을 느슨하게 한다.
④ 마스크 주변에 파우더를 바른다.
⑤ 뼈가 돌출된 부분에 패드를 대어준다.

81 침상목욕 시 물의 온도를 확인하는 적절한 방법으로 옳은 것은?

① 손끝을 넣어본다.
② 팔꿈치를 넣어본다.
③ 김이 나는 정도를 본다.
④ 온수와 냉수의 비율을 본다.
⑤ 환자에게 온도가 적당한지 물어본다.

82 왼쪽 팔에 편마비가 있는 환자에게 옷을 갈아 입힐 때 간호로 옳은 것은?

① 왼쪽 팔부터 먼저 입힌다.
② 앉아서 하의부터 입힌다.
③ 물기를 덜 마른 채로 입힌다.
④ 목욕수건을 몸에서 치워주고입 힌다.
⑤ 왼쪽 팔을 짚은 후 앉아서 상의부터 입힌다.

83 수동 후 1단계 식사로 많이 이용되며 수술 후 음식을 삼키기 곤란한 환자, 급성고열 환자에게 좋은 식이로 옳은 것은?

① 생식
② 일반식
③ 경식
④ 연식
⑤ 유동식

84 검사물 채취 후 이동 방법으로 옳은 것은?

① 사고로 인한 검사물 손실 시 다시 받지 않는다.
② 24시간 소변검사 시 첫 소변을 받고 마지막 소변은 버린다.
③ 아메바성 이질검사 시 대변은 받는 즉시 검사실로 보낸다.
④ 동맥혈액 가스분압 검사 시 채혈 후 1시간 후에 검사실로 보낸다.
⑤ 일반소변검사 시 첫 소변 50cc를 받도록 한다.

85 전신마취 수술 시 예정되어 있는 입원환자를 수술실로 이동시킬 때 이송법으로 옳은 것은?

① 휠체어를 사용한다.
② 이동차에 눕혀 사지억제를 착용한다
③ 이동차에 눕혀 보호자에게 이송을 부탁한다.
④ 보행이 가능한 환자는 걸어가도록 한다.
⑤ 이동차에 눕혀 침대난간을 올리고 이동한다.

86 혈압이 낮게 측정되는 상황으로 옳은 것은?

① 활동하고 있을 때
② 커프의 크기가 너무 좁을 때
③ 안정을 취하지 않고 쟀을 때
④ 팔의 높이가 심장보다 높을 때
⑤ 커프가 팔둘래에 비해 좁을 때

87 위관영양 시 관이 정확하게 들어갔는지 확인하는 방법으로 가장 적절한 것은?

① 관끝을 물 그릇에 넣었을 때 물방울이 생긴다.
② 물을 조금 넣어주니 대상자가 구역질을 한다.
③ 제2늑간을 청진하니 공기의 흐름이 들린다.
④ 5~10cc의 물을 주니 물의 흐름소리가 들린다.
⑤ 위영양액을 조금 흡인하니 내용물이 나와서 다시 넣어 주었다.

88 눈부심 증상이 있어 안과검진을 실시한 결과 수정체 혼탁이 있다고 확인된 70세 여자의 의심 질환으로 옳은 것은?

① 결막염
② 망막박리
③ 백내장
④ 황반변성
⑤ 녹내장

89 고압증기멸균법으로 소독한 물품의 유효기간은?

① 3일
② 14일
③ 30일
④ 6개월
⑤ 1년

90 이상적인 소독약의 구비조건에 해당하는 것은?

① 표면장력이 높아야 한다.
② 물품에 손상을 주지 않아야 하며 값이 싸야 한다.
③ 소독제가 세척에 의해 쉽게 제거되면 안된다.
④ 독성이 있더라도 물에 잘 녹아야 한다.
⑤ 소독시간은 길수록 좋다.

91 치과진료를 받으러 온 환자에 대한 진료 시 간호조무사의 업무에 대한 설명으로 옳은 것은?

① 이동기구함이 불편하지 않도록 손이 닿지 않는 거리에 둔다.
② 진료 의사가 오른손으로 진료할 때는 진공흡입기를 왼손으로 조정한다.
③ 간호조무사는 진료 시 의사의 진료를 방해하지 않도록 치과의사와 적당한 간격을 유지해야 한다.
④ 치경에 물기가 있을 때에는 핸드피스를 조정하여 공기를 뿜어 물기를 제거한다.
⑤ 기구를 교환할 때는 기구의 손잡이가 구강내를 향하도록 한다.

92 천식환아에 대한 간호로 옳지 않은 것은?

① 알레르기를 유발시키는 음식과 환경을 피한다.
② 호흡곤란 시에는 앙와위로 눕도록 한다.
③ 호흡곤란 시에는 휴식을 취하도록 한다.
④ 불안하고 두려워하지 않도록 정서적 지지를 한다.
⑤ 호흡횟수와 특성을 자주 사정한다.

93 영양소 중 구성소, 조절소, 열량소로 모두 작용할 수 있는 것은?

① 단백질   ② 물
③ 무기질   ④ 지방
⑤ 비타민

94 유치의 형성시기로 옳은 것은?

① 임신 7~8주
② 임신 5개월 이후
③ 임신 7개월 이후
④ 생후 3~4주
⑤ 생후 15~16주

95 다음 중 음압 펌프질로 관속의 공기를 빼내어 경혈상 피부표면에 흡착시켜 울혈을 하여 치료하는 것은?

① 구법   ② 수기요법
③ 부항법   ④ 기공요법
⑤ 지압요법

96 지역사회 간호수단으로 볼 수 없는 것은?

① 수행   ② 보건실운영
③ 집단지도   ④ 매체활용
⑤ 상담 및 면접

97 지역사회 주민들의 건강에 대한 무관심 상태를 분석하여 관심을 갖도록 유도하는 것은 지역사회간호사의 어떠한 역할인가?

① 면접자   ② 변화촉진자
③ 의사전달자   ④ 해설자
⑤ 대변자

98 건강관리실을 설치할 때 고려사항으로 옳지 않은 것은?

① 주민들이 잘 아는 곳에 설치한다.
② 대기실 및 적절한 수의 의자나 장의자를 준비한다.
③ 바닥은 청소하기 쉬운 딱딱한 것으로 한다.
④ 교회나 성당 등의 종교 건물을 사용한다.
⑤ 건강관리실의 특성을 고려한다.

99 1차 보건의료사업을 성공적으로 이루기 위해서 제도적인 개선을 한다면 다음 중 어떤 것이 우선적으로 필요한가?

① 1차 진료기관인 의원급 의료기관을 증설한다.
② 지역주민의 건강요구에 적합한 보건의료전달체계를 확립한다.
③ 의료인을 최대한 많이 양성, 배치한다.
④ 1차 진료기관에 최신 의료장비를 보강한다.
⑤ 보건복지부가 일원화된 보건사업계획을 수립, 즉시 일선에 하달한다.

100 보건의료에 관한 국민의 권리·의무와 국가 및 지방자치단체의 책임을 정하고 보건의료의 수요와 공급에 관한 기본적인 사항을 규정함으로써 보건의료의 발전과 국민의 보건 및 복지의 증진에 이바지하는 것을 목적으로 하는 법은?

① 의료법
② 국민건강증진법
③ 보건의료기본법
④ 국민건강보험법
⑤ 공공보건에 의한 법률

101 다음 중 면접의 방법이 아닌 것은?

① 청취
② 질문
③ 대화
④ 강의
⑤ 해석

102 국민의 국가와 지방자치단체의 보건의료시책에 관한 내용의 공개를 청구할 권리는?

① 진료받을 권리
② 보건의료에 관한 알 권리
③ 보건의료에 관한 정보보장권
④ 보건의료서비스에 관한 자기결정권
⑤ 보건의료에 대한 건강권

103 보건의료정책심의위원회의 위원장은?

① 대통령
② 부총리
③ 국무총리
④ 보건복지부장관
⑤ 질병관리청

104 기후변화에 따른 국민건강영향평가의 실시 주기는?

① 1년
② 3년
③ 5년
④ 7년
⑤ 10년

105 가습기 살균제로 폐 질환이 발생하였다. 치료에 드는 비용을 부담해야 하는 자는?

① 질환자
② 보건복지부
③ 물품의 생산자
④ 지방자치단체장
⑤ 질병관리청장

6회 최종 모의고사 문제

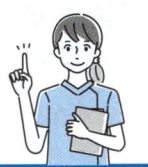

I 기초간호학

01 맥박 시 주로 사용하는 동맥은?

① 상완동맥
② 측두동맥
③ 대퇴동맥
④ 요골동맥
⑤ 대동맥

02 욕창의 원인이 아닌 것은?

① 침구의 주름
② 장시간 동안 같은 자세로 누워있음
③ 실금으로 오염된 침구
④ 영양상태 불량
⑤ 규칙적인 식습관

03 의치를 착용한 환자의 간호로 옳은 것은?

> ㄱ. 의치는 물이 들어 있는 그릇에 보관한다.
> ㄴ. 의치는 건조한 장소에 보관한다.
> ㄷ. 수술실에 갈 때는 빼 놓도록 한다.
> ㄹ. 의치는 뜨거운 물로 닦는다.

① ㄱ, ㄴ, ㄷ ② ㄱ, ㄷ
③ ㄴ, ㄹ   ④ ㄹ
⑤ ㄱ, ㄴ, ㄷ, ㄹ

04 체온측정 시 갑자기 높게 측정된 환자를 발견했을 때 간호로 옳은 것은?

① 즉시 알코올로 목욕시켜 안정시킨다.
② 비상용 해열제를 준다.
③ 다른 체온계로 재어 확인한 후 보고한다.
④ 가족에게 알리고 환자를 안정시킨다.
⑤ 얼음주머니를 대준다.

05 환자가 진단과 치료에 대해 알고자 질문할 때 간호조무사의 태도로 옳은 것은?

① 간호조무사에게 아는 대로 얘기해 준다.
② 비밀리에 알려준다.
③ 간호사에게 알려주도록 부탁한다.
④ 친절하고 책임감있게 얘기해 준다.
⑤ 담당의사에게 묻도록 한다.

06 병원환경에서 환자에게 불안감을 조성시키는 요소는?

> ㄱ. 가까운 사람들과의 격리
> ㄴ. 건강관리요원들이 비인간적 태도
> ㄷ. 병원용어의 이해부족
> ㄹ. 낯선 기구와 소음

① ㄱ, ㄴ, ㄷ ② ㄱ, ㄷ
③ ㄴ, ㄹ   ④ ㄹ
⑤ ㄱ, ㄴ, ㄷ, ㄹ

07 업무로 바쁜 가운데 환자가 침요를 갈아달라고 요구할 때 적절한 행동은?

① 우선 지나친 후 나중에 가서 확인하고 결정한다.
② 환자에게 지금은 해줄 때가 아니니 기다리라고 말한다.
③ 곧 모든 일을 중단하고 갈아주도록 한다.
④ 자신의 상황을 설명한 후 나중에 갈아주겠다고 말한다.
⑤ 다른 사람에게 부탁해 보라고 말한다.

08 입원 중인 환자에게 투약하던 도중 약이 잘못 투여된 것을 알게 되었을 때 적절한 행동은?

① 모른 척 지나친다.
② 환자에게 알리고 비밀로 해줄 것을 부탁한다.
③ 원래 주었어야 했던 약을 갖다 주어 즉시 복용하도록 한다.
④ 간호사에게 즉시 보고하여 조치를 취할 수 있도록 한다.
⑤ 다음 투약시간에 두 배의 용량을 투여한다.

09 병실이나 복도 바닥에 용액이나 물이 엎질러졌을 경우 곧바로 닦아야 하는 이유는?

① 특별한 이유 없다.
② 미관상 보기 흉하기 때문이다.
③ 병균이 번식하기 쉽기 때문이다.
④ 낙상사고의 원인이 된다.
⑤ 병실바닥이 상하기 쉽다.

10 병원에서 사용하는 모든 물품 및 치료 재료는 그 종류에 따라 별도로 구분되어 관리해야 하는 데 그 관리법으로 옳은 것은?

① 고무제품은 섭씨 100도 이상에서 끓여서 말려 보관한다.
② 감염 병실에서 사용한 물품은 깨끗이 씻어 말린 후 일반 병실에서 사용한다.
③ 고막체온계 커버는 재사용한다.
④ 더운물 주머니는 깨끗이 헹군 후 찬물을 넣어 보관한다.
⑤ 거즈나 솜은 일반 의료 폐기물 통에 처리하도록 한다.

11 반코마이신 내성 장구균 환자에 대한 감염 관리 방법으로 옳지 않은 것은?

① 1인실 사용이 불가능한 경우 동일한 균에 노출된 환자들과 같은 병실을 사용하게 한다.
② 설사나 실금을 하는 환자의 경우 병실에 들어갈 때 가운을 착용한다.
③ 의료기구 사용 시 직접 접촉 부위는 비닐로 감싼 후에 사용한다.
④ 재사용할 기구들은 환자의 방에 둔다.
⑤ 환자의 병실을 나선 후에 장갑과 가운을 벗는다.

12 증기를 압축하여 생기는 고온의 습기를 활용하는 멸균법은?

① 건열 멸균법
② 압축 소각법
③ 습열 멸균법
④ 고압증기 멸균법
⑤ 음극선조사 멸균법

13 성인의 1일 정상소변 배출량은?

① 500~1,000ml
② 1,000~2,000ml
③ 2,000~3,000ml
④ 3,000~4,000ml
⑤ 4,000~5,000ml

14 퇴행성 관절염을 앓고 있는 노인의 무릎 보호를 위해 제공해야 할 간호로 옳은 것은?

① 장시간 같은 자세를 취하도록 한다.
② 자세를 자주 바꾸지 않도록 한다.
③ 가급적 수영을 금지시키도록 한다.
④ 일어섰다 앉았다를 반복시킨다.
⑤ 쭈그려 앉거나 무릎을 꿇지 않도록 한다.

15 비뇨기의 배설과정이 순서대로 나열된 것은?

① 신장, 요관, 요도, 방광
② 신장, 요관, 방광, 요도
③ 신장, 요도, 방광, 요관
④ 신장, 방광, 요관, 요도
⑤ 요관, 요도, 신장, 방광

16 우리 몸 속에서 다양한 기능을 수행하고 있는 혈액의 기능에 대한 설명으로 옳은 것은?

① 체액의 전해질 균형을 파괴시킨다.
② 체온을 일정하게 조절, 유지시켜 준다.
③ 지혈작용을 통해 혈액을 생성시킨다.
④ 호르몬을 생성하여 인체를 활성화시킨다.
⑤ 이산화탄소를 저장하는 역할을 한다.

17 다음 중 투약효과를 가장 신속하게 얻을 수 있는 방법은?

① 구강투여   ② 피하주사
③ 근육주사   ④ 정맥주사
⑤ 피내주사

18 환자에게 항생제 투여 전에 알레르기 반응을 확인 방법은?

① 피내주사   ② 정맥주사
③ 근육주사   ④ 피하주사
⑤ 척수강내주사

19 아스피린의 가장 주요한 부작용은?

① 오심과 구토   ② 위장출혈
③ 일관성 구토   ④ 고열
⑤ 경련

20 약물을 오랫동안 사용하다가 투약을 중지할 때 그 약물에 대한 갈망과 함께 심한 정신적 · 신체적 반응이 나타나는 것은?

① 내성현상   ② 금단현상
③ 전신증상   ④ 상승현상
⑤ 저항현상

21 환자의 의식상태를 사정할 때 첫 번째로 사용하는 방법은?

① 언어적 자극
② 촉각적 반응
③ 가벼운 통증 자극
④ 심한 통증 자극
⑤ 반사 자극

22 암의 조기진단이 특히 중요한 이유는?

① 방사선 치료까지 하면 생명에 위험이 높아지기 때문이다.
② 인체의 다른 부위로 암이 전이되는 것을 막을 수 있기 때문이다.
③ 수술하지 않아도 되기 때문이다.
④ 항암치료를 하지 않아도 되기 때문이다.
⑤ 다른 사람에게 전파되는 것을 예방하기 때문이다.

23 천식환자에게 에피네프린이나 아미노필린을 투여하는 이유로 옳은 것은?

① 긴장상태를 유지하기 위해
② 호흡기도의 평활근을 수축시키기 위해
③ 피부에 나와 있는 혈관의 확장을 도모하기위해
④ 기관지의 평활근을 이완시키기 위해
⑤ 혈관의 수축운동을 일으켜서 심박동을 가속화하기 위해

24 고혈압의 건강관리방법으로 옳은 것은?

| ㄱ. 체중조절 | ㄴ. 절대안정 |
| ㄷ. 스트레스 관리 | ㄹ. 냉온목욕 |

① ㄱ, ㄴ, ㄷ   ② ㄱ, ㄷ
③ ㄴ, ㄹ   ④ ㄹ
⑤ ㄱ, ㄴ, ㄷ, ㄹ

25 내분비선으로 갑상선 호르몬을 분비하는 갑상선과 관련이 있는 식품은?

① 우유   ② 생선
③ 해조류   ④ 육류
⑤ 과일

26 염증의 국소적 4대 증상은?

① 발열, 종창, 통증, 괴저
② 발적, 발열, 종창, 통증
③ 종창, 발진, 발열, 통증
④ 두통, 발열, 발적, 종창
⑤ 기능장애, 발열, 발적, 종창

27 B형 간염의 전염 경로로 옳은 것은?

① 타액, 대소변   ② 대소변, 혈액
③ 정액, 대소변   ④ 타액, 정액
⑤ 혈액, 정액

28 위 절제술을 받은 환자가 식후 30분 내에 덤핑 신드롬이 일어나는 경우 적절한 간호 방법은?

① 지방섭취를 제한한다.
② 식전에 나타나기 때문에 관찰한다.
③ 식사와 동시에 수분을 섭취하도록 교육한다.
④ 음식물이 위액과 잘 섞이지 않은 채 그대로 위장에 머물게 한다.
⑤ 횡와위 상태로 식사하게 하며 식후 20~30분간 누워 있게 한다.

29 분만 제1기의 증상으로 옳은 것은?

① 아두가 만출된다.
② 태반이 만출된다.
③ 자궁경부가 완전히 닫히게 된다.
④ 자궁수축의 지속시간이 점차 짧아진다.
⑤ 자궁수축의 간격이 단축되고 지속시간이 길어진다.

30 임신 시 생리적 변화로 옳은 것은?

① 심장의 부담은 적다.
② 자궁의 압박으로 호흡을 길게 한다.
③ 임신 초기에는 빈뇨현상이 없다.
④ 혈량이 약 30% 증가하므로 생리적 빈혈을 초래한다.
⑤ 호르몬의 증가로 설사를 자주 한다.

31 분만 제1기 때의 간호로 옳은 것은?

① 진통 발작 시에 진정제를 투여한다.
② 활력징후 측정은 6시간 간격으로 측정한다.
③ 진통발작의 정도와 횟수, 간격의 길이 등을 주의하여 살핀다.
④ 진통이 올 때 배에 힘을 주게 한다.
⑤ 분만 1기 초기에 분만실에 옮겨 절석위를 취하게 한다.

32 산후통에 대한 설명으로 옳은 것은?

① 복부 마사지를 하면 통증이 경감된다.
② 모유를 수유시키면 산후통을 예방할 수 있다.
③ 산후통이 심하면 의사의 지시에 따라 옥시토신을 투여한다.
④ 분만 후 자궁이 이완되면서 나타나는 현상이다.
⑤ 산후 1주일 가량 자주 아랫배가 아프다.

33 아프가 점수의 항목으로 옳은 것은?

① 움직임, 심박동수, 체온, 피부색
② 결막 색깔, 체온, 움직임, 기형 유무
③ 반사상태, 호흡상태, 심박동수, 피부색
④ 기형 유무, 체온, 호흡상태, 움직임
⑤ 체온, 기형 유무, 피부색, 움직임

34 영아의 성장과 발달에 관한 사항으로 옳지 않은 것은?

① 신뢰감이 발달되지 못하면 불신감을 형성한다.
② 체중이 출생 시 3배가 되는 시기는 12개월이다.
③ 일광욕은 오전 11시 이전과 오후 3시 이후가 좋다.
④ 8~9개월에는 숟가락을 정확히 잡고 가지고 놀 수 있다.
⑤ 소변훈련을 영아기 때 시작한다.

35 다음 중 생균백신은?

① 결핵
② 콜레라
③ 소아마비(주사용)
④ 장티푸스
⑤ 일본뇌염

Ⅱ 보건간호

36 지역사회 간호란 지역사회대상으로 ①( ) 및 ②( )를 통하여 지역사회 적정기능수준의 향상에 기여하는 것을 목표로 하는 과학적인 실천이다. 괄호 안에 들어갈 단어로 옳은 것은?

① 간호제공, 보건교육
② 결핵치료, 보건사업
③ 수질오염, 검역실시
④ 모자보건, 혼전교육
⑤ 질병관리, 치료

37 지역사회 보건사업의 대상은?

① 전염병환자
② 생활보호대상자
③ 가정방문대상자
④ 전체지역주민
⑤ 만성퇴행성질환자

38 지역사회에서 간호조무사가 보건문제에 대해 불평을 하는 주민을 대할 때 올바른 태도는?

① 우선 흥분을 진정시키라고 말한다.
② 옳지 않은 이야기를 할 경우에는 지체 없이 정정해준다.
③ 관할임무 외의 불만일 경우에는 관할 부서에 가서 이야기하라고 지시한다.
④ 인내심을 가지고 끝까지 청취한다.
⑤ 즉각 시정하겠다고 약속한다.

39 지역사회 보건간호사업을 위해 우선 실시되어야 할 것은?

① 간호목표설정   ② 보건사업평가
③ 보건업무수행   ④ 보건실태파악
⑤ 보건통계작성

40 보건간호사업의 내용은 어떤 과정으로 선정하는 것이 좋은가?

① 보건복지부의 선택에 의해서 선정한다.
② 국회의 결정에 의해서 선정한다.
③ 지역주민이 원하는 것에 의해서 선정한다.
④ 지역사회 진단에 의해서 선정한다.
⑤ 의료인 단체에서 선정한다.

41 다음 중 가족보건사업의 가장 중요한 목적으로 옳은 것은?

① 개인위생을 적절히 실천하게 하는 것
② 생활 속의 안전과 사고방지의 대책을 강구하는 것
③ 지역사회의 모든 건강사업기관의 시설을 적절히 이용하게 하는 것
④ 건강문제는 가족 스스로 해결할 수 있는 능력을 얻게 하는 것
⑤ 질병을 예방 하는 것

42 팀의 협조를 향상시키기 위한 방법으로 옳지 않은 것은?

① 자기가 맡은 기본적 기능 역할을 분명히 한다.
② 각자 일의 한계가 명확히 구분되어 있는 것보다 서로 같이 할 수 있게 한다.
③ 뚜렷한 공동의 목표를 만들어야 한다.
④ 전체의 이익을 우선적으로 한다.
⑤ 팀의 다른 인력과 협조체계를 유지한다.

43 감수성이 높다는 말의 의미는?

① 어떤 병원체가 침입되었음을 빨리 감지하는 힘을 말한다.
② 어떤 병원체에 대해 저항력이 약하므로 병을 일으키기 쉬운 상태를 말한다.
③ 자신의 몸에서 항체를 만들어 내는 속도를 의미하는 것이다.
④ 어떤 병원체에 대한 방어기전을 보유하고 있는 것을 말한다.
⑤ 어떤 병원체에 대한 저항성을 충분히 가지고 있는 상태를 말한다.

44 모자보건이 중요한 이유로 옳지 않은 것은?

① 모자보건대상이 전 인구의 60~70%이다.
② 임산부와 영유아는 질병에 취약한 집단이다.
③ 모자보건과 관련된 질환은 대부분 예방이 어렵다.
④ 임산부와 어린이의 발병을 방치하면 사망률이 높다.
⑤ 어린이는 미래의 중요한 인적 자원이다.

45 최근 치료보다 질병예방과 같은 건강증진이 강조되는 이유로 옳은 것은?

> ㄱ. 일단 발병되면 잘 치료되지 않음
> ㄴ. 의사 및 의료시설의 부족
> ㄷ. 의료비 증가
> ㄹ. 의료인에 대한 불신 증가

① ㄱ, ㄴ, ㄷ   ② ㄱ, ㄷ
③ ㄴ, ㄹ   ④ ㄹ
⑤ ㄱ, ㄴ, ㄷ, ㄹ

46 가족계획의 정의는?

① 출산시기, 간격, 자녀수를 결정하여 건강한 자녀의 출산과 양육을 하는 것
② 자녀를 적에 낳아 경제적으로 어려움을 줄이는 것
③ 인구조절을 위하여 자녀수를 줄이는 것
④ 식량조절을 위하여 자녀수를 줄이는 것
⑤ 건강한 자녀를 낳도록 하는 것

47 자궁 내 장치 삽입 후에 나타나는 부작용으로 옳은 것은?

① 월경량 증가   ② 유즙분비 감소
③ 소화 불량   ④ 두통
⑤ 오심과 구토

48 결핵 반응을 위한 검사를 실시한 후 양성이라는 결과를 얻었다. 올바른 해석은?

① 결핵균에 노출된 경험이 있음을 의미한다.
② 오랜 기간 만성적으로 병을 앓고 있음을 뜻한다.
③ 질병이 진행중이다.
④ 결핵균에 의한 질병을 뜻한다.
⑤ 전혀 결핵균에 노출된 경험이 없음을 뜻한다.

49 성병의 일종인 연성하감과 관계없는 것은 무엇인가?

① 성병의 일종이다.
② 국소적 임파결절, 부종, 동통, 궤양이 특징이다.
③ 튜크레이 간균이 원인균이다.
④ 직접적인 성교접촉에 의해 감염된다.
⑤ 자연면역이 가능한 질환이다.

50 보건교육준비 시 반드시 고려해야 할 사항으로 맞는 것은?

① 대상자 선정, 방법 및 매체의 선택
② 대상자 선정, 교육내용 결정, 시행 후의 평가
③ 교육내용 결정, 장소결정, 방법선택, 시행 후의 평가
④ 장소 및 대상자 선정, 교육내용 결정, 방법선택, 시행 후의 평가
⑤ 지역대상자선정, 분위기조성, 시행 후의 평가

III 공중보건학

51 보건교육 준비 시 가장 중요한 사항으로 고려해야 할 것은?

① 교육방법
② 교육장소
③ 교육시간
④ 교육주제
⑤ 피교육자의 이해

52 대기 오염이 가장 잘 발생하는 기상 조건은?

① 기온이 역전되었을 때
② 눈이 올 때
③ 바람이 많이 불 때
④ 날씨가 흐릴 때
⑤ 비가 많이 올 때

53 오존층 파괴에 대한 설명으로 옳은 것은?

① 저항력을 높여준다.
② 강우량이 일정해진다.
③ 피부암 발생을 낮추어준다.
④ 주로 자동차 배기가스에 의해 발생한다.
⑤ 자외선 중 인간에게 해로운 파장이 제거 된다.

54 최근 들어 만성질환이 급속히 증가하게 된 이유로 옳은 것은?

① 생활수준의 향상, 질병 원인의 단순성
② 의학의 발달, 노령인구의 감소
③ 전염병의 증ㄱ, 치료의 단기성
④ 평균수명의 증ㄱ, 생활양식의 변화
⑤ 산업기술의 발달, 농업의 발달

55 기초대사량에 관한 설명으로 옳은 것은?

① 일상생활의 열량 소요량 총계
② 활동의 소요되는 열량
③ 섭취한 음식물의 소화, 흡수에 소요되는 열량
④ 생명유지에 필요한 최소한의 열량
⑤ 휴식시간에 필요한 최소한의 열량

56 보건계획 시 가장 중요한 것은?

① 대상자와 더불어 계획할 것
② 그 지역에서 이용될 수 있는 인력과 자원을 조사할 것
③ 전문가들의 협조를 구할 것
④ 우선순위에 따라 예산을 책정할 것
⑤ 교육하기 전에 충분히 연습할 것

57 독약을 마신 환자를 병원에 데리고 갈 때 가장 중요한 것은?

① 토물을 가지고 간다.
② 독약이 들어있던 용기를 가지고 간다.
③ 사용한 해독제를 가지고 간다.
④ 환자의 소지품을 유의해서 챙겨간다.
⑤ 환자의 유서를 주의해서 가져간다.

59 세계보건기구는 언제 창설 되었는가?

① 1941년
② 1945년
③ 1948년
④ 1953년
⑤ 1961년

58 골절환자의 응급처치 시 가장 중요한 것은?

① 골절된 뼈를 신속히 맞추어 준다.
② 동통을 감소시키기 위해 신속히 진통제를 준다.
③ 부종을 감소시키기 위해 골절부위에 얼음 찜질을 해준다.
④ 골절 환자는 부득이한 경우를 제외하고는 부목을 대기 전에 절대 이동하지 않는다.
⑤ 골절부위가 외부로 노출되었을 경우 세균 감염을 방지하기 위해 즉시 소독을 실시한다.

60 기초체온법으로 피임하려 할 때 체온을 측정할 시기는?

① 아침에 깨어나서 누운 채로
② 아침에 일어나서 세수한 후
③ 아침식사 후
④ 점심식사 후
⑤ 취침직전에 누워서

61 노령화 지수가 증가한다는 것은 무엇을 의미하는가?

① 유년인구의 증가
② 노년인구 감소
③ 노년인구 증가
④ 부양비 감소
⑤ 생산 인구 증가

62 제2차 성비란?

① 태아성비   ② 출생 시 성비
③ 출생 후 성비   ④ 노인
⑤ 사망

63 직업병에 대한 정의로 옳은 것은?

① 직업을 가진 사람에게서 발생하는 질병
② 근로자들이 그 직업에 종사함으로써 발생하는 질병
③ 직장에서 발생하는 질병
④ 그 직장에 근무하는 동안 발생하는 질병
⑤ 근로자에게 발생하는 모든 질병

64 의료법규상 의료기관이 아닌 것은?

① 종합병원   ② 병원
③ 치과병원   ④ 보건소
⑤ 조산원

65 종합병원의 시설조건 중 수용할 수 있는 최저 입원환자 수는?

① 50명   ② 70명
③ 80명   ④ 100명
⑤ 300명

66 감염병 환자를 진단한 의사가 해당 환자와 동거인에게 해야 하는 조치는?

① 표본감시를 한다.
② 역학조사를 실시한다.
③ 자료제출을 요구한다.
④ 병원체 확인기관에 의뢰한다.
⑤ 감염방지 방법을 지도한다.

67 의료업무 종사자가 결핵환자를 진단하였을 경우 취해야 하는 조치는?

① 즉시 대한결핵협회에 신고한다.
② 4일 이내 본적지 시장, 군수, 구청장에게 신고한다.
③ 7일 이내 관할 보건소소장에게 신고한다.
④ 10일 이내 주민등록주소지에 신고한다.
⑤ 30일 이내 현재 환자가 살고 있는 지역의 시장, 군수, 구청장에게 신고한다.

68 주 1회 양치 불소 용액양치에서 필요한 불소용액의 농도는?

① 양치액의 0.05%
② 양치액의 0.1%
③ 양치액의 0.2%
④ 양치액의 0.3%
⑤ 약치액의 0.4%

69 혈액원이 채혈업무를 할 때 한 번에 한 사람에게서 채혈할 수 있는 최대 양은?

① 전혈 200ml
② 혈장성분채혈 300ml
③ 혈소판 성분 채혈 200ml
④ 전혈 400ml
⑤ 농축적혈구 400ml

70 제3급 감염병으로 옳은 것은?

① 결핵, 수두
② 장티푸스, 에이즈
③ 디프테리아, 발진열
④ 발진티푸스, 파상풍
⑤ 결핵, 말라리아

IV 실기

71 김○○(M/39)씨는 첫딸 하연이 돌잔치를 앞두고 분주하다. 성장앨범을 준비하려고 하는데 사진이 뒤죽박죽이라 순서대로 배열하고 있다. 사진 중 하진이가 처음 뒤집었던 사진에 날짜가 없다고 추정할 수 있는 시기는?

① 2개월   ② 3개월
③ 5개월   ④ 7개월
⑤ 9개월

72 생후 2개월 된 첫아이를 키우는 정연이 엄마가 고민이 있다며 소아과 간호사로 근무 중인 지유 엄마에게 다음과 같이 물었다. 지유 엄마의 답변으로 적절한 것은?

> 정연엄마 : "우리 정연이가 작은 소리에도 너무 잘놀래고 손을 잡았다가 갑자기 놓으면 손을 펴고 두 팔을 벌려 깜짝 놀라요."

① "생후 2개월에 예민한 반응을 보인다면 즉시 병원을 가는 것이 좋아요."
② "모로반사라고 지금 시기에 있는 시기에 있는 정상적인 반응이예요."
③ "중추신경계 이상일 수도 있으나 대학병원에 가는 게 좋겠어요."
④ "다음에 또 그런 증상이 있다면 병원에 가보는 게 좋겠어요."
⑤ "너무 예민하신 것 같아요. 아기들은 원래 잘 놀래요."

73 임종 직전 가장 마지막까지 남아있는 감각은?

① 시각　　② 청각
③ 통각　　④ 촉각
⑤ 후각

74 척추측만증이 있는 박○○(남/18)는 고3 올라 가는 방학을 맞아 한의원을 찾았고, 추나요법으로 치료가 계획되었다. 추나요법 후 간호를 잘 설명한 것은?

① 치료 후 가벼운 뛰기 운동을 권장한다.
② 치료 후 휴식하고 안정할 것을 설명한다.
③ 치료 후 어지럼증 정상적인 증상임으로 안내한다.
④ 치료 후 12시간 금식을 설명한다.
⑤ 치료 후 혈당 체크를 한다.

75 인공호흡 시 가장 먼저 해야 할 일은?

① 환자를 보호한다.
② 환자의 머리를 하지보다 낮게 눕힌다.
③ 환자의 머리를 하지보다 높게 눕힌다.
④ 기도를 막을 수 있는 모든 이물질을 제거한다.
⑤ 환자의 머리를 옆으로 돌려 점액이 입과 코로 흘러나오도록 한다.

76 간호조무사 K씨는 검사실에 내려가 자리를 비운 대상자의 침상을 갈아주었다. K씨는 다음 중 어떤 침상을 준비한 것인가?

① 빈침상
② 개방침상
③ 골절환자침상
④ 수술 후 환자침상
⑤ 크래들침상

77 환자와 보호자에게 감염예방에 관한 교육을 실시할 때에 가장 강조할 사항은?

① 세탁물의 소독　　② 손씻기
③ 소독가운 착용　　④ 일회용품 사용
⑤ 음식물관리

78 맛이 불쾌한 물약 투여 전에 불쾌감을 감소시키기 위해 주어야 할 것은?

① 뜨거운 차　　② 얼음 조각
③ 레몬주스　　④ 사탕
⑤ 마른빵 조각

79 객담검사를 받는 가장 적절한 시기는?

① 이른 아침　　② 점심시간
③ 저녁식사 전　　④ 잠들기 전
⑤ 아무 때나

80 상처 소독 때의 방향으로 옳은 것은?

① 아래서 위로
② 오른쪽에서 왼쪽으로
③ 바깥쪽에서 안쪽으로
④ 깨끗한 쪽에서 더러운 쪽으로
⑤ 더러운 쪽에서 깨끗한 쪽으로

81 수술 전 환자의 관장 시 옳지 않은 것은?

① 관장액의 온도는 40.5℃ (100~105℉)로 준비한다.
② 관장촉은 배꼽을 향해서 삽입한다.
③ 체위는 앙와위가 이상적이다.
④ 환자가 복통을 호소할 때에는 관장용액의 흐름을 잠시 중단하였다가 계속한다.
⑤ 튜브를 삽입하는 동안 입을 벌리고 숨을 쉬게 한다.

82 파상풍 감염경로는?

① 외상   ② 구강
③ 비말감염   ④ 수두의 합병증
⑤ 충수돌기염의 합병증

83 임신 말기에 특히 더 많이 필요로 하는 영양소로 옳은 것은?

① 마그네슘   ② 철분
③ 칼슘   ④ 비타민
⑤ 탄수화물

84 임신 중 손이나 눈 주위에 부종이 있을 때 받아야 하는 검사는?

① 복부청진   ② 골반측정
③ X - 선 촬영   ④ 요검사
⑤ 혈액검사

85 임신 초기 필요한 영양소로 부족 시 태아의 신경계에 악영향을 미치는 것은?

① 리보플라빈   ② 티아민
③ 엽산   ④ 코발라민
⑤ 피리독신

86 정맥류로 인한 불편감을 호소하는 임신 9개월된 임부에게 교육내용으로 옳은 것은?

① 칼슘 섭취를 하도록 한다.
② 발에 꼭 맞는 신발을 신는다.
③ 정맥류 부위에 냉찜질을 한다.
④ 정맥류 부위에 오일마사지를 실시한다.
⑤ 장시간 오랫동안 서 있지 않도록 한다.

87 출산 직후 신생아의 머리를 낮추어 주는 이유로 올바른 것은?

① 폐 확장을 돕기 위해
② 쇼크 예방을 위해
③ 감염 예방을 위해
④ 기도 내 분비물 제거를 위해
⑤ 혈액순환을 위해

88 분만 직후 신생아 간호로 가장 먼저 할 일은?

① 기도를 유지하고 이물질을 제거한다.
② 산소를 주입한다.
③ 몸을 닦아준다.
④ 담요로 싸서 보온해 준다.
⑤ 머리를 낮추고 옆으로 돌린다.

89 출생 후 신생아의 제대가 탈락하기 전까지 제대를 관리하는 방법으로 옳은 것은?

① 페놀 용액으로 드레싱한다.
② 드레싱을 갈아주고 파우더를 뿌려준다.
③ 매일 드레싱을 갈아준다.
④ 75% 알코올로 닦는다.
⑤ 머큐로크롬을 바르고 드레싱한다.

90 다음 중 신생아 모유 수유 시 수유 방법으로 옳은 것은?

① 유방을 바꾸어 가면서 먹이지 않는다.
② 젖꼭지만 살짝 물게 한다.
③ 신생아를 바닥에 똑바로 눕힌 자세에서 수유한다.
④ 수유 후에 반드시 트림을 시킨다.
⑤ 수유 후에 젖은 기저귀를 갈아 준다.

91 응혈된 혈괴를 제거하고 구강 내 백태를 제거하는 데 효과적인 약물은?

① 크레졸 ② 과산화수소
③ 알코올 ④ 베타딘
⑤ 붕산

92 체온계 소독을 하려고 할 때 알코올의 농도로 알맞은 것은?

① 10~20% ② 20~30%
③ 50% ④ 70%
⑤ 100%

93 이상적인 소독약의 구비조건에 해당하는 것은?

① 표면장력이 높아야 한다.
② 물품에 손상을 주지 않아야 하며 값이 싸야한다.
③ 소독제가 세척에 의해 쉽게 제거되면 안 된다.
④ 독성이 있더라도 물에 잘 녹아야 한다.
⑤ 소독시간은 길수록 좋다.

94 다음 중 외과적 무균술의 원칙으로 옳지 않은 것은?

① 멸균영역 위에서 되도록 말하지 않는다.
② 멸균된 물품은 멸균법에 따라 유효기간이 다르다.
③ 허리선 이하의 멸균품은 오염된 것으로 간주한다.
④ 멸균된 포장은 준비하는 사람으로부터 가까운 쪽을 먼저 열도록 한다.
⑤ 멸균 영역 바깥에서 2.5cm 이내의 가장자리는 오염된 부분으로 간주한다.

95 외과적 무균술을 적용해야 하는 경우는?

ㄱ. 역격리 ㄴ. 인공도뇨
ㄷ. 관장 시 ㄹ. 정맥천자 시

① ㄱ, ㄴ, ㄷ ② ㄱ, ㄷ
③ ㄴ, ㄹ ④ ㄹ
⑤ ㄱ, ㄴ, ㄷ, ㄹ

96 위관영양 시 간호중재로 옳지 않은 것은?

① 주입이 끝나면 공기가 들어가지 않도록 주의한다.
② 영양액 주입 전에 물을 20~30cc 주입한다.
③ 환자는 반좌위를 취하도록 한다.
④ 공기가 들어가지 않도록 빠르게 주입한다.
⑤ 영양액 주입 후에 물을 30~60cc 주입한다.

97 비위관의 길이를 잴 때 기준이 되는 것은?

① 코에서 귀
② 코에서 검상돌기
③ 귀에서 검상돌기
④ 코끝에서 귀
⑤ 코끝에서 귀, 귀에서 검상돌기까지의 길이

98 정체관장을 하는 이유는?

① 결장을 세척하기 위해서
② 가스를 제거하기 위해서
③ 분변을 제거하기 위해서
④ 치료적인 목적을 위해서
⑤ 출혈을 멈추게 하기 위해서

99 관장용액의 온도를 40~ 43℃를 유지하는 이유는?

① 너무 차거나 뜨거우면 통증이 유발되거나 점막이 손상될 수 있으므로
② 관장 시 사용되는 용액의 온도는 체온과 같아야 하므로
③ 너무 뜨거우면 혈관이 수축되어 관장효과가 없으므로
④ 용액의 온도가 높으면 대상자가 호흡곤란을 일으킬 수 있으므로
⑤ 용액의 온도가 낮으면 오한의 증상이 나타날 수 있으므로

100 요실금이 있는 75세 여자 환자에게 권장할 수 있는 운동은?

① 케겔 운동
② 등장성 운동
③ 유산소 운동
④ 능동적 운동
⑤ 등척성 운동

101 지역주민의 건강증진에 이바지하기 위해 지역보건법에서 규정하고 있는 내용이 아닌 것은?

① 보건소 운영에 필요한 사항
② 지역보건의료기관이 설치에 필요한 사항
③ 보건의료 관련 기관과 연계에 필요한 사항
④ 국민의 보건 및 복지의 증진에 필요한 사항
⑤ 지역보건의료기관의 기능을 효과적으로 수행하기 위함

102 지역보건법에서 규정하고 있는 국가 및 지방자치단체 최종모의고사의 책무로 적절하지 않은 것은?

① 지역보건의료에 관한 조사 · 연구
② 지역보건의료에 관한 정보의 수집 · 관리
③ 국민건강 보호 · 증진을 위해 필요한 최첨단 의료기술 개발
④ 지역보건의료 업무의 효율적 추진을 위한 기술적, 재정적 지원

103 지역보건법에 의한 지역사회 건강실태조사의 내용에 포함되는 것은?

① 주민의 건강지식 수준에 관한 사항
② 주거환경과 관련 건강문제에 관한 사항
③ 직업과 직업 관련 건강문제에 관한 사항
④ 건강검진 및 예방접종 등 질병 예방에 관한 사항
⑤ 생명존중에 관한 사항

104 특별자치시 · 특별자치도 또는 시 · 도가 시행한 지역보건의료계획의 시행 결과를 평가하는 사람은?

① 대통령
② 국무총리
③ 시 · 도지사
④ 보건복지부장관
⑤ 질병관리청

105 지역보건의료기관에 해당하는 곳은?

① 질병관리청
② 국립재활원
③ 응급의료센터
④ 건강생활지원센터
⑤ 의원

7회 최종 모의고사 문제

I 기초간호학

01 혈압측정에 관한 설명으로 옳지 않은 것은?

① 팔에서 혈압을 측정할 때 쓰는 동맥은 상완 동맥이다.
② 성인에게 사용하는 혈압계 커프폭은 12~14cm이다.
③ 같은 부위에서 혈압을 반복 측정할 때 10초 정도의 시간 간격을 둔다.
④ 환자는 편안하게 눕거나 앉도록 하고 팔을 심장과 같은 높이에 위치한다.
⑤ 혈압계 압력을 떨어뜨리는 속도는 초당 2~3mmHg/sec이다.

02 환자의 질병이나 감염 상태와 관계 없이 병원의 모든 환자에게 적용하는 감염관리 방법은?

① 표준예방지침 ② 절대안정
③ 멸균술   ④ 격리법
⑤ 무균법

03 직접 세균을 죽이지 않고 세균의 생활 환경이나 서식을 불리하게 하여 세균의 증식이나 발육을 저지시키는 것은?

① 방부   ② 자비
③ 방취   ④ 멸균
⑤ 소독

04 소독의 정의로 옳은 것은?

① 아포를 제외한 표면에 있는 모든 미생물을 파괴하는 것이다.
② 악취를 없애거나 방지하기 위해 쓰이는 약제이다.
③ 이물질을 제거하는 것이다.
④ 아포를 포함한 모든 미생물을 파괴하는 것이다.
⑤ 미생물의 성장을 억제시키는 것이다.

05 현대의 간호가 지향하는 방향은?

① 질병치료 위주의 간호
② 양심적 기술적 간호
③ 빠른 치유를 위한 모든 과학 분야를 도입한 간호
④ 환자를 인격체로 보는 전인간호
⑤ 의료인의 업무를 줄이는 간호

06 병원 내 낙상사고에 대한 예방책은?

ㄱ. 화장실 갈 때 손잡이나 난간을 설치한다.
ㄴ. 바닥에 물, 기름이 있는지 확인한다.
ㄷ. 침대 난간을 올려준다.
ㄹ. 침대에 있을 때 억제대를 사용한다.

① ㄱ, ㄴ, ㄷ   ② ㄱ, ㄷ
③ ㄴ, ㄹ   ④ ㄹ
⑤ ㄱ, ㄴ, ㄷ, ㄹ

07 간호조무사의 태도로 옳은 것은?

① 환자가 고통을 호소하지 못하도록 엄격한 태도를 보인다.
② 개인적으로 친근감을 갖도록 하여 환자와 비밀 없이 지낸다.
③ 상냥하면서도 품위 있는 태도를 지녀야 한다.
④ 노인환자에게 친근감을 느끼게 하기 위해 할머니, 할아버지로 호칭한다.
⑤ 환자나 보호자의 요구는 무조건 들어준다.

08 간호조무사라는 직업인으로 갖추어야 할 조건으로 옳지 않은 것은?

① 이타적 동기를 중요시하는 봉사활동이므로 독자적인 자원봉사이어야 한다.
② 자율적인 조직체계를 통하여 사회적·경제적 지위를 향상 시킨다.
③ 직업에 대해 끊임없이 일어나는 사회적 요구에 대비하여야 한다.
④ 스스로 행동을 규율하는 윤리강령을 가져야 한다.
⑤ 지식과 기술 및 능력향상을 위해 실무교육을 지속적으로 받는다.

09 감염병 환자 간호 후 손을 씻는 방법으로 옳은 것은?

① 대야에 담긴 뜨거운 물로 씻는다.
② 소독수가 들어 있는 대야의 물에 씻은 후 흐르는 물에 다시 씻는다.
③ 강한 비누로 씻는다.
④ 흐르는 물에 씻는다.
⑤ 소독수가 담긴 대야를 사용한다.

10 역격리법에 대한 설명으로 옳은 것은?

① 외과적 무균법의 하나이다.
② 세균을 일정한 범위 밖으로 나가지 못하게 하는 것이다.
③ 전염병환자나 보균자로부터 전염병이 전파되는 것을 막는 것이다.
④ 감염에 민감한 사람을 위해 주위환경을 무균적으로 유지하는 것이다.
⑤ 건강한 사람이 스스로 감염을 관리하는 것이다.

11 기구소독 시 사용되는 알코올의 농도로 적절한 것은?

① 25%   ② 50%
③ 75%   ④ 90%
⑤ 100%

12 드레싱을 하는 목적으로 옳지 않은 것은?

① 상처를 보호하기 위해서
② 분비물 흡수를 위해서
③ 통증을 완화하기 위해서
④ 상처부위를 지지하기 위해서
⑤ 출혈을 방지하기 위해서

13 좌심실이 수축하여 대동맥 벽을 타고 흐르는 압력을 무엇이라고 하는가?

① 평균압
② 고혈압
③ 맥압
④ 이완기압
⑤ 수축기압

14 괄호 안에 들어갈 말은?

> 배란은 대개 월경 시작일 (　　) 전에 일어난다.

① 7일　　② 14일
③ 20일　　④ 24일
⑤ 27일

15 앙와위로 누워 있는 무의식 환자에게 욕창이 가장 잘 발생하는 부위는?

① 천골부, 견갑부
② 측두부, 늑골부
③ 장골부, 경골부
④ 대전자부위, 요추부
⑤ 상완골 부위, 견봉돌기 부위

16 산소를 전신으로 운반하는 혈액성분은?

① 섬유소원　　② 혈장
③ 혈소판　　④ 헤파린
⑤ 헤모글로빈

17 페니실린 투여 후 호흡곤란과 두통 및 어지럼증, 혈압저하, 오심 등이 나타나는 현상은?

① 저칼륨혈증　　② 불면증
③ 청각장애　　④ 심계항진
⑤ 아나필락틱 쇼크

18 다음 중 협심증 발생 시 설하로 투여하는 혈관 확장제는?

① 아스피린　　② 노발긴
③ 아세트아미노펜　　④ 니트로글리세린
⑤ 에피네프린

19 췌장액에 들어 있는 소화효소로 옳은 것은?

① 아밀라아제　　② 에렙신
③ 락타아제　　④ 프티알린
⑤ 말타아제

20 실제 질병 증상과 무관한 약물로 심리적 효과를 이용하여 증상을 완화시키기 위해 투여하는 약물은?

① 주약　　② 위약
③ 부형약　　④ 보조약
⑤ 교정약

21 연하곤란이 있는 환자가 구강으로 음식물을 섭취할 때 주의해야 할 증상은?

① 부종　　② 탈수
③ 청색증　　④ 배뇨곤란
⑤ 피부발진

22 기관지경 검사 직후의 간호중재로 옳은 것은?

① 식사 제공　　② 금식
③ 의치제거　　④ 체위배농
⑤ 구강간호

23 항암제 투여를 받고 있는 암환자를 돌볼 때 가장 중요한 것은?

① 감염예방
② 칼로리 섭취 증가
③ 수분제한
④ 환경자극을 최소화
⑤ 운동의 증가

24 심장질환이 있는 환자가 부종이 있을 때 식이에서 염분을 제한하는 이유는?

① 소변으로 염분이 많이 배출되기 때문
② 염분섭취는 갈증을 초래하기 때문
③ 염분은 심장기능에 장애를 주기 때문
④ 염분은 조직 속에 수분을 축적하는 성질이 있기 때문
⑤ 염분을 많이 섭취하면 혈압이 증가하기 때문

25 수술 후 환자의 위장관 튜브(L-tube)를 제거하는 적절한 시기는?

① 오심, 구토가 없을 때
② 수분과 전해질 균형이 회복되었을 때
③ 소변배설량이 정상일 때
④ 장운동이 회복되었을 때
⑤ 기침을 원활히 할 수 있을 때

26 수술 후 의식이 없는 환자의 머리를 돌려 눕히는 이유는?

① 마취에서 빨리 깨어나게 하기 위해
② 기침을 하게 하기 위해
③ 구강 내 분비물의 배출을 용이하게 하기 위해
④ 심호흡을 용이하게 하기 위해
⑤ 편안함을 도모하기 위해

27 충수돌기염 환자의 수술 전 간호로 올바른 것은?

① 복부에 더운물주머니를 대주어 동통을 완화시킨다.
② 장의 휴식을 위해 금식시킨다.
③ 갈증해소를 위해 보리차를 준다.
④ 수술준비를 위해 청결관장을 해준다.
⑤ 걷는 운동을 권장한다.

28 뇌의 손상으로 출혈의 위험이 있는 환자의 간호로 적합한 것은?

> ㄱ. 머리를 움직이지 않는다.
> ㄴ. 동공의 크기를 자주 관찰한다.
> ㄷ. 활력증상을 자주 측정한다.
> ㄹ. 머리를 낮추어 준다.

① ㄱ, ㄴ, ㄷ ② ㄱ, ㄷ
③ ㄴ, ㄹ   ④ ㄹ
⑤ ㄱ, ㄴ, ㄷ, ㄹ

29 여성생식기 검진 시 대상자 준비로 옳은 것은?

> ㄱ. 질경, 면봉, 압설자, 슬라이드, 윤활제 장갑을 준비한다.
> ㄴ. 쇄석위를 취하도록 돕는다.
> ㄷ. 질경삽입 시 이완하도록 돕는다.
> ㄹ. 배뇨하기 전에 검사 받도록 한다.

① ㄱ, ㄴ, ㄷ ② ㄱ, ㄷ
③ ㄴ, ㄹ   ④ ㄹ
⑤ ㄱ, ㄴ, ㄷ, ㄹ

30 분만 3기 이후 산모에게 주의해서 관찰해야 할 사항은?

① 빈혈 상태   ② 산후출혈
③ 자궁파열   ④ 호흡장애
⑤ 폐혈증

31 임신 시 내분비계 변화로 옳은 것은?

① 췌장에서 인슐린 분비가 감소된다.
② 임신기에 부갑상샘 호르몬이 증가한다.
③ 뇌하수체 후엽에서 옥시토신 분비가 감소한다.
④ 뇌하수체 전엽에서 난포자극호르몬의 분비가 증가한다.
⑤ 갑상선 호르몬의 감소로 인하여 기초대사율이 증가한다.

32 산욕기 간호에 대한 설명으로 옳지 않은 것은?

① 적색오로는 산욕기간 내내 분비된다.
② 산후통은 아기를 많이 낳은 부인일수록 심하다.
③ 오로의 냄새가 심하면 감염을 의심한다.
④ 산후에 조기이상을 실시하는 것이 회복에 도움이 된다.
⑤ 회음절개 후 치유를 위해 좌욕을 한다.

33 성장과 발달의 특징에 관한 설명으로 옳지 않은 것은?

① 머리에서 발끝으로 발달한다.
② 몸의 중심부에서 말초로 발달한다.
③ 특수한 면에서 일반적인 면으로 발달한다.
④ 대천문은 양측 두정골 사이에 있으며 12~18개월에 폐쇄된다.
⑤ 신체의 각 부분은 각기 다른 속도로 성장한다.

34 ( ) 안의 내용으로 옳은 것은?

신생아 생리적 체중감소는 (　　)부터 시작되며 체중의 (　　)가 감소된다.

① 1~2일, 5~10%
② 3~4일, 5~10%
③ 8~10일, 15%
④ 10일 이상, 20%
⑤ 15~16일, 5~10%

35 신생아의 반사반응 중 가장 늦게 소실되는 신경 반사는?

① 긴장성 반사
② 빨기 반사
③ 움켜쥐기 반사
④ 바빈스키 반사
⑤ 모로반사

Ⅱ 보건간호

36 지역사회 보건사업대상의 기본단위는?

ㄱ. 건강관련 인력의 종류와 수
ㄴ. 생정통계 등의 관공서 제출
ㄷ. 주민의 건강과 관련된 정부기관
ㄹ. 경로당, 탁아소 등의 사회자원

① 개인　　② 가족
③ 기관　　④ 사회
⑤ 국가

37 영유아 건강관리실의 환경으로 옳은 것은?

① 물이 엎질러진 곳은 아이들이 치우도록 한다.
② 대기실, 교육실, 놀이실 등은 처치실과 가까운 거리에 설치한다.
③ 뛰어다니는 데 덥지 않도록 난방을 하지 않는다.
④ 건강관리실 내에 수유를 할 수 있도록 준비한다.
⑤ 화장실은 어둡게 조명한다.

38 지역사회 간호업무 중 가장 포괄적이고 중요한 것은?

① 보건교육   ② 치료와 간호
③ 환자 격리   ④ 환자발견
⑤ 예방접종 실시

39 지역사회 건강증진 사업의 주된 철학은?

① 질병치료를 위한 의료진의 책임을 강조
② 질병의 악화를 막으려는 소극적 개념
③ 건강생활의 실천을 위한 스스로의 책임을 강조
④ 신체적 건강의 증진을 강조하는 개념
⑤ 보건소의 질병치료에 관련된 책임을 강조 하는 개념

40 지역사회 중심의 간호사업과정에서 대상자를 대신하여 그들의 입장에서 의견을 제시하는 지역사회 간호사의 역할은?

① 촉진자   ② 상담자
⑤ 조정자   ④ 관리자
⑤ 옹호자

41 보건사업에서 간호조무사의 역할로 옳지 않은 것은?

① 독자적인 간단한 치료 및 예방접종 실시
② 전반적인 사업실천에 참여
③ 보건교육시 보조업무
④ 보건통계작성에 대한 협조
⑤ 보건간호사의 보조 업무

42 가족간호에서 우선 관리해야 할 대상은?

① 분만 후 8주가 경과된 산모의 가족
② 미숙아가 있는 가족
③ 우울증 환자가 있는 가족
④ 비활동성 결핵환자가 있는 가족
⑤ 고혈압 환자가 있는 가족

43 지역사회 보건사업을 수행할 때 가장 효과적인 사항으로 옳은 것은?

① 보건요원의 계획대로 수행한다.
② 정부의 사업목표만 수행한다.
③ 방역사업을 우선적으로 고려하여 수행한다.
④ 그 지역사회 특성에 맞는 사업이어야 한다.
⑤ 중복되는 보건사업은 피한다.

44 보건교육 시 학습자들의 이해 정도와 참여 정도 파악 및 학습자들의 수업능력, 태도, 학습방법 등을 확인함으로써 교육과정이나 수업방법을 개선하고 교재의 적절성을 확인할 수 있는 평가 방법은?

① 진단평가   ② 형성평가
③ 상대평가   ④ 절대평가
⑤ 총괄평가

45 지역사회에서 가족간호가 중요한 이유로 옳지 않은 것은?

① 가족은 사회의 기본적인 단위일 뿐만 아니라 개인의 건강 신념, 가치 등이 형성되는 데 영향을 끼친다.
② 가족은 환경으로서 개인의 건강에 영향을 준다.
③ 가족을 간호하는 것이 개인을 간호하는 것보다 한정된 자원으로 보건사업을 함에 있어 효과적이다.
④ 모든 가족 건강문제는 가족 내의 자원으로 해결된다.
⑤ 개인 대상자의 건강은 전체 가족 건강에 역동적인 영향을 미친다.

46 일차보건의료체계가 대두하게 된 배경과 관계가 먼 것은?

① 의사나 병원중심의 의료
② 국가 의료재정의 악화 증가
③ 비인간화된 의료문제
④ 소득, 계층간 의료이용 격차 발생
⑤ 의술의 발달로 인한 수명연장

47 보건간호사업을 지역사회에 제공하려고 할 때 제일 먼저 고려해야 할 점은?

① 지역사회 간호사의 자격 및 기술의 결정
② 충분한 재정적 확보
③ 사업의 필요성 결정
④ 사업대상의 요구
⑤ 정부정책과의 관련성

48 포괄적인 보건의료란 무엇인가?

① 보건의료전달체계의 효율적인 수립을 말한다.
② 모든 전문 각과를 포함한 종합병원에서 시행되는 의료를 말한다.
③ 예방과 치료를 통합한 종합적인 보건의료를 의미한다.
④ 의사와 비의사 인력이 합동하여 시행하는 보건의료를 말한다.
⑤ 예방과 재활을 통합한 보건의료를 의미한다.

49 다음 중 일차보건의료가 갖추어야 할 조건으로 옳은 것은?

① 이용절차가 까다로워야 한다.
② 지역사회 개발사업과는 무관하게 진행되어야 한다.
③ 지역사회의 빈곤층을 중심으로 계획되어야 한다.
④ 최신 치료와 특수치료를 담당한다.
⑤ 지역주민의 지불능력에 맞는 의료수가가 책정되어야 한다.

50 다음 중 지역사회 중심의 재활간호사업의 궁극적 목적은?

① 장애인의 기능회복
② 장애인의 잠재력 개발
③ 재활에 대한 인식고취
④ 장애인의 사회통합
⑤ 지역사회자원의 효과적 활용

III 공중보건학

51 피임과 성병예방을 동시에 할 수 있는 방법은?

① 질세척법
② 콘돔
③ 다이아프램
④ 경구피임약
⑤ 살정자제

52 우리나라의 의료비를 증가시키는 원인으로 가장 중요한 것은?

① 급성질환의 증가
② 전 국민의료보험의 실시
③ 의료서비스의 평준화
④ 병원규모의 소형화
⑤ 인구의 감소

53 선천성 매독 예방 산전 검사는?

① 소변검사　② X-선검사
③ 장혈검사　④ 혈청검사
⑤ 간기능검사

54 결핵반응검사 결과 음성자에 대한 조치는?

① B.C.G 접종
② 객담검사
③ 흉부 X-선 검사
④ 혈청검사
⑤ 결핵환자로 등록

55 보건교육 시 강의의 장점으로 옳은 것은?

① 학습자의 자율성이 최대로 보장된다.
② 짧은 시간에 많은 양의 지식전달이 가능하다.
③ 학습자를 능동적으로 만든다.
④ 학습자의 의견이 반영된다.
⑤ 학습자의 개인별 성향을 고려할 수 있다.

56 긴급한 대책이 필요한 급성 감염병의 발생 시 대중을 대상으로 한 효과적인 보건교육 방법은?

① 집단토론회　② 강연회
③ 방송매체　　④ 개인면접
⑤ 가정방문

57 영양염류의 과다로 호수에 녹조류가 다량으로 번식하여 물빛이 녹색으로 변하는 등 수질이상을 초래하는 현상으로 옳은 것은?

① 부영양화　② 적조현상
③ 녹조현상　④ 라니냐 현상
⑤ 엘리뇨 현상

58 다음 중 물의 염소 소독 후 세균이 다시 증가하는 현상은?

① 세균생성
② 증식현상
③ 교환현상
④ 부영양화
⑤ 부활현상

59 직업병 예방을 위한 대책으로 옳지 않은 것은?

① 보건교육
② 질병의 치료
③ 정기적인 건강진단
④ 위생보호구 착용
⑤ 직업환경의 개선

60 mumps virus가 원인인 감염병은 무엇인가?

① 장티푸스　② 풍진
③ 홍역　　　④ 백일해
⑤ 유행성이하선염

61 윈슬로가 제시한 공중보건학의 목적은?

① 질병치료, 사회적 건강증진
② 신체적 건강증진, 질병 진단
③ 보건위생, 질병예방, 사회복귀
④ 질병예방, 수명연장, 건강증진
⑤ 수명유지, 재활치료, 보건위생

62 기후요소 중 인체의 체온조절에 중요한 온열요소는?

① 불쾌지수　② 감각온도
③ 체온조절　④ 냉각력
⑤ 기습

63 다음 중 음용수의 수질기준 항목 중 분변오염의 지표는?

① 일반세균　② 대장균
③ 과망간산칼슘　④ 용존산소
⑤ 탁도

64 결핵환자, 수유부 및 회복기 환자에게 제공해야 할 식이는?

① 염분제한식이
② 고비장식이
③ 고단백식이
④ 저열량식이
⑤ 저단백식이

65 통조림, 소시지 등이 원인식품이며 신경계 급성 중독 증상을 일으키고 치명률이 높은 식중독은?

① 보툴리누스균 식중독
② 포도상구균 식중독
③ 장염 비브리오 식중독
④ 살모넬라균 식중독
⑤ 연쇄상구균 식중독

66 바이러스에 대한 설명으로 옳은 것은?

① 항생제에 의한 치료 효과가 크다.
② 병원체 중 크기가 가장 크다.
③ 전자현미경으로 관찰 가능하다.
④ 박테리아의 일종이다.
⑤ 주로 곤충류가 매개하며 발진티푸스 결핵을 일으킨다.

67 우리나라 농촌 지역에서 수인성 감염병 예방을 위해 가장 먼저 시작해야 하는 보건사업은?

① 음용수 관리
② 감염병 관리
③ 환자 관리
④ 결핵 관리
⑤ 병원시설 준비

68 다음 중 기생충 예방책은?

> ㄱ. 육류는 익혀먹도록 한다.
> ㄴ. 도축장의 위생검사를 철저히 한다.
> ㄷ. 민물고기와 관계 있는 바다 생선을 가열, 조리해서 먹는다.
> ㄹ. 채소와 관계 있는 기생충 질병의 예방은 야채를 흐르는 물에 5회 이상 씻어 먹는다.

① ㄱ, ㄴ, ㄷ
② ㄱ, ㄷ
③ ㄴ, ㄹ
④ ㄹ
⑤ ㄱ, ㄴ, ㄷ, ㄹ

69 이타이이타이 병의 원인이 되는 물질은?

① 수은   ② 납
③ PCB   ④ 카드뮴
⑤ 인

70 우리나라 건강보험에서 국민에게 제공하는 혜택이 아닌 것은?

① 아플 때 병원에서 치료받을 수 있는 요양 급여
② 분만시 병원을 이용할 수 있는 분만급여
③ 건강진단을 받을 수 있는 건강진단급여
④ 사망 시 받을 수 있는 장례비
⑤ 간병인을 고용하면 받을 수 있는 간병비

실기

71 재활병원에 실습나간 김○○ 학생이 뇌졸증으로 쓰러진 우측편마비 환자의 보행을 돕는 방법으로 올바른 것은?

① 보조지팡이를 사용하여 보행하는 경우 환자의 우측에 서서 보조하며 걷는다.
② 지팡이 없이 걷는 경우 환자의 우측에 서서 보조하며 걷는다.
③ 환자와 마주 서서 보조를 맞춰 걷는다.
④ 환자 뒤에서 걷도록 한다.
⑤ 지팡이를 사용하여 보행하는 경우 환자의 좌측에 서서 걷는다.

72 50세 남자 오○○씨는 혈변과 변비가 반복되는 증상으로 입원하였고, 진단 검사결과 대장암이 의심된다. 검사 후 대상자가 진단명을 물어볼 때 간호조무사의 바른 대답은?

① "별거 아닌 것 같은데요."
② "보호자는 알고 있을 거 같던데요."
③ "진료 봐주셨던 의사선생님이 검사결과 말씀해 주실 거예요."
④ "대장암이래요."
⑤ "저는 잘 모르겠어요."

73 어지러움과 잦은 설사 증사으로 입원한 김○○(F/22)씨는 헤모글로빈6.0g/dl이다. 위장관 출혈이 의심되고 장혈검사(Occult Blood)가 처방 되었다. 검사 전 제한해야 할 음식으로 옳은 것은?

① 수분   ② 육류
③ 일반식   ④ 탄산
⑤ 곡류

74 S대학병원 전공의 김○○(남/28)씨는 변비를 호소하는 대상자에게 식이요법, 운동요법에 이어 관장을 처방했다. 그럼에도 대변이 직장벽에 꽉 끼어 배출되지 않고 있다. 이 대상자가 가지고 있는 배변문제는 다음 중 무엇인가?

① 설사　　② 분변매복
③ 변비　　④ 고창
⑤ 변실금

75 내시경 검사로 금식 중이던 환자가 검사 대기 시간이 길어지면서 어지러움과 두통, 식은땀과 허기짐을 호소한다. 의심해 볼 수 있는 것은?

① 심계항진　　② 저혈당
③ 고혈압　　　④ 쇼크
⑤ 충수염

76 10년째 흡연으로 폐질환이 의심되는 60세 남자에게 금연교육이 이루어졌다. 교육 후 반드시 확인해야 할 것은?

① 금연여부　　② 체중감소
③ 식이상태　　④ 운동요법
⑤ 직업

77 골절로 수술 받은 70세 남자 조○○씨는 장기 침상안정이 요구된다. 주의해서 간호해야 할 부분이 아닌 것은 무엇인가?

① 혈액순환 장애로 인한 욕창
② 부동으로 인한 근육의 위축
③ 흡인성 폐렴
④ 실금과 같은 생활기능 장애
⑤ 의존성 감소와 같은 심리적 변화

78 간호사가 수술 후 의식이 없는 박○○(남/88) 할아버지의 목을 옆으로 취해주자 보호자가 불편해 보인다며 앉히려고 할 때 설명해야 할 내용으로 맞는 것은?

① 당분간 식사를 못하니 눕게 하는 것이다.
② 환자의 호흡을 돕기 위해 눕게 한 것이다.
③ 누워있을 때 의식이 더 빨리 회복된다.
④ 분비물 배출을 쉽게 하고 기도 흡인을 예방하기 위해 이 자세를 유지해야 한다.
⑤ 의식이 돌아올 때 느껴지는 통증을 최소화하는 자세이다.

79 췌장암 말기 판정을 받은 김○○(F/33)씨는 진단이 틀렸다고 생각하고 다른 여러 군대의 의료기관을 다니며 재검사를 받고 있다. 죽음에 대한 심리적 적응 단계 중 어디에 해당하는가?

① 부정　　② 분노
③ 협상　　④ 우울
⑤ 수용

80 다음 중 얼음주머니를 제공해도 되는 대상자는?

① 헤모글로빈이 정상보다 많이 낮은 환자
② 체온 38.8℃ 측정되는 환자
③ 90세(고령) 환자
④ 피부이식 수술 받은 환자
⑤ 욕창으로 파괴된 조직이 있는 환자
⑤ 수용

81. 초등학교 6학년 학생들은 방학을 앞두고 단체로 영화 관람 중이다. 관람 중 한 학생이 두통과 어지러움, 구토할 것 같다며 권태감을 호소한다. 어떤 증상을 의심해 볼 수 있는가?

   ① 섬망　　② 군집독
   ③ 빈혈　　④ 일사병
   ⑤ 꾀병

82. 간호조무사 최○○씨는 A씨가 복용해야 할 약을 B씨에게 잘못 전달하여 B씨가 복용한 것을 알게 되었다. 황○○씨의 올바른 태도는?

   ① 즉시 보고한다.
   ② 환자의 활력징후를 주의 깊게 관찰한다.
   ③ 환자에게 특이 증상이 없으면 넘어간다.
   ④ 가족에게 설명한다.
   ⑤ 기록하지 않는다.

83. 김선임(F/53)씨는 평소 변비로 힘들어 한다. 다음 중 권장되는 식이는?

   ① 수분제한　　② 고섬유질
   ③ 비타민 C　　④ 육류
   ⑤ 흰쌀밥

84. 위궤양 증상으로 입원 치료중인 노○○(남/75) 은 자신의 대변 양상이 검고 짜장면 찌꺼기 같다고 말한다. 다음 중 무엇을 의심해 볼 수 있는가?

   ① 상부위장관 출혈
   ② 하부위장관 출혈
   ③ 위산역류
   ④ 치질
   ⑤ 설사

85. 정○○씨는 위궤양을 앓고 있다. 두통과 발열을 호소할 때 안전하게 투여할 수 있는 비마약성 진통제는 무엇인가?

   ① 아스피린　　② 모르핀
   ③ 데메롤　　　④ 미다졸람
   ⑤ 아세트아미노펜

86. 치과의사 김씨는 충치가 있는 대상자의 구강내부가 잘 보이지 않아 반사시켜서 보고 싶어 한다. 간호조무사가 준비해 전달해야 하는 기구는 무엇인가?

   ① 치경　　　② 탐침
   ③ 진공호흡기　④ 핀셋
   ⑤ 브라케트

87. 축구동호회 친선 경기가 있던 날 주장으로 뛰던 유○○(남/35)씨가 발끼리 엇갈려 넘어져 발목 통증을 호소한다. 다음 중 옳은 처치는?

   ① 발목 관절운동　② 환측 상승
   ③ 더운물 찜질　　④ 마사지 실시
   ⑤ 전신부목 적용

88. 제약회사 공장에서 일하는 민○○(여/29)는 약품의 용기가 파손되어 내용물이 눈에 들어갔다. 가장 먼저 해야 할 행동으로 옳은 것은?

   ① 손으로 비빈다.
   ② 보호안경을 쓰고 다시 일한다.
   ③ 수건으로 닦는다.
   ④ 흐르는 깨끗한 물로 세척하고 병원으로 간다.
   ⑤ 통증이 없으면 안약을 점적한다.

89 박민주(M/4)은 아토피로 입원치료 중이다. 얼굴과 목 등이 가려워 지속적으로 긁고 있고 진물이 난다. 다음 중 적용할 수 있는 억제대는?

① 장갑억제대
② 자켓억제대
③ 발목억제대
④ 전신억제대
⑤ 벨트억제대

90 병원 간호부는 입원환자와 보호자들에게 '감염 예방'이라는 주제로 교육을 하려고 계획 중이다. 다음 중 가장 중요한 사항으로 주목 해두어야 할 부분은?

① 마스크착용 ② 기침방법
③ 격리법 ④ 소독법
⑤ 손씻기

91 다음 중 신생아에서 가장 감염되기 쉬운 부위로 옳은 것은?

① 제대절단부위, 위장, 신장
② 위장, 기관지, 눈
③ 제대절단부위, 눈, 피부
④ 신장, 기관지, 눈
⑤ 제대절단부위, 눈, 항문

92 치아 내부의 구성 요소 중 가장 많이 차지하는 치아조직은?

① 치수 ② 치근
③ 상아질 ④ 법랑질
⑤ 치조골

93 간호조무사의 치과업무로 옳지 않은 것은?

① 구강진료기구 교환
② 진료실기구 준비
③ 구강내의 액체흡인기 작동
④ 환자의 간단한 잇몸치료 및 치석제거
⑤ 환자의 치료 약속

94 침을 맞는 경락의 부위와 뜸을 놓는 자리로 적당한 곳은?

① 영혈 ② 경혈
③ 유혈 ④ 합혈
⑤ 정혈

95 수욕요법의 치료적 작용으로 옳지 않은 것은?

① 자극과 진정작용
② 지혈작용
③ 혈액 정화 작용
④ 해독
⑤ 순환촉진

96 다음 중 배설량에 포함되지 않는 것은?

① 설사 ② 구토
③ 상처배액 ④ 정상대변
⑤ 출혈

97 요추천자 후 가장 적합한 체위는?

① 절석위 ② 파울러씨체위
③ 슬흉위 ④ 배횡와위
⑤ 앙와위

98 생리통이 심한 여성에게 적합한 체위는?
① 절석위 ② 파울러씨 체위
③ 슬흉위 ④ 배횡와위
⑤ 복위

99 목발 보행 시 체중은 어디에 실어야 하는가?
① 어깨 ② 손목
③ 무릎 ④ 허리
⑤ 팔꿈치

100 발목에 적용할 수 있는 붕대법은?
① 유방바인더 ② 8자대
③ 회귀대 ④ T - 바인더
⑤ 환행대

101 지역보건법상 보건소장의 업무에 해당하는 것은?
① 보건지소의 설치
② 지역보건의료계획 수립
③ 지역보건의료정보시스템 구축
④ 소속 공무원 지휘 · 감독
⑤ 시 도지사 지휘 · 감독

102 지역보건법상 지역주민의 보건의료를 위하여 보건소를 추가로 설치하려는 경우에 해당 지방자치단체의 장은 누구와 사전에 협의하여야 하는가?
① 보건소장
② 국무총리
③ 주민자치단체장
④ 보건복지부장관
⑤ 질병관리청장

103 보건소를 추가로 설치할 수 있는 시 · 군 · 구의 인구 규모는?
① 10만 ② 20만
③ 30만 ④ 40만
⑤ 50만

104 혈액관리업무를 할 수 없는 기관은?
① 대한적십자사 ② 종합병원
③ 요양원 ④ 병원
⑤ 의원

105 지역보건법에 의한 보건소의 업무에 해당하는 것은?
① 보건의료인력 양성
② 의료기관 병상의 수요 및 공급계획
③ 보건의료 기술의 연구개발과 지원
④ 건강 친화적인 지역사회 여건 조성
⑤ 백신 개발의 연구 참여

8회 최종 모의고사 문제

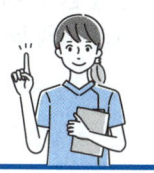

I 기초간호학

01 입원환자에게 심리적 안정을 제공하고 신뢰를 형성하는 방법으로 옳은 것은?

① 건강관리요원들의 완고하고 절제적인 행동
② 환자와 개인적인 비밀을 터놓고 교환
③ 간호 및 처치에 대한 자세한 설명
④ 환자와 개인적 관계 형성
⑤ 건강관리요원들의 침착성과 과묵한 태도

02 요골동맥에서 맥박을 측정한 결과 약한 맥박과 강한 맥박이 불규칙하게 촉지될 경우 정확한 맥박 수를 측정하기 위한 방법은?

① 다시 잰다.
② 경동맥에서 측정한다.
③ 동맥 부위에 손가락을 올려 놓고 힘을 준다.
④ 1분 후에 다시 잰다.
⑤ 심첨 부위에서 1분간 재어 비교한다.

03 복부진찰을 위한 적절한 체위는?

① 슬흉위   ② 심스위
③ 앙와위   ④ 배횡와위
⑤ 복위

04 정체관장의 목적은?

① 용액이 장내에 장시간 머물게 하기 위해
② 연동운동을 자극하기 위해
③ X선 검사 전 장 준비를 위해
④ 변비를 예방하기 위해
⑤ 장 훈련을 통해 규칙적인 장 기능 유지를 위해

05 간호조무사의 직업적 태도와 업무로 옳은 것은?

> ㄱ. 성실과 책임완수
> ㄴ. 간호사 보조
> ㄷ. 시간엄수
> ㄹ. 환자치료

① ㄱ, ㄴ, ㄷ   ② ㄱ, ㄷ
③ ㄴ, ㄹ   ④ ㄹ
⑤ ㄱ, ㄴ, ㄷ, ㄹ

06 환자의 활력증후를 측정하던 중 혈압계가 떨어져서 파손되었을 때의 적절한 조치는?

① 새로운 혈압계를 구입하여 가져다 놓는다.
② 아무도 모르게 파손된 혈압계를 보관 장소에 갖다 놓는다.
③ 환자에게 새로운 혈압계를 사오라고 한다.
④ 간호사에게 즉시 사실대로 보고한다.
⑤ 병원과 비용을 반씩 부담하여 새로 혈압계를 구입한다.

07 업무상 알게 된 환자의 비밀에 대한 간호조무사의 태도는?

① 비밀을 다른 사람에게 누설하지 않는다.
② 자신의 가족들과 그 내용에 대해 이야기한다.
③ 환자의 가족들에게 알린다.
④ 많은 사람들에게 알려 도움 줄 방법을 찾도록 한다.
⑤ 자신이 알고 있다는 것을 환자에게 알린다.

08 간호조무사의 업무로 옳지 않은 것은?

① 검사물을 검사실로 가져간다.
② 각종 주사를 놓는다.
③ 처치 혹은 수술에 필요한 기구를 소독하고 사용 후 손질 한다.
④ 입원실 및 진찰실의 환경정리를 한다.
⑤ 환자나 보호자의 질문에 친절히 대답한다.

09 멸균과 소독에 대한 설명으로 옳은 것은?

> ㄱ. 무균 – 감염되지 않은 상태로 병원성 미생물이 없는 상태
> ㄴ. 소독 – 물체의 표면에 있는 세균의 아포를 제외한 모든 미생물을 죽이는 것
> ㄷ. 방부 – 유해한 미생물의 성장과 번식 및 전파를 억제 시키는 것
> ㄹ. 멸균 – 아포를 제외한 모든 미생물을 사멸 시키는 것

① ㄱ, ㄴ, ㄷ   ② ㄱ, ㄷ
③ ㄴ, ㄹ   ④ ㄹ
⑤ ㄱ, ㄴ, ㄷ, ㄹ

10 호흡이 감소하는 상황으로 옳은 것은?

① 고열환자
② 흡연 직후
③ 계단을 걸어 올라온 환자
④ 빈혈
⑤ 마약성 진통제 투여 후

11 케톤성 당뇨병 시 호흡에서 과일냄새가 나는 것이 특징인 호흡은?

① 쿠스마울 호흡
② 기좌호흡
③ 체인스토크스 호흡
④ 호흡곤란
⑤ 과도호흡

12 우심방이 최고로 이완되었을 때 압력으로 심장의 수축과 수축 사이에 휴식기 혈압을 말하는 것은?

① 수축기 혈압   ② 이완기 혈압
③ 고혈압   ④ 평균압
⑤ 맥압

13 외호흡에 대한 설명으로 옳은 것은?

① 피부를 통한 호흡을 말한다.
② 모세혈관 사이에 이루어지는 산소교환을 말한다.
③ 폐의 폐포와 순환 혈액 사이의 산소와 탄산 가스의 교환을 말한다.
④ 혈액과 조직 세포 사이에서 이루어지는 탄산가스와 산소의 교환을 말한다.
⑤ 폐로 산소가 이동되고 호식동안 기도를 통해 탄산가스를 외부로 배출하는 것을 말한다.

14 체온조절중추의 위치로 옳은 것은?

① 중뇌　　② 소뇌
③ 연수　　④ 시상하부
⑤ 뇌교

15 피부층을 피부 표면에서 안쪽으로 순서대로 열거한 것은?

① 진피 – 표피 – 피하
② 표피 – 피하 – 진피
③ 표피 – 진피 – 피하
④ 피하 – 표피 – 진피
⑤ 피하 – 진피 – 표피

16 췌장에서 분비되어 혈당량을 감소시키고 부족하면 당뇨를 일으키는 호르몬은?

① 인슐린　　② 안드로겐
③ 테스토스테론　　④ 옥시토신
⑤ 프로락틴

17 약물의 투여 방법 중 약효가 빠른 순서대로 배열된 것은?

① 구강 – 피하 – 정맥 – 근육
② 정맥 – 피하 – 구강 – 근육
③ 정맥 – 근육 – 피하 – 구강
④ 피하 – 근육 – 정맥 – 구강
⑤ 근육 – 정맥 – 구강 – 피하

18 뼈의 외면을 덮고 있는 결합조직으로 된 얇은 막으로 골절 시에 뼈를 재생시키는 중요한 역할을 하는 것은?

① 골막　　② 연골
③ 골수　　④ 골조직
⑤ 치밀골

19 인체를 구성하고 있는 세 가지 성분으로 옳은 것은?

① 체액, 기관, 세포사이물질
② 기관, 호르몬, 세포
③ 호르몬, 세포, 체액
④ 세포, 세포사이물질, 체액
⑤ 호르몬, 세포사이물질, 기관

20 분절운동이란?

① 평활근의 수축작용에 의해서 일어나는 운동이다.
② 소장은 분절운동만을 하기 때문에 소화의 일부 과정에 기여한다.
③ 소장 내의 내용물을 더 잘게 부수고 소화액과 잘 혼합시킨다.
④ 장의 몇 부분에서 움추렸다 폈다 하는 운동이 연속적으로 일어난다.
⑤ 대장에서만 볼 수 있는 운동이다.

21 소독과 멸균의 원리에 대한 설명이다. 옳은 것은?

① 에틸렌옥사이드 가스는 인체에 독성이 없고 모든 미생물과 아포를 죽인다.
② 고압증기멸균법은 모든 병원균과 아포를 죽인다.
③ 이소프로필 알코올은 아포 및 곰팡이를 사멸한다.
④ 자비소독은 세균의 포자와 바이러스를 모두 죽이는 완전한 멸균법이다.
⑤ 건열 멸균법은 섭씨 100도에서 30분동안 소독해야 한다.

22 복수천자 시 주의할 점으로 옳은 것은?

① 무균적으로 시행한다.
② 심스위를 취한다.
③ 천자 전에 금식시킨다.
④ 엎드려 눕게 한다.
⑤ 다리를 올려 준다.

23 소변배양 검사 시 채집의 방법은?

① 아침 첫 소변을 받는다.
② 소변 주머니로부터 소변을 채집한다.
③ 외음부를 깨끗이 씻고 소변을 받는다.
④ 무균적인 방법으로 도뇨하여 시험관에 받는다.
⑤ 물을 많이 마시도록 한 후 소변을 받는다.

24 우측 발목 아래를 절단한 환자가 계속해서 오른쪽 엄지 발가락이 아프다고 호소한다면 이러한 통증을 무엇이라고 하는가?

① 작열통
② 시상통
③ 암성통증
④ 삼차신경통
⑤ 환상지통

25 유방암으로 인해 유방절제술을 받은 환자의 재활운동에 포함되지 않는 것은?

① 줄 올리기
② 모래주머니 들기
③ 브래지어 잠그기
④ 손으로 벽 기어오르기
⑤ 머리빗기

26 폐경기 여성의 골다공증 예방법은?

① 단백질은 뼈에서의 칼슘 배설을 증가시키므로 섭취를 권장한다.
② 달리기, 테니스 등의 체중 부하운동을 제한한다.
③ 의사 처방하에 에스트로겐을 투여한다.
④ 대상자에게 칼슘과 비타민 K를 투여하도록 한다.
⑤ 대상자에게 유제품의 섭취를 제한시키도록 한다.

27 전신마취 수술 후의 간호로 옳지 않은 것은?

① 활력증후를 계속 측정한다.
② 금식 상태를 유지한다.
③ 움직임을 최소화한다.
④ 의식 상태를 자주 확인한다.
⑤ 심호흡과 체위변경을 실시한다.

28 만성 폐쇄성 폐질환(COPD) 환자에게 고농도의 산소를 투여해서는 안되는 이유는?

① 호흡성 알칼리 중독증을 예방하기 위해
② 부교감 신경계가 자극되므로
③ 호흡자극을 억제할 수 있으므로
④ 호기가 어려우므로
⑤ 말초 혈관이 수축하므로

29 배란 전에 자궁내막을 증식시키는 호르몬으로 옳은 것은?

① 티록신　　　② 황체형성호르몬
③ 프로게스테론　④ 에스트로겐
⑤ 리파아제

30 다음의 분만 제1기 간호의 설명 중 옳지 않은 것은?

① 배뇨를 충분히 하도록 한다.
② 진통이 있을 때 복압을 주도록 격려한다.
③ 소화가 잘 되고 영양가 있는 음식을 섭취하도록 한다.
④ 활력증상을 측정하고 필요하면 구강 간호를 실시한다.
⑤ 관장하여 배변하도록 한다.

31 분만 제2기에 아두나 제대의 압박으로 나타나는 태아 위험 증상으로 옳은 것은?

① 태반이 만출된다.
② 자궁개대가 지연된다.
③ 산모에게 청색증이 나타난다.
④ 태아의 심음이 불규칙하다.
⑤ 양수가 배출된다.

32 생후 첫째주에 체중이 출생 시 보다 약 10%가 감소했을 때 적절한 간호 중재는?

① 영양실조로 위관 영양을 실시하도록 한다.
② 선천적인 체중감소로서 의사에게 보고한다.
③ 유전적인 체중감소로 수간호사에게 보고한다.
④ 생리적인 체중감소로서 걱정 할 것 없다고 안심시킨다.
⑤ 감염된 결과로 나타났기 때문에 격리시킨다.

33 회음절개술을 시행한 산모에게 좌욕을 실시하는 목적은?

① 자궁의 회복을 촉진시켜 준다.
② 회음절개 부위의 치유를 촉진한다.
③ 좌욕을 하면 오로의 양이 줄어든다.
④ 산모의 산욕기를 단축시켜 준다.
⑤ 산모의 산후통을 경감시켜 준다.

34 다음 중 영아의 성장과 발달에 대한 설명으로 옳은 것은?

① 생후 6개월 후에는 밤에 깨지 않고 16시간 정도 잔다.
② 생후 4~5개월부터 다른 사람의 반응에 모방적 표현을 한다.
③ 3~5개월이 되면 체중이 출생 시 3배가 된다.
④ 영아기 동안 시각, 청각, 미각이 발달한다.
⑤ 생후 6개월 후 잡아주면 앉기 시작한다.

35 신생아가 성인에 비해 탈수가 잘 발생하는 이유로 옳은 것은?

① 세포 외액의 비율이 낮다.
② 수분 교환율이 낮다.
③ 체중당 차지하는 총 수분량이 적다.
④ 소변을 충분히 농축할 수 없다.
⑤ 체중에 비해 대사율이 낮다.

II 보건간호

36 한 국가의 보건상태를 나타내 주는 가장 중요한 지표로써 사회 경제적 요인의 개선 및 모자보건 사업을 강화함으로써 감소시킬 수 있는 것은?

① 예방접종률
② 영아사망률
③ 주산기사망률
④ 조사망률
⑤ 신생아사망률

37 국민의 건강과 보건, 복지, 사회보장 등 삶의 질 제고를 위한 정책 및 사무를 관장하며, 방역, 위생 등을 실시하는 중앙행정기관은?

① 식품의약품 안전처
② 보건복지부
③ 질병관리본부
④ 기획재정부
⑤ 국민안전처

38 다음 중 현재 우리나라 보건소의 문제점으로 옳은 것은?

① 만성질환 관리에만 특화되어 있다.
② 보건행정조직이 이원화되어 있다.
③ 보건사업 투자 재원은 확보되어 있으나 독창적인 사업진행이 어렵다.
④ 운영인력에 비해 수요가 부족한 형편이다.
⑤ 시, 군, 구별로 1개소씩 설치로 모든 지역의 주민들이 접근성이 용이하다.

39 WHO의 주요 기능으로 옳지 않은 것은?

① 회원국에 대한 의약품 공급
② 보건분야 연구의 수행 및 증진
③ 경제, 사회, 복지문제를 망라한 경제협의
④ 국제적인 보건사업의 조정 및 지휘
⑤ 회원국에 대한 기술지원 및 자료의 제공

40 지역보건법에서 제시하고 있는 보건소의 업무로 옳은 것은?

① 식품의 품질관리, 의료조사연구
② 보건요원 훈련, 보건시설의 설치 및 관리
③ 보수교육관리, 보건요원의 훈련
④ 보건시설관리, 비전염성 질환관리
⑤ 영양관리사업, 모성과 영유아의 건강유지 및 증진

41 간호조무사가 업무 수행 중 사고를 예방하기 위한 방법은?

ㄱ. 대상자에 대한 철저한 관찰
ㄴ. 자신의 직무한계에 대한 인식
ㄷ. 의문이 있을 시 감독자와 의논
ㄹ. 업무상 이상상태의 발견 시 즉시 보고

① ㄱ, ㄴ, ㄷ ② ㄱ, ㄷ
③ ㄴ, ㄹ ④ ㄹ
⑤ ㄱ, ㄴ, ㄷ, ㄹ

42 가정에서 신생아의 방 온도로 가장 적절한 것은?

① 10~17℃ ② 18~20℃
③ 20~22℃ ④ 23~25℃
⑤ 28~30℃

43 보건소장은 행정적으로 누구의 지휘, 감독을 받도록 되어 있는가?

① 시장, 군수, 구청장
② 대통령
③ 행정자치부장관
④ 보건복지부장관
⑤ 도지사

44 우리나라에서 일차보건의료사업을 수행하기 위해 만들어진 간호직은?

① 보건관리사
② 보건교사
③ 전문간호사
④ 가정간호사
⑤ 보건진료 전담공무원

45 의료소비자가 건강보험에 의존하여 필요 이상으로 의사방문 횟수를 늘리거나, 건강증진을 위한 자기 노력을 게을리하게 되는 현상을 일컫는 말은?

① 도덕적 해이
② 무임승차
③ 정보의 비대칭성
④ 외부효과
⑤ 정보의 대칭성

46 6대 암검진 대상 암의 종류에 해당하지 않는것은?

① 폐암　　② 갑상샘암
③ 자궁경부암　④ 유방암
⑤ 간암

47 우리나라에서 4대 사회보험이 시작된 순서가 바르게 나열된 것은?

① 의료보험 → 산재보험 → 국민연금 → 고용보험
② 의료보험 → 고용보험 → 국민연금 → 산재보험
③ 산재보험 → 의료보험 → 국민연금 → 고용보험
④ 산재보험 → 의료보험 → 고용보험 → 국민연금
⑤ 고용보험 → 의료보험 → 국민연금 → 산재보험

48 보건의료조직의 특성에 대한 설명 가운데 옳지 않은 것은?

① 보건의료조직은 다양한 전문직종으로 구성되어 있다.
② 다른 조직에 비해 갈등관계가 복잡하다.
③ 업무의 연속성과 응급성을 지니고 있다.
④ 초기투자비용이 많이 들어가지만 투자 회수율이 비교적 빠르다.
⑤ 통합과 조정이 쉽지 않다.

49 보건복지부의 소속기관을 모두 고르면?

> ㄱ. 질병관리청
> ㄴ. 한국산업안전보건공단
> ㄷ. 국립재활원
> ㄹ. 보건소간호조무사 최종모의고사

① ㄱ, ㄴ, ㄷ　　② ㄱ, ㄷ
③ ㄴ, ㄹ　　　④ ㄱ, ㄴ, ㄷ, ㄹ
⑤ ㄷ, ㄹ

50 일차보건의료의 접근방법으로 옳지 않은 것은?

① 예방에 중점을 둔다.
② 쉽게 이용 가능해야 한다.
③ 국가가 강력한 보건사업을 추진한다.
④ 자조, 자립정신을 바탕으로 한다.
⑤ 적절한 기술과 인력을 사용한다.

Ⅲ 공중보건학

51 어떤 특정 시간, 즉 일정 시간에 일정 지역에 거주하고 있는 사람의 집단을 가리켜 무엇이라고 하는가?

① 평균인구   ② 상주인구
③ 중앙인구   ④ 인구
⑤ 인구동태

52 인구 피리미드의 형태 중 출생률과 사망률이 낮은 선진국 형태로 0~14세 인구가 65세 이상 인구의 2배가 되는 출생률과 사망률이 낮은 선진국 형태의 인구유형은?

① 도시형   ② 호로형
③ 농촌형   ④ 피라미드형
⑤ 종형

53 경구피임제의 금기 환자로 옳은 것은?

① 임신중인 여성
② 골절환자
③ 생리통이 있는 여성
④ 감기질환자
⑤ 불규칙한 월경주기를 갖는 여성

54 다음 중 보건소 간호조무사의 업무 내용으로 옳은 것은?

① 보건소의 환경 정리
② 치료적 상담 시행
③ 결핵환자에게 투약 실시
④ 가족계획관리의 통제
⑤ 보건교육의 계획 및 실시

55 지역사회 보건간호사업 과정의 첫 단계는?

① 현실성 있는 목표 설정
② 사업평가에 대한 방안 모색
③ 구체적 사업활동 계획 수립
④ 문제해결에 알맞은 간호수단 및 방법의 선택
⑤ 지역사회 진단

56 상황에 적합하고 실제적이며 효율적인 보건교육을 실시할 수 있는 방법은?

① 기관방문   ② 전화상담
③ 집담회   ④ 가정방문
⑤ 서면상담

57 적절한 치료를 수행하지 않음으로 인해 상처 감염의 위험이 가장 높은 경우는?

① 인위적인 자상
② 부종을 동반한 염좌
③ 둔기로 맞아 멍이 든 상처
④ 오염된 피부의 손상
⑤ 상처부위의 출혈

58 전 국민을 대상으로 하는 전체 보건의료전달체계의 가장 기초가 되는 일차보건의료의 대두배경은?

① 의료자원의 불균형 분포, 희귀 난치성 질환의 증가, 의사 및 의료시설의 부족
② 인간의 기본권 보장, 병·의원 중심의 의료, 예방 중심의 의료, 희귀 난치성 질환의 증가
③ 의료인력의 전문화, 노인인구의 증가, 의료인에 대한 불신 증가
④ 치료중심의 의료, 의료인력의 전문화, 의료의 불균형, 종합병원 중심의 의료
⑤ 노인인구의 증가, 의료자원의 불균형 분포, 의사 및 의료시설의 부족

59 떡을 먹다가 목에 걸려 호흡곤란을 호소하다가 의식을 잃은 대상자에게 올바른 응급처치는?

① 손가락을 대상자의 입에 넣어 이물질이 있는지 없는지 확인하도록 한다.
② 대상자를 바닥에 엎드리게 하여 등을 아주 세게 치도록 한다.
③ 뒤에 서서 주먹을 쥐고 복부의 윗부분을 후 상방으로 힘차게 밀어 올린다.
④ 이물질이 육안으로 보이는 경우 물을 주어 삼키도록 한다.
⑤ 바닥에 눕혀 놓고 골반 위에 걸터 앉아 손뒤꿈치를 이용해 45도 각도로 밀어 올린다.

60 공중보건학의 분야 중 보건관리 분야에 해당하는 것은?

① 보건행정　② 식품위생
③ 의료급여제도　④ 환경위생
⑤ 역학

61 보건의료전달체계의 목적으로 옳은 것은?

① 국민의 의료비 상승을 억제하는 정책을 마련하는 것
② 의료보험 수가를 결정하는 것
③ 보건의료수요자에게 적절한 의료를 효율적으로 제공하는 것
④ 국민에게 의료기관 선택의 자유를 최대한 보장해 주는 것
⑤ 모두에게 평등한 의료를 제공하여 주는 것

62 실내공기 오염의 지표는?

① 일산화탄소　② 이산화탄소
③ 질소　④ 산소
⑤ 오존

63 담배에 의해 두 번째로 흔한 폐암의 원인으로 지목되고 있으며 사람에 따라 자연방사능 노출량이 크게 달라지게 하는 중요한 요인으로 옳은 것은?

① 석면　② 이산화질소
③ 라돈　④ 오존
⑤ 일산화탄소

64 잠복기가 평균 24시간으로 저온살균법으로 사멸되며 발병 시 고열과 복통을 수반하는 식중독 질환은?

① 포도상구균 식중독
② 웰치균 식중독
③ 장염비브리오 식중독
④ 살모넬라균 식중독
⑤ 보툴리누스 식중독

65 식품에 부착 또는 혼입된 미생물이 증식하여 발생되는 식품의 부패란 무엇이 변질된 것인가?

① 단백질 ② 비타민
③ 무기질 ④ 탄수화물
⑤ 지방

66 장티푸스의 주된 전파경로로 옳은 것은?

① 환자의 혈액
② 환자의 피부나 점막
③ 파리나 모기 등의 곤충
④ 병원에서 사용하는 의료기구 등
⑤ 환자나 보균자의 대소변에 의해 오염된 음식물

67 생선회와 어패류를 먹고 복통을 일으킨다면 어떤 원인균을 의심하는가?

① 보툴리누스균 ② 웰치균
③ 캠파일로박터균 ④ 장독소
⑤ 장염비브리오

68 자연독에 의한 식중독 중 감자에서 발생 가능한 원인 물질로 옳은 것은?

① 테트로도톡신 ② 에르고톡신
③ 베네루핀 ④ 솔라닌
⑤ 무스카린

69 국가가 보험료 부담능력이 없는 저소득층의 의료를 공적부조 방식으로 보조하는 것은?

① 건강보험 ② 사회보험
③ 의료급여 ④ 산업재해보험
⑤ 사보험

70 의료보장의 목표에 대한 설명으로 옳은 것은?

> ㄱ. 모든 국민에게 최고급의 입원시설을 제공한다.
> ㄴ. 급작스런 질병발생 시 의료비 부담을 감소시켜 준다.
> ㄷ. 모든 국민에게 똑같은 양의 의료서비스를 제공한다.
> ㄹ. 의료가 필요한 사람에게 적절한 의료서비스를 제공한다.

① ㄱ, ㄴ, ㄷ ② ㄱ, ㄷ
③ ㄴ, ㄹ ④ ㄹ
⑤ ㄱ, ㄴ, ㄷ, ㄹ

Ⅳ 실기

71 혈압계로 혈압 측정 시 주로 이용되는 동맥은?

① 경동맥 ② 측두동맥
③ 상완동맥 ④ 척골동맥
⑤ 관상동맥

72 혈압을 높이는 요인이 아닌 것은?

① 음식물 섭취
② 심한 운동
③ 흡연
④ 방광 팽창
⑤ 조절된 통증

73 약물보관법에 대한 설명으로 옳은 것은?

① 유효기간이 지난 것은 즉시 버리도록 한다.
② 기름종류의 약물은 20℃ 내외로 보관한다.
③ 연고제나 소독제는 별도의 약장에 보관할 필요가 없다.
④ 가루로 된 약물은 증발을 방지하기 위해 뚜껑을 덮어 보관한다.
⑤ 약물은 가능하면 서늘하고 통풍이 잘 되는 곳에 보관한다.

74 척추손상이 의심되는 환자를 발견하였을 때 즉각적인 처치로 옳은 것은?

① 몸을 똑바로 눕힌다.
② 통증이 심하므로 측와위로 눕힌다.
③ 업어서라도 빨리 병원으로 옮긴다.
④ 바퀴의자에 앉혀 병원으로 옮긴다.
⑤ 호흡곤란이 있으므로 상체를 눕혀서 눕힌다.

75 호흡곤란을 호소하는 환자에게 적절한 체위는?

① 심스위   ② 절석위
③ 파울러체위   ④ 복위
⑤ 배횡와위

76 경구투약 가능한 환자는?

① 무의식환자
② 소아환자
③ 전신마취하의 수술예정 환자
④ 투약을 거부하는 환자
⑤ 금식 환자

77 상처간호를 위해 드레싱 세트를 준비하는 도중 드레싱 세트가 젖어 있는 것을 발견했을 때 취해야 할 행동으로 옳은 것은?

① 유효일자를 확인한다.
② 젖은 상태 그대로 사용한다.
③ 건조시켜 다시 사용한다.
④ 새것으로 교체한다.
⑤ 약간 젖은 경우는 상관이 없다.

78 기생충 감염여부를 확인하기 위한 대변검사로 옳지 않은 것은?

① 깨끗한 변기를 사용하도록 한다.
② 소변이나 월경분비물로 오염되지 않도록 한다.
③ 수집된 검사물을 냉장고에 보관해 두었다가 검사실로 보낸다.
④ 검사물 용기에 환자의 이름을 반드시 적는다.
⑤ 검사물은 검사 신청서와 함께 검사실로 보낸다.

79 위관영양에 대한 설명으로 옳지 않은 것은?

① 대상자를 앙와위로 누운상태에서 실시한다.
② 영양액은 중력에 의해 천천히 들어가게 한다.
③ 영양액을 주입하는 동안 공기가 들어가지 않도록 한다.
④ 영양액 주입 후 비위관은 조절기로 막아준다.
⑤ 영양액 주입 후 30분간 앉아 있도록 한다.

80 배변 곤란이 있는 환자의 배변을 돕기 위해 따뜻한 변기를 제공하는 이유는?
① 장운동 감소를 위해
② 복부 근육 이완을 위해
③ 복압 증가를 위해
④ 항문괄약근 이완을 위해
⑤ 둔부근육 수축을 위해

81 전신마취로 수술한 환자의 호흡기 합병증 예방을 위한 간호로 옳은 것은?

| ㄱ. 기침 | ㄴ. 조기이상 |
| ㄷ. 심호흡 | ㄹ. 절대안정 |

① ㄱ, ㄴ, ㄷ   ② ㄱ, ㄷ
③ ㄴ, ㄹ   ④ ㄹ
⑤ ㄱ, ㄴ, ㄷ, ㄹ

82 환자가 쇼크에 빠졌을 때 먼저 해주어야 할 것은?
① 의사에게 보고한다.
② 평평한 바닥에 눕히고 다리를 높인다.
③ 찬수건을 얼굴에 대준다
④ 보호자에게 알린다.
⑤ 더운 마사지를 해준다.

83 자궁이완으로 인한 산후출혈 시 간호로 옳지 않은 것은?
① 출혈량 기록 및 활력징후 측정한다.
② 오로의 색, 양, 냄새를 관찰하고 기록한다.
③ 자궁저부에 더운 물주머니를 제공한다.
④ 회음부 주위에 열상을 확인한다.
⑤ 트렌델렌버그 체위나 하지를 올려준다.

84 산모에게 회음부 삭모를 하는 목적은?
① 회음부 절개부위의 감염예방
② 분만진행 시 정확히 관찰하기 위해
③ 내진을 쉽게 하기 위해
④ 정체배뇨를 쉽게 하기 위해
⑤ 자연배뇨를 돕기 위해

85 피임과 성병 예방을 동시에 할 수 있으며 분만 경험이 한 번도 없는 신혼부부에게 권장할 피임법으로 옳은 것은?
① 난관결찰술   ② 자궁 내 장치
③ 경구피임제   ④ 콘돔
⑤ 정관절제술

86 백혈병치료 환아의 간호로 중요한 것은?
① 감염 예방
② 정상적인 성장과 발달
③ 항암제 치료의 부작용
④ 적절한 영양공급
⑤ 부모와의 상담

87 정맥류로 인한 불편감을 호소하는 9개월 된 임부에게 설명한 교육내용으로 옳은 것은?

| ㄱ. 장시간 오래 서 있지 않게 한다. |
| ㄴ. 대퇴부를 조이는 고무 반드는 삼가 한다. |
| ㄷ. 복대를 사용하여 배를 지지한다. |
| ㄹ. 발에 꼭 맞는 신발을 신는다. |

① ㄱ, ㄴ, ㄷ   ② ㄱ, ㄷ
③ ㄴ, ㄹ   ④ ㄹ
⑤ ㄱ, ㄴ, ㄷ, ㄹ

88 노인의 피부위생을 위한 간호로 옳지 않은 것은?

① 가습기를 사용하여 적절한 습도를 유지한다.
② 목욕은 일주일에 한 번 정도 한다.
③ 목욕 후 체온하강을 예방하기 위해 뜨거운 목욕물을 사용한다.
④ 비누를 사용할 경우 지방이 많은 중성 비누를 사용한다.
⑤ 피부가 건조하면 크림, 로션 등의 습윤제를 바른다.

89 다음 중 노화의 신체적 변화에 따른 특성으로 옳은 것은?

① 기초대사량 증가
② 낮잠과 밤잠의 증가
③ 요량의 증가
④ 피부의 지성화
⑤ 폐환기 능력 감소

90 노인환자의 요실금에 대한 간호로 옳은 것은?

① 노인들에게 흔한 증상이므로 노인 삶의 질에 영향을 주지 않는다.
② 베타딘으로 회음부 소독을 실시한다.
③ 다른 사람으로부터 격리한다.
④ 수분섭취를 제한한다.
⑤ 와상상태에서 요실금이 있을 경우 욕창으로 진행되었을 때 정체 도뇨를 한다.

91 다음 중 객담검사를 위한 채취방법으로 가장 알맞은 것은?

① 자기 전에 뱉도록 한다.
② 시간은 상관없다.
③ 객담검사를 하려면 금식을 해야 한다.
④ 아침에 양치질 후 수집한다.
⑤ 이른 아침에 입안을 물로 행군 후 첫 기침하여 받는다.

92 다음 중 정맥신우촬영에 대한 설명으로 옳지 않은 것은?

① 조영제를 정맥으로 주입한 후 검사한다.
② 검사 전 조영제에 대한 알레르기 유무를 확인한다.
③ 검사 전날부터 금식한다.
④ 비뇨기계를 확인하기 위한 검사이므로 관장은 필요없다.
⑤ 신장, 신우, 요관, 방광의 상태를 보는 검사이다.

93 다음 중 상부 위장관촬영에 대한 설명으로 옳은 것은?

① 조영제를 정맥 주입하여 검사한다.
② 검사 후 바륨 제출을 촉진시키기 위하여 수분섭취를 권장한다.
③ 금식은 필요 없다.
④ 기관지의 상태를 확인하기 위한 검사이다.
⑤ 검사 후 출혈이 있는지 사정해야 한다.

94 다음 중 위내시경검사 후 의사에게 보고해야 하는 증상은?

① 입안에 상처가 있는 경우
② 인후통을 호소하는 경우
③ 갑자기 일어나는 극심한 복통, 오한, 출혈
④ 불안함을 호소하는 경우
⑤ 전신적 통증을 호소하는 경우

95 다음 중 기생충 검사를 위해 받은 채변을 올바르게 처리한 것은?

① 대변검사는 응급이 아니므로 천천히 검사실로 보낸다.
② 최소 1시간 이내로 검사실로 보낸다.
③ 즉시 보낸다.
④ 지연되는 경우 냉장 보관한다.
⑤ 창가에 보관한다.

96 학교 건강검사 내용에 해당되지 않는 것은?

① 건강조사
② 건강검진
③ 신체발달상황 검사
④ 신체능력 검사
⑤ 적성 검사

97 정부가 법률로 정하여 특정 사업이 지속적, 안정적으로 운영되도록 마련한 것으로, 국민연금, 응급의료 국민건강증진에 특별히 마련된 자금의 형태는?

① 기금   ② 본예산
③ 특별회계   ④ 추가경정예산
⑤ 수정예산

98 WHO가 밝힌 보건의료체계의 5가지 하위 구성요소가 아닌 것은?

① 보건의료환경
② 보건의료조직
③ 보건의료재정
④ 보건의료서비스
⑤ 보건의료관리

99 보건지소의 설치근거 법령은?

① 지역보건법
② 의료법
③ 국민건강보험법
④ 농어촌 등 보건의료를 위한 특별조치법
⑤ 국민건강증진법

100 국민건강증진법에 명시된 국민건강증진종합계획에 대한 설명으로 옳은 것은?

① 4년마다 수립한다.
② 한국건강증진개발원장이 수립한다.
③ 종합계획 시행에 필요한 비용은 전부 지방 자치단체가 부담한다.
④ 종합계획에는 건강취약집단이나 계층에 대한 건강증진 지원방안이 포함되어야 한다.
⑤ 건강취약집단은 군인을 대상으로 한다.

102 국민건강증진법에 의한 혼인 전 혼인 당사자의 건강을 확인하도록 권장하는 내용은?

① 비만   ② 과음
③ 치과질환   ④ 유전성 질환
⑤ 흡연

101 보건기획에 대한 설명으로 옳지 않은 것은?

① 적정성은 정책의 효과나 편익이 모든 사람에게 공정하고 적정하게 배분되었는가를 분석하는 기준이다.
② 대응성은 목표달성 정도가 요구에 대해서 만족시킨 정도다.
③ 민주성은 국민의 참여를 확대시키고 여론을 충실하게 반영하며 집행에 있어서도 국민의 의사를 충실하게 고려하는 정도이다.
④ 효과성은 미리 설정된 목표의 달성 정도를 말한다.
⑤ 참여성은 정책의 결정·수행·평가과정에서 다수의 국민들이 참여하여 어느 정도의 투입작용을 행하는 것이다.

103 국민건강증진법 상 국민건강증진기금의 효율적인 운영을 위하여 필요한 정책 수립의 지원과 사업평가 등의 업무를 수행하기 위해 설립된 기관은?

① 국민건강보험공단
② 한국건강가정진흥원
③ 한국보건산업진흥원
④ 한국건강증진개발원
⑤ 건강생활지원센터

104 건강친화기업 인증을 받고자 하는 기업은 누구에게 신청해야 하는가?

① 질병관리청장
② 보건복지부장관
③ 행정안전부장관
④ 시장·군수·구청장
⑤ 시 도지사

105 국민건강증진법에서 국민에게 담배의 직접 흡연 또는 간접흡연과 과다한 음주가 국민건강에 해롭다는 것을 교육·홍보해야 하는 주체는?

① 지방자치단체
② 한국담배인삼공사
③ 한국금연운동협의회
④ 한국건강증진개발원
⑤ 한국건강생활센터

9회 최종 모의고사 문제

I 기초간호학

01 다음 중 환자가 인식하지 않도록 측정해야 하는 활력증후는?
① 체온
② 호흡
③ 맥박
④ 혈압
⑤ 맥압

02 현대 간호의 경향으로 오늘날 전인간호가 요구되는 이유가 아닌 것은?
① 병원행정의 질을 높이기 위해서
② 교육적 간호요구의 충족을 위해서
③ 전인격적 간호요구의 충족을 위해서
④ 육체적 간호요구의 충족을 위해서
⑤ 정신, 심리, 정서 및 영적 간호요구의 충족을 위해서

03 24시간 간호를 통해 입원환자를 도와주고 타부서와도 협업하여 전인간호가 수행되도록 하는 간호전달방법은?
① 전담간호방법
② 팀 간호방법
③ 사례관리 방법
④ 기능적 간호방법
⑤ 독자적 간호방법

04 수술이나 어떤 검사를 할 때 환자나 보호자에게 설명하고 동의를 구해야 하는 의무는?
① 최선의 의무
② 선행의 의무
③ 비밀누설 금지 의무
④ 설명 및 동의 의무
⑤ 확인 의무

05 환자에게 심리적으로 안정을 주기 위해 간호조무사가 할 수 있는 최선의 일은?
① 개인의 비밀 공유
② 환자의 경제적 상황 조사
③ 간호시행 후의 설명
④ 환자의 병상 생활에서의 무관심
⑤ 정숙하고 신뢰성 있는 태도

06 간호조무사의 복장으로 갖추어야 할 조건이 아닌 것은?
① 항상 깨끗해야 한다.
② 단정해야 한다.
③ 복잡한 디자인은 피한다.
④ 흰색이어야 한다.
⑤ 노출은 피하도록 한다.

07 병동에서 근무하는 간호조무사가 부득이한 사정으로 근무시간을 변경하고자 할 때 바람직한 방법은?

① 간호과(부)장한테 미리 서류를 직접 제출한다.
② 빨리 병동 수간호사에게 사유를 설명하고 근무시간을 변경한다.
③ 동료 간호조무사에게 대신 근무를 부탁하고 바꾼다.
④ 간호조무사는 어떤 일이 있어도 근무시간의 변경을 절대 금한다.
⑤ 우선 급한 일을 처리한 후에 보고한다.

08 간호조무사의 업무가 아닌 것은?

① 각종 검사물을 직접 채취한다.
② 환자에게 음식을 먹여준다.
③ 병실환경을 깨끗이 한다.
④ 검사물을 검사실로 가져간다.
⑤ 환자의 침상을 정돈해준다.

09 응급의료체계가 필요한 이유는?

① 응급환자 발생 시 신속한 후송을 위해서
② 응급환자의 정신건강을 위해서
③ 응급의료종사자들의 편의성을 위해서
④ 응급사고를 미리 예방하기 위해서
⑤ 응급의료에 관한 법률을 체계화하기 위해서

10 직접 세균을 죽이지 않고 세균의 생활환경을 불리하게 만들어 증식이나 발육을 저지시키는 것을 무엇이라 하는가?

① 멸균   ② 소독
③ 살균   ④ 방부
⑤ 점균

11 다음 중 급격한 전신반응인 아나필락시스의 원인물질은?

① 수세미, 고추, 땅콩
② 호박, 페니실린, 무, 배추
③ 오이, 알코올, 벌침
④ 호박, 땅콩, 아몬드, 오이
⑤ 혈청, 페니실린, 벌침, 땅콩

12 대퇴골 골절 시 피부가 찢기면서 골절된 뼈의 일부가 돌출된 환자에게 옳은 응급처치는?

① 조직 손상 부위를 손대지 말고 그대로 개방해 둔다.
② 돌출된 뼈를 원래 상태로 넣어 준다.
③ 부목을 사용해서는 안 된다.
④ 멸균 거즈로 상처를 덮어준다.
⑤ 대퇴부를 당겨서 반듯하게 펴준다.

13 관상동맥을 통하여 혈액을 공급받는 장기는?

① 뇌   ② 간
③ 폐   ④ 심장
⑤ 위

14 ( )안에 들어갈 말이 순서대로 나열 된 것은?

> 식균작용을 하는 것은 ( )이고 혈액응고에 관여하는 것은 ( )이다.

① 적혈구 – 혈소판
② 적혈구 – 백혈구
③ 적혈구 – 혈장
④ 백혈구 – 혈소판
⑤ 백혈구 – 적혈구

15 평활근에 대한 설명으로 옳은 것은?

① 자율신경에 의해 지배되지 않는 불수의 근이다.
② 심장은 평활근이다.
③ 의지대로 움직일 수 있는 수의근이다.
④ 소화관, 방광, 혈관 등 내장의 벽들을 구성한다.
⑤ 현미경으로 관찰했을 때 가로무늬가 있다.

16 내분비선과 분비되는 호르몬이 바르게 짝지어진 것은?

① 뇌하수체 전엽 – 항이뇨 호르몬
② 뇌하수체 후엽 – 갑상선 자극호르몬
③ 갑상선 – 에피네프린
④ 부신피질 – 부신피질 자극호르몬
⑤ 난소 – 프로게스테론

17 타액에 들어 있는 탄수화물을 분해하는 소화효소로 옳은 것은?

① 리파아제　　② 프티알린
③ 가스트린　　④ 펩신
⑤ 트립신

18 약물의 치료적인 목적으로 사용했는데 원하지 않은 작용이 나타나는 것을 무엇이라고 부르는가?

① 부작용　　② 길항작용
③ 금단작용　④ 내성
⑤ 상가작용

19 내과적 무균법이 적용되는 경우는?

① 역격리 시
② 흉곽 배액관 교환
③ 정맥주사
④ 피내주사
⑤ 개방창상 드레싱 교환

20 요추천자를 시행하기 위한 올바른 체위는?

① 앙와위로 눕는다.
② 배횡와위로 누운 자세에서 다리를 올려 새우등처럼 구부린다.
③ 엎드려 눕는다.
④ 절석위를 취한다.
⑤ 측와위로 누운 후 새우등처럼 구부린다.

21 당뇨병환자 간호에 있어서 가장 주의할 점은?

① 호흡기 질병예방
② 소화기 질병예방
③ 체액균형유지
④ 발간호
⑤ 비뇨기계 질병예방

22 족저굴곡(foot drop)을 예방하기 위해 사용하는 침상 보조기구는?

① 대전자 두루마리
② 손 두루마리
③ 삼각대
④ 골절용 판자
⑤ 발지지대

23 치질 수술 후 좌욕을 하는 이유는?

① 소염작용　② 냉각효과
③ 연동운동 억제　④ 수면증진
⑤ 악취제거

24 배뇨곤란이 있을 경우 가장 먼저 시도해야 하는 방법은?

① 이뇨제 투여
② 유치도뇨관 삽입
③ 수분섭취 증가
④ 단순도뇨 실시
⑤ 자연배뇨 유도

25 환자의 관장, 자세변경, 항문 검사 시 주로 취해 주는 체위로 옳은 것은?

① 측와위(심스위)　② 슬흉위
③ 골반고위　④ 절석위
⑤ 배위

26 석고붕대를 한 환자에게 적절한 근육의 긴장과 강도를 유지할 수 있는 운동은?

① 수동운동　② 등척성 운동
③ 능동운동　④ 저항운동
⑤ 유산소 운동

27 환자를 침대에서 휠체어로 옮길 때 안전을 위해 가장 중요하게 확인해야 하는 것은?

① 휠체어 손잡이
② 공기압
③ 발 받침대
④ 휠체어 시트 상태
⑤ 휠체어 잠금장치

28 갑상선 절제술 후 대상자에게 말을 시키는 것은 무엇을 보기 위한 것인가?

① 호흡기 폐쇄　② 의식수준
③ 후두신경 손상　④ 출혈
⑤ 연하곤란

29 다음 중 태반만출 후 태반의 결손 여부를 확인하는 이유는?

① 제대의 부착 상태를 확인하기 위해
② 태반의 부착 부위를 알아보기 위해
③ 태반의 잔여물이 남아 있는지 확인하기 위해
④ 태반의 무게를 알아보기 위해
⑤ 태반의 모양을 알아보기 위해

30 보통 6~8주간인 산욕기 동안 산모의 신체적 변화와 그에 따른 간호는?

① 회음절개 부위의 상처치유를 위해 좌욕을 시행한다.
② 산후통은 경산부보다 초산부가 더 심하다.
③ 분만 후 5~6일이면 백색 오로가 배출된다.
④ 자궁은 경산부가 더 빨리 복구된다.
⑤ 비수유부는 수유부보다 산욕기간이 짧다.

31 유두 균열 시 간호는?

① 붕대로 가슴을 압박한다.
② 유두 소독을 철저히 한다.
③ 상처가 나을 때까지 젖은 짜내지 않는다.
④ 바셀린이 섞인 비타민 A 연고를 발라준다.
⑤ 비누로 자주 씻어 청결을 유지한다.

32 1시간 전에 자연 분만을 한 산모에게 우선적으로 시행할 간호는?

① 좌욕
② 산소투여
③ 맥박측정
④ 자연배뇨 확인
⑤ 자궁저부의 단단한 정도 확인

33 불완전한 수유를 통해 흔히 발생하는 질환은?

① 폐결핵
② 심장질환
③ 초자양막증
④ 흡인성 폐렴
⑤ 수정체 후부 섬유증식증

34 신생아 목욕에 대한 주의점으로 옳은 것은?

① 매일 시간을 바꾸어 가면서 목욕시킨다.
② 목욕 시 태지는 모두 제거해야 한다.
③ 목욕 순서는 발에서 머리 방향으로 한다.
④ 40℃ 전후의 물을 이용하고 10분 이내로 끝낸다.
⑤ 젖을 먹인 후에 목욕을 시킨다.

35 다음 중 미숙아 망막증의 예방으로 가장 중요한 간호는?

① 광선 자극을 줄인다.
② 뇌압상승을 억제한다.
③ 눈의 감염을 예방한다.
④ 산소 포화도를 유지한다.
⑤ 최소한의 산소를 투여한다.

II 보건간호

36 다음 중 적정 기능 수준 향상의 의미로 가장 옳은 것은?

① 주민들의 보건에 관한 지식을 향상시키는 것이다.
② 주민들이 매사에 적응을 잘 할 수 있는 상태이다.
③ 주민들의 환경위생을 향상시키는 것이다.
④ 주민들이 자신들의 건강문제를 스스로 해결할 수 있는 기능 수준을 향상시키는 것이다.
⑤ 주민들이 정신적·신체적·사회적으로 완전히 안녕한 상태인 것이다.

37 지역사회 간호사업의 원칙과 거리가 먼 것은?

① 사업기간 및 소요 인력
② 예산의 범위
③ 지역 내 의료기관 수
④ 관련 법규
⑤ 업무 지침

38 지역사회 보건사업 및 지역사회 간호사업이 실패하는 가장 중요한 원인은?

① 이론적 뒷받침의 부족
② 인력자원부족
③ 사회경제적 자원 부족
④ 과학적 기술 부족
⑤ 사회풍습에 대한 인식 부족

39 건강증진의 개념으로 가장 적절한 것은?

① 특정 질환에 대한 예방활동이다.
② 질병치료를 통한 건강능력의 증진이다.
③ 건강에 관한 가치관의 변화과정이다.
④ 건강에 관한 지식습득을 위한 과정이다.
⑤ 건강 잠재력의 개발과 발휘를 통한 건강 수준의 향상이다.

40 간호조무사가 가족에게 제공해야 할 간호서비스에 대한 요구는 누구에 의해 결정되는가?

① 보건간호 감독관의 지시
② 지역 유지들의 요구
③ 개인 및 가족의 요구나 필요에 기초를 둠
④ 정부의 시책
⑤ 전문가의 자문

41 보건소 간호조무사의 업무내용이 아닌 것은?

① 보건 계몽을 보조한다.
② 가정 기록지를 보관한다.
③ 치료적 상담을 시행한다.
④ 보건소의 환경정리를 담당한다.
⑤ 물품 청구 및 관리를 보조한다.

42 가족 보건사업의 가장 중요한 목적은?

① 가족 스스로 건강관리를 할 수 있는 능력을 갖도록 한다.
② 지역사회 내의 건강관련 기관을 적절히 이용하도록 한다.
③ 질병을 예방하는 데 있다.
④ 개인위생을 실천하도록 한다.
⑤ 안전과 사고방지를 위한 대책을 강구하도록 한다.

43 어린 시절 아동학대를 받은 김씨는 성인이 된 지금까지 그 사실을 기억하지 못하고 있다. 이때 작용하는 방어기제는?

① 억압   ② 전치
③ 격리   ④ 승화
⑤ 반동형성

44 우리나라의 보건의료시설에 대한 설명으로 옳지 않은 것은?

① 공공의료기관보다 민간의료기관의 수가 더 빠르게 증가하였다.
② 전체 병상 수 증가는 의원의 병상 수 증가에 의해 주도되었다.
③ 민간에 대한 의존도가 커서 국가정책 수립과 집행에 제한이 된다.
④ 의료전달체계 구축을 위한 보건의료시설이 지역별로 고르게 분포되지 못한 실정이다.
⑤ 급성기 위주의 병동이 많은 편이다.

45 「지역보건법」상 보건소와 기능에 해당하지 않는 것은?

① 건강 친화적인 지역사회 여건의 조성
② 지역보건의료정책의 기획, 조사·연구 및 평가
③ 보건의료기관의 평가인증
④ 지역주민의 건강증진 및 질병예방·관리를 위한 각종 지역보건의료서비스의 제공
⑤ 보건의료 관련기관·단체, 학교, 직장 등과의 협력체계 구축

46 정책의 효과나 편익이 모든 집단 또는 개인 간에 공정하게 분배되었는지를 평가하는 기준으로 옳은 것은?

① 형평성 ② 효율성
③ 대응성 ④ 적합성
⑤ 민주성

47 다음 중 의료보장의 목표로만 조합된 것은?

> ㄱ. 의료비로 인한 가정경제의 파탄 방지
> ㄴ. 의료혜택의 균등분배
> ㄷ. 국민의료의 효과성과 능률성 제고
> ㄹ. 의료인력의 양적 확대

① ㄱ, ㄴ, ㄷ ② ㄱ, ㄷ
③ ㄴ, ㄹ ④ ㄷ, ㄹ
⑤ ㄱ, ㄴ, ㄷ, ㄹ

48 건강을 보장하기 위하여 특정 기간에 사람들이 이용해야 한다고 의료전문가가 판단한 의료서비스의 양을 가리키는 것은?

① 이용(utilize) ② 욕구(want)
③ 필요(need) ④ 수요(demand)
⑤ 진단(diagnosis)

49 한국 최초의 서양식 병원은?

① 국립재활원
② 이화여대 동대문병원
③ 광혜원
④ 성모병원
⑤ 연세의료원

50 한 사람이 감독할 수 있는 부하의 수가 적절해야 한다는 원리는 다음 중 어느 조직원리에 해당하는가?

① 계층제의 원리
② 통솔범위의 원리
③ 명령통일의 원리
④ 조정의 원리
⑤ 분업, 전문화의 원리

Ⅲ 공중보건학

51 독거노인 한씨가 기초수급자로서 보조금을 지원받을 수 있는데 어떤 절차를 거쳐야 하는지를 전혀 모르고 있어서 도움이 필요한 상태이다. 이때 간호조무사의 역할로 옳은 것은?

① 촉진자
② 관찰자
③ 옹호자
④ 간호제공자
⑤ 관리자

52 다음 중 보건소 간호조무사의 업무 내용으로 옳은 것은?

① 보건소의 환경정리
② 치료적 상담 시행
③ 결핵환자에게 투약 실시
④ 가족계획관리의 통제
⑤ 보건교육의 계획 및 실시

53 가정방문의 목적으로 옳은 것은?
① 효과적인 건강상담을 위해
② 가족을 단위로 한 건강관리를 위해
③ 자유로운 대화분위기 조성을 위해
④ 가족의 경제상태를 파악하기 위해
⑤ 가족에게 적합한 간호법을 시범 보여주기 위해

54 상황에 가장 적합하고 실제적이며 효율적인 보건교육을 실시할 수 있는 방법으로 옳은 것은?
① 집단강연회
② 가정방문
③ 서면상담
④ 기관방문
⑤ 전화상담

55 폐결핵의 가장 흔한 감염 경로는?
① 매개곤충을 통한 감염
② 피부상처를 통한 감염
③ 주사기 등 기구에 의한 감염
④ 기침이나 재채기에 의한 비말감염
⑤ 결핵균에 오염된 식품의 섭취에 의한 감염

56 시범의 장점은?
① 경제적이다.
② 준비시간이 짧다.
③ 실무적용이 용이하다.
④ 많은 대상자에게 적용 가능하다.
⑤ 보건자료를 사용할 필요가 없다.

57 장기간 열에 노출되어 체온조절중추에 손상이 초래된 질환은?
① 화상
② 동상
③ 열경련
④ 열피로
⑤ 열사병

58 찰과상이란 무엇인가?
① 피부가 감염된 것이다.
② 피부가 분리된 것이다.
③ 피부가 찢어진 것이다.
④ 피부가 긁힌 것이다.
⑤ 피부가 찔린 것이다.

59 1차 보건의료의 주체는 누구인가?
① 정부
② 보건소
③ 보건진료소
④ 지역사회주민
⑤ 민간의료기관

60 1차 보건의료에 대한 설명으로 옳지 않은 것은?
① 정부가 중심이 되어 진행해야 한다.
② 지역사회 주민들이 쉽게 이용할 수 있어야 한다.
③ 지역주민의 기본적인 건강 요구에 기본을 두어야 한다.
④ 주민들의 지불능력에 맞는 의료수가로 제공되어야 한다.
⑤ 지역사회주민의 건강을 위하여 제공되는 최초의 보건의료서비스이다.

61 공중보건학의 범위에 포함되지 않는 것은?
① 환경위생
② 질병치료
③ 식품위생
④ 보건행정
⑤ 의료보장제도

62 우리나라 국민건강증진법에서 제시한 보건소 건강증진사업의 내용으로 옳지 않은 것은?

① 건강교실의 운영 등 건강증진사업
② 질병치료의 악화 방지를 위한 검진
③ 지역사회의 보건문제에 관한 조사
④ 영양과 구강 건강의 관리
⑤ 보건교육 및 건강 상담

63 병원체가 감염된 숙주에게 현성 질병을 일으키는 능력을 무엇이라고 하는가?

① 증식력　② 독력
③ 면역력　④ 병원력
⑤ 감염력

64 우리나라 국민건강증진종합계획에 제시된 건강 생활 실천 분야 중 금연 사업으로 실시되고 있지 않은 것은?

① 흡연율 모니터링 체계 구축
② 금연 클리닉 확대 운영
③ 흡연시설 확충
④ 흡연규제 강화
⑤ 금연상담 전화 정착

65 지역사회에 일차적 예방이 대두된 이유는?

① 노인인구의 증가
② 건강행위의 중요성 증가
③ 감염병의 확대
④ 정부의 계획에 따른 추진
⑤ 소득증대로 인한 여가 시간 증대

66 이차적 예방인 집단검진을 실시하는 이유로 옳은 것은?

① 비감염성 질환 예방
② 재활서비스
③ 신체기능의 회복
④ 조기발견 및 조기치료
⑤ 사회복귀 훈련의 준비

67 다음 중 바이러스가 원인이 되어 발병하는 감염성 질환은?

① 천연두, 소아마비, 유행성 이하선염, 백일해
② 풍진, 홍역, 수두, 유행성 이하선염
③ 수두, 풍진, 뇌척수막염, 성홍열
④ 디프테리아, 수두, 천연두, 아구창
⑤ 뇌척수막염, 홍역, 소아마비, 성홍열

68 군집독을 없애기 위해 필요한 것은?

① 항생제 투여　② 환기
③ 항독소 투여　④ 산소공급
⑤ 인공호흡

69 다음 중 새집증후군을 일으키는 대표적인 실내오염물질은?

① 포름알데히드　② 오존
③ 일산화탄소　④ 라돈
⑤ 석면

70 이산화탄소의 증가로 인해 해수면의 상승과 엘니뇨 현상, 지구 온난화 등을 일으키는 원인이 되는 현상으로 옳은 것은?

① 기온역전　② 오존층 파괴
③ 온실효과　④ 라니냐 현상
⑤ 열섬 현상

Ⅳ 실기

71 다음 중 대장에 해당되는 것은?

① 회장, 맹장, 결장
② 공장, 회장, 직장
③ 공장, 맹장, 직장
④ 맹장, 결장, 직장
⑤ 공장, 직장, 결장

72 HIV감염의 위험요인으로 옳은 것은?

> ㄱ. 오염된 혈액이나 바늘
> ㄴ. 자궁경부암
> ㄷ. HIV양성모체
> ㄹ. 잦은 호흡기계 감염

① ㄱ, ㄴ, ㄷ   ② ㄱ, ㄷ
③ ㄴ, ㄹ   ④ ㄹ
⑤ ㄱ, ㄴ, ㄷ, ㄹ

73 인슐린 투여 후 나타날 수 있는 저혈당 증상이 아닌 것은?

① 빈맥   ② 혼돈
③ 두통   ④ 갈증
⑤ 발한

74 출혈이 심한 부상자의 응급처치로 옳은 것은?

① 지혈대 사용, 마취제 복용, 심장 부위보다 낮은 상처 부위 자세
② 수액공급, 맥박측정, 기도유지
③ 혈관결찰, 체위교정, 기도유지
④ 기도유지, 혈압측정, 지혈대 사용
⑤ 출혈부위 압박, 지혈대 사용, 수액공급

75 눈에 산 또는 화학약품이 들어갔거나 손등에 화학약품으로 인해 화상을 입은 경우의 처치법으로 옳은 것은?

① 국소마취제를 투여하여 안정을 취하게 한다.
② 식염수나 흐르는 물로 빨리 씻어 내리도록 한다.
③ 옥시풀로 씻어내고 눈을 감고 있게 한다.
④ 안과로 가기 전에 손수건을 대고 있는다.
⑤ 드레싱을 한 뒤 바셀린을 손등에 발라준다.

76 고온환경에서 작업 중 통증을 수반한 열경련 환자의 응급처치 내용은?

> ㄱ. 0.9%의 생리식염수를 마시게 한다.
> ㄴ. 서늘한 곳에 눕히고 쉬게 한다.
> ㄷ. 수분을 공급한다.
> ㄹ. 금식시킨다.

① ㄱ, ㄴ, ㄷ   ② ㄱ, ㄷ
③ ㄴ, ㄹ   ④ ㄹ
⑤ ㄱ, ㄴ, ㄷ, ㄹ

77 골절상을 입은 환자에게 움직이기 전에 부목을 대어 주는 목적은?

① 부러진 뼈에 의한 신경 자극을 촉진시켜 주기 위함이다.
② 골절 뼈의 위치를 고정하여 상해의 악화 방지, 고통경감, 혈액순환을 증대시키기 위함이다.
③ 골절부위의 피부가 수축되는 것을 막기 위함이다.
④ 통증을 없애기 위함이다.
⑤ 양쪽 하지의 배열을 적절하게 유지하기 위함이다.

78 추운 겨울 날씨에 동상에 걸린 사람이 응급실에 내원하였다. 올바른 응급처치는?

① 조이는 옷을 제거한다.
② 동상에 걸린 부위를 마사지한다.
③ 뜨거운 물 주머니를 대어준다.
④ 5~10℃의 미지근한 물에 담근다.
⑤ 동상에 걸린 부위를 탄력 붕대로 감는다.

79 더운 물주머니를 준비할 때 가장 중요한 것은?

① 준비하기 전 물의 온도가 24℃가 되는지 확인한다.
② 더운 물주머니에 물을 넣을 때는 주머니의 3/4 정도 채운다.
③ 더운 물주머니를 그대로 환부에 대준다.
④ 더운 물주머니의 새는 곳을 조사하기 위해 거꾸로 들고 흔들어 본다.
⑤ 더운 물주머니에 물을 가득 채워 계속 사용한다.

80 구강 대 구강의 인공호흡 시 환자의 머리를 뒤로 젖히는 이유는?

① 기도에 이물질이 들어가지 않게 하기 위해
② 음식물이 기도로 넘어가는 것을 막기 위해
③ 혀를 뒤로 당김으로써 혀가 기도를 폐쇄시키는 것을 막아 기도를 개방하기 위해
④ 흉부가 올라오는지 아닌지를 관찰하기 위해
⑤ 인공호흡 시 공기가 위로 들어가는 것을 막기 위해

81 일산화탄소 중독환자에게 실시할 수 있는 우선적인 응급처치는?

① 흉부압박을 시도한다.
② 환기 및 인공호흡을 해준다.
③ 개구기를 입에 넣어 준다.
④ 혀를 잡아당겨 준다.
⑤ 턱을 신전시킨다.

82 심폐소생술 시 뇌순환 상태나 맥박을 확인하기위한 일반적인 성인의 맥박 측정 부위로 옳은것은?

① 심첨부위 ② 대퇴동맥
③ 상완동맥 ④ 경동맥
⑤ 요골동맥

83 가진통에 대한 설명으로 옳은 것은?

① 진통이 규칙적으로 찾아온다.
② 통증의 주기가 짧다.
③ 공원을 산책했더니 통증이 사라졌다.
④ 자궁경부가 열려 있다.
⑤ 이슬이 비친다.

84 다음 중 둘째 아이를 분만하기 위해 병원에 입원한 산모를 분만실로 이동시켜야 하는 시기로 옳은 것은?

① 파수 시
② 이슬이 보일 때
③ 자궁경관이 10~11cm 개대되었을 때
④ 진통이 시작될 때
⑤ 자궁경관이 6~8cm 개대되었을 때

85 회음절개술의 목적으로 옳은 것은?

① 자연배뇨 유도
② 분만진통 경감
③ 분만 제1기 단축
④ 원활한 태반 만출
⑤ 회음열상 방지

86 분만 후 산모에게 침상 산후 운동과 조기 이상을 강조하는 이유는?

① 증가된 혈액응고인자에 의한 혈전증을 예방하기 위해
② 신진대사를 원활하게 하기 위해
③ 소화를 촉진시키고 변비를 예방하기 위해
④ 자궁퇴축을 촉진시키기 위해
⑤ 근력과 뼈의 약화를 예방하기 위해

87 파상풍 환아의 간호내용으로 옳은 것은?

① 방안을 밝게 하여 자극을 준다.
② 2시간 마다 체위변경을 한다.
③ 광선요법을 시행한다.
④ 방안을 어둡게 하고 호흡근의 마비를 방지한다.
⑤ 경련 시 골절 예방을 위해 팔, 다리를 압박한다.

88 열이 38℃인 8개월 된 영아가 응급실에 내원하였다. 올바른 응급처치는?

① 열을 내리기 위해 페니실린을 먹인다.
② 체온보다 2℃ 낮은 미온수로 닦아준다.
③ 구강으로 정확하게 체온을 잰다.
④ 75% 알코올 솜으로 마사지한다.
⑤ 일단 해열제를 먹인다.

89 심한 설사로 인해 탈수가 된 영아가 응급실에 내원하였다. 이 영아에게 우선시 되는 간호중재는?

① 단백질, 무기질 공급
② 철분, 열량공급
③ 수분, 전해질 공급
④ 단백질, 전해질 공급
⑤ 염분, 지방 공급

90 노인의 피부간호로 옳지 않은 것은?

① 가습기를 사용하여 적절한 습도를 유지한다.
② 목욕은 일주일에 한번 정도 한다.
③ 목욕 후 체온하강을 예방하기 위해 뜨거운 목욕물을 사용한다.
④ 비누를 사용할 경우 지방이 많은 중성비누 사용
⑤ 피부가 건조하면 크림로션 등의 습윤제를 바른다.

91 신생아를 침대에서 들었을 때 사지가 늘어진 상태로 반응이 없는 것을 발견하였다. 이때의 적절한 간호는?

① 아기를 안고 간호사에게 빨리 데리고 간다.
② 아기의 호흡을 확인하고 간호사를 부른다.
③ 아기의 호흡을 확인하고 산소를 신속히 공급한다.
④ 간호사를 부르고 심폐소생술을 시작한다.
⑤ 간호사를 부르고 산소를 신속히 공급한다.

92 초등학생을 대상으로 불소용액 양치사업을 주1회로 할 때 필요한 불소용액의 농도는?

① 양치액의 0.05% ② 양치액의 0.1%
③ 양치액의 0.2% ④ 양치액의 0.3%
⑤ 양치액의 0.4%

93 일반적으로 치아에 분포되어 있는 신경으로 옳은 것은?

① 설인신경 ② 설하신경
③ 활차신경 ④ 삼차신경
⑤ 안면신경

94 치아우식증을 감소시키는 요인으로 옳은 것은?

① 타액점성 감소
② 저작운동의 감소
③ 타액 당질 증가
④ 타액분비 저하
⑤ 불소농도 감소

95 침시술을 받는 환자의 간호로 옳은 것은?

ㄱ. 환자상태를 관찰하여 현훈 시 의사에게 알린다.
ㄴ. 유침 시간 동안 환자의 체위를 일정하게 유지시킨다.
ㄷ. 발침 후 알콜솜으로 침공부위를 닦고 출혈 시 멈출 때까지 누른다.
ㄹ. 발치 후 남은 침이 없는지 살핀다.

① ㄱ, ㄴ, ㄷ ② ㄱ, ㄷ
③ ㄴ, ㄹ ④ ㄹ
⑤ ㄱ, ㄴ, ㄷ, ㄹ

96 수기요법에 대한 설명이 옳지 않은 것은?

① 수기요법은 추나와 지압이라는 용어로 보편화되어 있다.
② 관절의 염증성 질환이 있거나 골절시에는 금기이다.
③ 근육의 균형을 회복함으로써 근경련상태를 개선한다.
④ 관절기능 이상 시 관절운동범위를 개선한다.
⑤ 관절 주위 조직을 수축시키는 효과를 갖는다.

97 지역사회 간호사가 자료수집 중 그 지역의 생활성을 신속히 보기 위해 이용되는 수집방법은 무엇인가?

① 설문조사 ② 정보의 면담
③ 참여관찰 ④ 차장 밖 조사
⑤ 아차분석

98 지역사회 간호사업의 대상으로 옳은 것은?

① 지역사회주민 ② 노인
③ 개인 ④ 영유아
⑤ 세대주

99 의료인의 자격정지에 해당하지 않는 것은?

① 도덕적 진료행위
② 피한정치산자
③ 허위 광고
④ 의료기관 유인 행위
⑤ 과대광고

100 도시 유입형 인구구조는?

① 별형 ② 호로형
③ 피라미드형 ④ 종형
⑤ 항아리형

101 국민건강영양조사에 포함되지 않는 것은?

① 국민의 건강상태
② 식품섭취
③ 식생활 조사
④ 비만조사
⑤ 국민의 영양에 관한 조사

102 「감염병의 예방 및 관리에 관한 법률」에 의한 '제2급감염병'의 정의는 ?

① 발생 또는 유행 즉시 방역대책을 수립하여야 하는 감염병
② 성 접촉을 통하여 전파되는 감염병 중 보건복지부장관이 고시하는 감염병
③ 전파가능성을 고려하여 발생 또는 유행 시 24시간 이내에 신고하여야 하는 감염병
④ 간헐적으로 유행할 가능성이 있어 계속 그 발생을 감시하고 방역대책의 수립이 필요한 감염병

103 한 초등학교에서 세균성 이질로 의심되는 학생이 다수 발생하였다. 관할 보건소장에게 신고해야 할 의무가 있는 사람은?

① 영양사 ② 교육감
③ 보건교사 ④ 학교의 장
⑤ 학부모

104 병원에 입원한 5세 남아가 홍역으로 진단되어 의료기관장이 관할 보건소장에게 신고하고자 한다. 신고시기로 옳은 것은?

① 지체없이 ② 24시간 이내
③ 48시간 이내 ④ 72시간 이내
⑤ 100시간 이내

105 발생을 계속 감시할 필요가 있어 발생 또는 유행 시 24시간 이내에 신고하여야 하는 '제3급감염병'에 해당하는 것은?

① 성홍열 ② 장티푸스
③ 세균성이질 ④ 신증후군출혈열
⑤ E형 간염

10회 최종 모의고사 문제

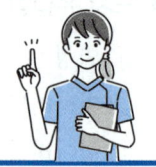

I 기초간호학

01 응혈된 혈괴를 제거하고 구강 내 백태를 제거하는 데 효과적인 약물은?

① 크레졸
② 과산화수소
③ 알코올
④ 베타딘
⑤ 붕산

02 골다공증 노인환자에게 공급해주어야 할 영양소로 옳은 것은?

① 비타민 D
② 지방
③ 비타민 C
④ 비타민 K
⑤ 나트륨

03 멸균 상태로 간주할 수 있는 멸균품으로 옳은 것은?

① 멸균품과 멸균품이 접촉한 경우
② 멸균품과 젖은 멸균품이 접촉한 경우
③ 멸균품과 오염된 물품이 접촉한 경우
④ 멸균된 물품이 젖어 있는 경우
⑤ 멸균품과 깨끗하게 소독된 물품이 접촉한 경우

04 호흡곤란이 있는 환자의 자세로 옳은 것은?

① 똑바로 눕힌다.
② 옆으로 눕게 한다.
③ 하체를 높여준다.
④ 상체를 높여 준다.
⑤ 엎드려 눕게 한다.

05 8개월 임산부가 다리에 쥐가 나고 근육마비로 아프다고 한다. 적절한 처치로 옳은 것은?

① 즉시 의자에 앉히고 다리를 내려준다.
② 다리를 펴고 족배굴곡을 해준다.
③ 다리를 낮추어 준다.
④ 냉찜질을 해준다.
⑤ 서서 걷기 운동을 시켜 준다.

06 10개월 된 아이가 수포, 가피가 형성된 아토피 피부염을 앓고 있을 때 가장 우선적인 간호로 옳은 것은?

① 소양증을 완화시킨다.
② 피부를 단련시킨다.
③ 피부를 건조하게 해준다.
④ 피부면역력을 강화시킨다.
⑤ 목욕 시 알칼리성 비누를 사용한다

07 길가다 쓰러진 남자에게 심폐소생술을 하려고 할 때 인공호흡이 제대로 시행되고 있는지 확인하는 방법은?

① 입에 이물질이 있는지 확인한다.
② 가슴이 오르락 내리락 하는지 확인한다.
③ 호흡수를 측정한다.
④ 경동맥에서 맥박을 측정한다.
⑤ 흉부 압박을 30초 동안 실시한다.

08 유치도뇨환자의 요로감염을 방지하기 위한 방법으로 옳은 것은?

① 소변주머니를 매일 교환한다.
② 소변주머니를 바닥에 닿게 한다.
③ 도뇨관을 꼬아서 대퇴부에 고정한다.
④ 소변주머니에서 도뇨관을 분리하여 검사물을 채취한다.
⑤ 소변주머니를 방광보다 낮게 하여 침대 난간에 고정한다.

09 부동 노인 환자가 유치도뇨관 제거 후 갑자기 실금을 하기 시작했을 때 간호로 옳은 것은?

① 기저귀를 착용시켜 준다.
② 좌욕을 시켜준다.
③ 정체도뇨를 한다.
④ 단순도뇨를 한다.
⑤ 시간에 맞춰 규칙적으로 변기를 대어 준다.

10 미생물을 죽이거나 활성을 억제함으로써 감염증을 치료할 목적으로 사용되는 약물을 항생제라고 하는데 항생제를 일정한 시간에 일정한 간격을 두고 투여하는 이유는?

① 장내 세균을 번식하기 위해
② 위에 대한 자극을 줄이기 위해
③ 혈중 농도를 일정하게 유지하기 위해
④ 부작용을 없애기 위해
⑤ 효과를 최대한 늘리기 위해

11 수술 후 침상 만드는 절차 중 머리 쪽에 고무포를 깔아 주는 이유는?

① 균의 침입을 막아 수술 부위의 감염을 예방하려고
② 고무냄새를 맡으면 마취가 쉽게 깨므로
③ 수술환자를 옮길 때 잡기 편하므로
④ 환자가 춥지 않게 보온을 하려고
⑤ 구토 등으로 인한 침요의 오염방지

12 자연분만으로 아이를 출산한 산모가 퇴원 후 가정으로 돌아가려 할 때 주의사항으로 옳은 것은?

① 안정을 위해 산욕기간 동안 아이와 다른 방에서 기거하게 한다.
② 좌욕을 하도록 하여 회음상처 치유를 돕는다.
③ 분만 후 1주일 동안 절대안정을 시킨다.
④ 분만 후 24시간 이내에 화장실을 가도록 돕는다.
⑤ 수유를 시키지 않는 산모는 젖을 짜내어 유방을 비운다.

13 태아적아구증이 올 수 있는 경우는?

① 부Rh+, 모Rh+
② 부Rh+, 태아Rh−
③ 부Rh−, 태아 Rh+
④ 부Rh−, 모Rh−
⑤ 모Rh−, 태아 Rh+

14 분만 후에 모유 수유할 계획이 없는 산모에게 유방 울혈이 왔을 때 이를 완화시킬 수 있는 방법은?

① 유즙을 자주 짜도록 격려한다.
② 산모용 브래지어로 받쳐준다.
③ 탄력붕대로 유방을 묶어준다.
④ 가벼운 진통제라도 사용을 금한다.
⑤ 산모의 유두를 강하게 자극한다.

15 정신질환의 예방과 국민의 정신건강 증진을 목적으로 하는 법은?

① 구강보건법
② 혈액관리법
③ 정신보건법
④ 지역의료법
⑤ 의료법10회

16 체온에 대한 설명으로 바르지 않은 것은?

① 배란기에는 프로게스테론의 작용으로 체온이 상승된다.
② 정신적, 신체적 스트레스는 부교감 신경을 자극시켜 체온이 하강된다.
③ 체온은 아침보다 오후에 더 높다.
④ 격렬한 운동은 체온을 상승시킨다.
⑤ 노인의 정상 체온은 청·장년층 보다 낮다.

17 환자의 주관적 자료에 해당하는 것은?

① 혈압
② 두통
③ 체온
④ 얼굴표정
⑤ 부종

18 우리 몸에서 체온을 조절하는 곳은 어디인가?

① 시상하부
② 연수
③ 췌장
④ 부신
⑤ 갑상선

19 맥박 측정 시 가장 보편적으로 사용하며 손목에 위치하고 있는 맥박은?

① 요골동맥
② 측두동맥
③ 경동맥
④ 상완동맥
⑤ 대퇴동맥

20 결손맥박에 대한 설명으로 옳은 것은?

① 한명은 요골동맥에서 한명은 심첨부에서 측정한 맥박수의 평균을 구하는 것이다.
② 두 사람이 동시에 30초 동안 측정한 값을 확인하는 것이다.
③ 요골동맥과 슬와동맥에서 맥박을 측정하여 비교하는 것이다.
④ 고혈압 유무를 보기 위한 것이다.
⑤ 심첨맥박과 요골맥박수에 차이가 있는 것을 말한다.

21 호흡측정에 대한 설명이다. 바르지 않은 것은?

① 흡기와 호기를 1회의 호흡으로 측정한다.
② 호흡수, 리듬, 깊이와 양상을 사정한다.
③ 호흡은 수의적으로 조절이 가능하므로 맥박을 측정한 후 환자 모르게 측정한다.
④ 여자는 복부의 움직임을 측정한다.
⑤ 흡기와 호기의 반복되는 횟수를 1분간 측정하도록 한다.

22 출혈 시 활력징후의 변화에 대하여 옳은 것은?

① 맥박과 혈압은 증가한다.
② 맥박과 혈압은 감소한다.
③ 맥박은 증가하고 혈압은 감소한다.
④ 맥박은 감소하고 혈압은 증가한다.
⑤ 맥박은 변화가 없고 혈압은 감소한다.

23 혈압 측정 시 주의사항에 해당하지 않는 것은?

① 환자의 팔을 심장과 같은 높이에 놓는다.
② 음식 섭취 및 흡연 후에는 측정하지 않는다.
③ 반복 측정한 경우에는 30초에서 1분 정도지나 혈액이 한번 순환된 후 측정한다.
④ 수은주는 초당 2~4mmHg의 속도로 내린다.
⑤ 혈압계 커프는 팔이나 대퇴부위의 약 1/5를 덮는 정도를 사용한다.

24 다음 중 혈압 증가에 영향을 미치는 요인으로 올바른 것은?

① 정맥 내 수액을 대량 공급하거나 빠르게 주입하면 혈압이 상승된다.
② 심한 출혈로 혈량이 감소하면 혈압은 증가한다.
③ 항고혈압제 복용은 혈압을 증가시킨다.
④ 이른 아침에는 혈압이 상승된다.
⑤ 나이가 어릴수록 혈압이 증가한다.

25 다음 중 복부의 검진 시 순서로 알맞은 것은?

① 시진 → 촉진 → 타진 → 청진
② 시진 → 청진 → 타진 → 촉진
③ 타진 → 청진 → 시진 → 촉진
④ 촉진 → 청진 → 시진 → 타진
⑤ 촉진 → 청진 → 타진 → 시진

26 다음 중 24시간 소변검사에 대한 설명으로 옳지 않은 것은?

① 첫 소변은 버리고 24시간 지난 후 마지막 소변까지 받도록 한다.
② 검사목적에 따라 차광하는 경우도 있다.
③ 화장실에 "24시간 소변검사" 중 표시를 달아 환자가 수집하는 것을 잊지 않도록 한다.
④ 검사 중 소변 모으는 것을 잃어버린 경우를 감안해 결과를 확인한다.
⑤ 다른 검사를 위해 수집해 놓은 소변을 사용하지 않는다.

27 다음 중 객담검사를 위한 채취방법으로 가장 알맞은 것은?

① 자기 전에 뱉도록 한다.
② 시간은 상관없다.
③ 객담검사를 하려면 금식을 해야 한다.
④ 아침에 양치질 후 수집한다.
⑤ 이른 아침에 입안을 물로 헹군 후 첫 기침하여 받는다.

28 다음 중 상부 위장관촬영에 대한 설명으로 옳은것은?

① 조영제를 정맥 주입하여 검사한다.
② 검사 후 바륨 제출을 촉진시키기 위하여 수분섭취를 권장한다.
③ 금식은 필요 없다.
④ 기관지의 상태를 확인하기 위한 검사이다.
⑤ 검사 후 출혈이 있는지 사정해야 한다.

29 다음 중 정맥신우촬영에 대한 설명으로 옳지 않은 것은?

① 조영제를 정맥으로 주입한 후 검사한다.
② 검사 전 조영제에 대한 알레르기 유무를 확인한다.
③ 검사 전날부터 금식한다.
④ 비뇨기계를 확인하기 위한 검사이므로 관장은 필요없다.
⑤ 신장, 신우, 요관, 방광의 상태를 보는 검사이다.

30 다음 중 위내시경검사 후 의사에게 보고해야하는 증상은?

① 입안에 상처가 있는 경우
② 인후통을 호소하는 경우
③ 갑자기 일어나는 극심한 복통, 오한, 출혈
④ 불안함을 호소하는 경우
⑤ 전신적 통증을 호소하는 경우

31 다음 중 기생충 검사를 위해 받은 채변을 올바르게 처리한 것은?

① 대변검사는 응급이 아니므로 천천히 검사실로 보낸다.
② 최소 1시간 이내로 검사실로 보낸다.
③ 즉시 보낸다.
④ 지연되는 경우 냉장 보관한다.
⑤ 창가에 보관한다.

32 다음 중 외과적 무균술을 적용해야 하는 것은?

ㄱ. 요추천자
ㄴ. 복수천자
ㄷ. 흉강천자
ㄹ. 심전도

① ㄱ, ㄴ, ㄷ
② ㄱ, ㄷ
③ ㄴ, ㄹ
④ ㄹ
⑤ ㄱ, ㄴ, ㄷ, ㄹ

33 뇌척수액 검사 후 간호로 적합한 것은?

① 호흡곤란을 호소할 수 있으므로 반좌위를 취해준다.
② 조기이상을 권장한다.
③ 기침과 심호흡을 권장한다.
④ 수분섭취를 제한하도록 한다.
⑤ 두통이 있을 수 있으므로 앙아와로 안정을 취해준다.

34 다음 중 교차감염을 바르게 설명한 것은?

① 교차감염이란 감염이 재발된 것을 의미한다.
② 한 환자의 병원균이 다른 환자에게 전파되어 감염을 일으키는 것을 말한다.
③ 병원에서 드물게 발생하는 감염이다.
④ 교차감염은 공기를 통해서만 전파된다.
⑤ 교차감염을 예방할 수 있는 기본은 마스크 착용이다.

35 창상 소독 시 기본 원칙으로 옳지 않은 것은?

① 손을 씻은 후 장갑을 착용한다.
② 오염된 부위를 먼저 소독한 뒤 청결한 부위를 소독한다.
③ 중심에서 나선형으로 닦는다.
④ 절개부위 소독 후 배액관을 소독한다.
⑤ 위에서 아래로 닦는다.

Ⅱ 보건간호

36 시범교육에 대한 설명 중 틀린 것은?

① 대상자의 수가 많을수록 주의·집중이 잘 된다.
② 대상자는 간접 경험을 통해 학습목표도달이 용이해진다.
③ 최신의 내용으로 준비되어야 한다.
④ 실제 물품이 준비되는 교육이다.
⑤ 이론적인 설명만으로 부족한 교육에 효과적이다.

37 보건교육 방법 중 강의에 대한 설명을 고르면?

① 학습자가 중심이 된다.
② 대상자들이 적극적으로 참여할 수 있다.
③ 많은 양의 지식을 전달하기 위해 긴 시간이 필요하다.
④ 지식을 전달하기 위해 많은 비용이 든다.
⑤ 흔히 사용되는 교육 방법이며 교육자가 중심이 된다.

38 토의에 참여한 인원이 많을 경우 몇 개의 조로 나누어 각각 토의하고 다시 모여 의견을 종합하는 방식은 다음 중 어느 보건교육 방법에 해당 하는가?

① 분단토의
② 심포지엄
③ 집단토의
④ 시범교육
⑤ 패널토의

39 보건교육이 중요한 이유로 가장 옳은 것은?

① 교육자와 학습자의 대인관계
② 지역사회 건강문제에 대한 이해
③ 스스로의 건강문제를 해결하기 위한 능력 배양
④ 감염병 집단과 치료
⑤ 교육을 통한 인격함양

40 보건의료 취약 주민에게 진료행위를 할 수 있게 군수의 위촉을 받은 간호사나 조산사는 보건 요원 중 어디에 해당하는가? 5

① 간호조무사   ② 조산사
③ 의사   ④ 보건교육관
⑤ 보건전담공무원

41 가정방문의 장점으로 옳은 것은?

① 어머니들끼리 서로의 경험담을 나눌 수가 있다.
② 가정 안에 있는 도구를 이용하여 간호할 수 있다.
③ 가족의 환경을 간접적으로 파악할 수 있다.
④ 간호사의 입장에서 경제적이다.
⑤ 간호사의 인력이 많이 필요치 않다.

42 건강관리실 장소 선정을 위해 고려하지 않아도 되는 것은?

① 널리 알려져 쉽게 찾을 수 있는 곳
② 교통이 편리한 곳
③ 종교시설과 가까운 곳
④ 도로변에 위치한 곳
⑤ 냉난방과 환기장치가 적절한 곳

43 다음 중 공공부조에 해당하는 것은?

① 국민건강보험
② 의료급여
③ 보건소 진료서비스
④ 산재보험
⑤ 실업보험

44 다음 중 양질의 보건의료의 요건이 아닌 것은?

① 접근의 용이성
② 의료의 질
③ 계속성
④ 경험
⑤ 효율성

45 우리나라 보건의료제도의 유형은?

① 자유방임형
② 사회보장형
③ 공적부조형
④ 사회주의형
⑤ 혼합형

46 사회보장형 의료체계의 장점이 아닌 것은?

① 공공재로서의 보건의료 개념
② 예방위주의 서비스
③ 포괄적인 의료
④ 정부재정 상태의 안정
⑤ 의료비의 통제기능

47 우리나라 건강보험의 진료보수 지불방법으로 주로 이용되는 보수지불제도는?

① 행위별 수가제
② 포괄수가제
③ 총액계약제
④ 인두제
⑤ 봉급제

48 국민의료비 증가 원인이 아닌 것은?

① 의료비 생산비용 상승
② 첨단 고가의료방비의 도입 확대
③ 건강보험 실시로 인한 서비스량의 증가
④ 고령사회화
⑤ 포괄수가제 실시

49 보건의료의 사회·경제적 특징 중 소비자의 무지와 관련이 있는 것은?

① 기술집약성
② 노동집약성
③ 수요발생의 예측 불가능
④ 정보의 비대칭성
⑤ 외부효과

50 보건의료 서비스의 특성이 아닌 것은?

① 공급자의 무지
② 생산의 독점
③ 외부효과
④ 공급의 비탄력성
⑤ 수요와 산출의 불확실성

III 공중보건학

51 대기오염의 원인이 되는 원인을 고르면?

① 복사열   ② 연교차
③ 기온역전 ④ 냉각력
⑤ 일교차

52 사람이 많이 모인 곳에서 환기 불량으로 나타나며 투통과 현기증, 구토와 불쾌감을 느끼는 상태는 무엇인가?

① 엘리뇨
② 군집독
③ 열섬현상
④ 스모그현상
⑤ 온실효과

53 산성비의 원인 물질은 무엇인가?

① CO ② CO_2
③ SO ④ Na
⑤ O_2

54 다음 중 식중독에 대한 설명으로 틀린 것은?

① 보톨리누스 식중독은 감염형이다.
② 포도상구균 식중독은 독소형이다.
③ 보톨리누스 식중독은 사망률이 가장 높다.
④ 포도상구균 식중독의 증상은 보통 위장계 증상이다.
⑤ 절인 식품이나 어패류에 의한 식중독은 장염비브리오이다.

55 실내공기의 오염도를 판정할 수 있는 기준은 무엇인가?
① CO
② CO_2
③ SO
④ Na
⑤ O_2

56 다음 중 독소가 잘못 연결된 것은?
① 복어 – 테트로도톡신
② 감자 – 솔라닌
③ 버섯 – 솔라닌
④ 조개 – 미틸로톡신
⑤ 굴 – 베네루핀

57 다음 중 장내세균이 위장관에 작용해 발생하는 식중독은?
① 장염비브리오
② 살모넬라
③ 보툴리누스
④ 포도상구균
⑤ 웰치균

58 적조현상 시 수질의 상태를 잘못 설명한 것은?
① 플랑크톤이 사라진다.
② 오염된 수질을 의미한다.
③ 수질의 기능이 없어지는 부영영화가 초래된다.
④ DO가 낮아진다.
⑤ BOD가 높아진다.

59 다음 중 매립장이 없을 때 사용되고 위생적이지만 공기의 오염을 발생시킬 수 있는 폐기물 관리법은?
① 소각법
② 퇴비법
③ 투기법
④ 매립법
⑤ 압축

60 기온역전을 잘 설명한 것은?
① 대기오염과는 상관이 없다.
② 하층부의 온도가 높아진 상태를 말한다.
③ 짙은 연무가 발생하는 상태이다.
④ 하층부의 기온이 상층부보다 낮아진 경우를 말한다.
⑤ 일교차와 같은 의미로 해석한다.

61 산성비에 대한 설명으로 틀린 것은?
① 원인 물질은 O_2이다.
② 농작물에 피해를 준다.
③ 호흡기계 질환을 발생시킬 수 있다.
④ 대기오염의 현상으로 볼 수 있다.
⑤ 사람뿐 아니라 동물에게도 영향을 준다.

62 다음 중 독소형 식중독에 해당하는 것은?
① 보툴리누스 식중독
② 장염비브리오균 식중독
③ 아리조나 식중독
④ 여시니아 식중독
⑤ 살모넬라증

63 학교에서 10명 이상의 학생이 메르스가 진단되었을 때 휴교령을 내릴 수 있는 사람은 누구인가?

① 학교장
② 보건소장
③ 교육청장
④ 교육과학기술부 차관
⑤ 보건교사

64 산업간호의 목적으로 옳지 않은 것은?

① 근로자의 건강증진 및 질병예방
② 산업체의 질병근로자 색출
③ 근로자의 직업병 조기발견
④ 근로자의 직업병 치료
⑤ 근로자의 적절한 배치를 위함

65 직업병 발견을 위해 실시하는 건강검진으로 옳은 것은?

① 일반건강검진
② 특수건강검진
③ 배치 전 건강검진
④ 수시건강검진
⑤ 임시건강검진

66 산업장에서 화재예방을 위해 가연성물질을 유리병 저장에서 철제통에 저장하는 사용원칙은 무엇인가?

① 격리   ② 대치
③ 보호   ④ 환기
⑤ 변경

67 다음 중 의료인으로만 묶인 것은?

ㄱ. 의사, 영양사, 치과의사
ㄴ. 한의사, 약사, 조산사
ㄷ. 간호사, 간호조무사, 의사
ㄹ. 한의사, 치과의사, 간호사

① ㄱ, ㄴ   ② ㄱ, ㄴ, ㄷ
③ ㄴ, ㄹ   ④ ㄱ, ㄴ, ㄷ, ㄹ
⑤ ㄹ

68 부정행위로 정지된 의료인이 국가시험은 그 다음에 치러지는 시험 등의 응시를 얼마나 제한할 수 있는가?

① 1회   ② 2회
③ 3회   ④ 1년
⑤ 2년

69 최소 100개 이상의 병상으로 허가 받아야 하는 의료기관은?

① 요양병원   ② 치과의원
③ 치과병원   ④ 종합병원
⑤ 병원

70 10대 임신율이 높은 지역사회에서 제공되는 프로그램 중 일차예방의 중재 방안으로 옳은 것은?

① 청소년을 위한 산전관리 서비스 제공
② 산전관리를 위한 재정적 지원 서비스
③ 10대를 위한 피임서비스 이용계획 프로그램
④ 미혼모 시설의 운영
⑤ 가족역할 변화에 대한 가족 교육

IV 실기

71 무의식 대상자의 체위로 바른 것은?
① 앙와위
② 반좌위
③ 측위
④ 트렌델렌버그씨 체위
⑤ 배횡와위

72 피부 표변이 긁힌 정도의 상처로써 간단한 드레싱으로도 치료가 가능한 창상은?
① 열상
② 찰과상
③ 좌상
④ 절상
⑤ 멍

73 절단부위 보관과 이송법으로 틀린 것은?
① 깨끗한 타월이나 거즈로 싼다.
② 물이나 얼음에 조직이 닿지 않도록 한다.
③ 비닐주머니에 조직을 넣어 밀봉한다.
④ 얼음을 채운 용기에 넣는다.
⑤ 섭씨 20℃를 유지하여 운반한다.

74 교상(사람에 의한)에 대한 설명으로 틀린 것은?
① 타액에 존재하는 다양한 미생물로 매우 심각하다.
② 물린 부위를 관찰하고 세척한다.
③ 물린 부위에서 세균검사를 나간다.
④ 광범위 항생제 투여와 파상풍 예방접종을 한다.
⑤ 봉합한다.

75 화학물질 화상에 의한 설명으로 맞는 것은?
① 중화제를 사용한다.
② 눈에 들어갔을 경우 높은 수압의 물로 세척한다.
③ 물질이 눈에 들어갔을 경우 세척 후 손으로 비빈다.
④ 불수용성 물질은 물로 세척한다.
⑤ 원인 물질의 용기를 병원에 가져간다.

76 동상에 대한 일반적인 간호 원칙으로 맞는 것은?
① 붕대법을 적용한다.
② 동상부위를 마사지 해준다.
③ 동상부위를 심장보다 낮게 한다.
④ 대상자를 따뜻한 환경으로 이동시킨다.
⑤ 난로나 담요를 이용해 직접적으로 체온 상승을 돕는다.

77 익수한 대상자 구조 후 간호로 틀린 것은?
① 젖은 옷을 마른 옷으로 갈아입히지 않는다.
② 보온을 해준다.
③ 마사지를 통해 체온을 상승시켜 준다.
④ 기도유지, 인공호흡을 실시한다.
⑤ 물을 토하려고 할 때 고개를 옆으로 해준다.

78 두부 손상 시 간호로 틀린 것은?
① 기도 개방을 관찰한다.
② 두부를 움직이지 않도록 고정한다.
③ 의식수준을 파악한다.
④ 절대안정 시킨다.
⑤ 머리 부분을 낮춰준다.

79 지혈대 적용에 대한 설명으로 맞는 것은?

① 직접압박이나 지압법으로도 출혈이 멎지 않을 경우 응급상황에 사용한다.
② 지혈대를 제거하는 것은 지혈대를 적용한 사람이어야 한다.
③ 출혈부위를 심장보다 낮춘다.
④ 지혈대는 상처로부터 멀리 묶는다.
④ 환자가 복통을 호소할 때에는 관장용액의 흐름을 잠시 중단하였다가 계속한다.
⑤ 튜브를 삽입하는 동안 입을 벌리고 숨을 쉬게 한다.

80 구토하는 환자의 머리를 옆으로 하는 이유는 무엇인가?

① 기도로 흡인되는 것을 예방하기 위해서
② 혈압이 상승되는 것을 막기 위해서
③ 위장관 연동운동을 자극하기 위해서
④ 두통을 감소시키기 위해서
④ 두통을 감소시키기 위해서

81 수술 전 환자의 관장 시 옳지 않은 것은?

① 관장액의 온도는 40.5℃로 준비한다.
② 관장촉은 배꼽을 향해서 삽입한다.
③ 체위는 앙와위가 이상적이다.
④ 환자가 복통을 호소할 때에는 관장용액의 흐름을 잠시 중단하였다가 계속한다.
⑤ 튜브를 삽입하는 동안 입을 벌리고 숨을 쉬게 한다.

82 기관 절개 부위에 젖은 거즈를 적용하는 이유는?

① 세균의 침입경로를 차단하기 위함이다.
② 수분섭취를 할 수 없기 때문이다.
③ 절개 부위의 통증을 경감시켜 주기 위해서이다.
④ 습도를 유지하기 위함이다.
⑤ 활력징후의 정상범위를 유지하기 위함이다.

83 다음 중 족저 굴곡이 생기는 원인으로 옳게 설명된 것은?

① 윗 침구가 너무 단단히 잡아 당겨져서 다리가 눌린 경우
② 윗 침구의 솔기가 환자에 닿는 경우
③ 침대가 습하게 젖어 있는 경우
④ 고무포를 깔지 않은 경우
⑤ 침대에 주름을 펴지 않은 경우

84 교감신경 자극 시 나타나는 신체의 변화로 옳은 것은?

① 소화관 연동운동 촉진
② 말초혈관 확대
③ 기관지 수축
④ 심장박동 촉진
⑤ 동공 축소

85 내분비관에서 발생하는 것으로 생식에 영향을 미치고 생체의 내부환경을 조성하는 것은?

① 신경원　　② 림프액
③ 척수액　　④ 송과체
⑤ 호르몬

86 연동운동에 대한 설명으로 옳은 것은?

① 소장에서만 볼 수 있는 운동이다.
② 소화관의 어느 부위에서나 일어나는 운동이다.
③ 화학적 소화작용에 해당된다.
④ 음식물을 아래로 내려 보내는 작용을 한다.
⑤ 수축과 이완이 일정한 거리를 두고 위로 향하여 일어난다.

87 관장용액 주입 시 대상자가 갑자기 힘들고 어지럽다며 심한 복통을 호소하면서 얼굴이 창백해졌을 때 간호조무사의 옳은 중재는?

① 환자에게 조금만 참으라고 격려한다.
② 용액이 남아 있을 때 잠근다.
③ 배에 힘을 주라고 한다.
④ 관장 용액 주입을 즉시 중단한다.
⑤ 남은 용액을 주사기로 밀어 넣는다.

88 전립선 수술 후에 한동안 유치도뇨관을 삽입하고 있는데 이때 주의해야 할 사항은?

① 도뇨관을 잠그지 않는다.
② 수집통을 바닥에 내려 놓는다.
③ 도뇨관이 약간 꺾이게 한다.
④ 대변을 보게 한다.
⑤ 감염이 되지 않도록 움직이지 않게 한다.

89 움직이지 못하고 장기간 누워서 지내는 환자에게 나타날 수 있는 비뇨기계의 변화는?

① 방광 내 잔뇨량 증가
② 소변 내 칼슘농도 감소
③ 방광근육의 긴장성 증가
④ 소변 배설량 증가
⑤ 소변의 산성화

90 무거운 물건을 들어 올리거나 환자를 이송 침대로 옮길 때 간호조무사의 신체를 보호하는 자세로 옳은 것은?

① 무게 중심점을 기저면에서 멀리한다.
② 무릎을 펴고 등을 구부린다.
③ 환자와의 거리를 바싹 붙인다.
④ 허리 근육을 이용한다.
⑤ 양다리를 벌리고 무게중심을 낮춘다.

91 비뇨기계 감염을 예방하기 위해서 지켜야 할 원칙에 해당하지 않는 것은?

① 도뇨관을 삽입할 경우에는 무균술을 적용하여 시행한다.
② 인공도뇨는 꼭 필요한 경우에만 시행하도록 한다.
③ 소변백은 방광 위에 위치하도록 한다.
④ 소변백은 폐쇄된 상태로 유지한다.
⑤ 소변줄이 막혀 소변이 방광으로 역류하지 않도록 한다.

92 다음 중 자비소독에 대한 설명으로 옳지 않은 것은?

① 끓는 물속에 넣어 소독하는 것이다.
② 감염병 환자를 식기 소독에 적합하다.
③ 고무제품 소독에 적합하다.
④ 열에 민감한 제품에는 적합하지 않다.
⑤ 소독할 물품을 완전히 잠기도록 한다.

93 다음 중 손소독제로 사용하며 독성과 자극성이 없고 수술부위, 화농성 분비물이 있는 상처 소독에 효과적인 약물은?

① 베타딘 ② 과산화수소
③ 알코올 ④ 보릭
⑤ 생리식염수

94 고무제품이나 각종 카테터, 내시경 소독에 적합한 것은?

① 건열멸균법 ② 고압증기멸균법
③ 자비소독 ④ E·O gas
⑤ 종말소독

95 피부소독에 많이 사용하나 개방성 상처에는 적용하지 않는 소독수는?

① 과산화수소
② 베타딘
③ 0.9% 생리식염수
④ 붕안수
⑤ 알코올

96 보건의료의 특성 중 보건의료의 소비과정에서 모든 국민이 배제되어서는 아니 된다는 재화로서의 특징을 설명한 것은 어느 것인가?

① 보건의료는 외부효과가 있다.
② 보건의료 소비자는 무지하다.
③ 치료는 불확실하다.
④ 보건의료는 공공재이다.
⑤ 보건의료는 비영리적이다.

97 건강보험의 특성 중 맞지 않는 것은?

① 사회보험의 경우 수직적, 수평적 소득 재분배 기능을 한다.
② 의료비의 본인일부부담제를 실시하면 불필요한 의료이용 억제가 가능하다.
③ 건강보험이 실시되면 의료이용이 증가하게 된다.
④ 보험의 가입여부를 임의로 결정하는 경우, 역선택을 방지할 수 있다.
⑤ 건강보험이 실시되면 조기치료가 증가한다.

98 전국민의료보험의 실시연도는?

① 1967년 ② 1977년
③ 1989년 ④ 1999년
⑤ 2000년

99 우리나라 건강보험에서 요양급여에 해당되지 않는 것은?

① 진찰, 검사
② 예방 및 재활
③ 본인부담금 보상금
④ 처치 및 수술 기타의 치료
⑤ 약제, 치료재료의 지급

100 의료의 과용 또는 남용을 방지함으로써 보험재정의 안정을 도모하기 위해 도입된 제도는?

① 포괄수가제
② 본인부담금 보상금
③ 상한제
④ 본인일부부담제
⑤ 행위별수가제

101 「검역법」상 검역감염병에 속하는 것은?

① 수족구병 ② 홍역
③ 황열   ④ 탄저
⑤ 파라티푸스

102 검역법에서 사용하는 용어 중 운송수단에 속하지 않는 것은?

① 선박 ② 항공기
③ 열차 ④ 자전거
⑤ 자동차

103 관계 중앙행정기관의 장과 협의하여 검역장소를 정하는 자는?

① 검역소장
② 시·도지사
③ 질병관리청장
④ 보건복지부장관

104 「검역법」에 의한 정의 중 검역감염병 환자란?

① 검역감염병 병원체가 인체에 침입하여 증상을 나타내는 사람으로서 의사, 치과의사 또는 한의사의 진단 및 검사를 통하여 확인된 사람
② 검역감염병 병원체가 인체에 침입한 것으로 의심되나 검역감염병 환자로 확인되기 전 단계에 있는 사람
③ 검역감염병 환자, 검역감염병 의사환자 및 병원체 보유자(이하 "검역감염병 환자등"이라 한다)와 접촉하거나 접촉이 의심되는 사람
④ 공중보건에 위해한 감염성 병원체를 전파할 수 있는 설치류나 해충을 키우는 사람
⑤ 공중보건에 위해한 감염성 병원체를 전파할 수 있는 동물을 키우는 사람

105 검역장소가 아닌 곳에서 검역조사를 할 수 있는 경우는?

① 날씨가 화창하게 맑은 경우
② 외국으로 나가는 운송수단인 경우
③ 조수 간만의 차가 크지 않은 경우
④ 선박 안에 호흡곤란, 고열을 호소하는 응급환자가 발생한 경우

PART 02
최종 모의고사 문제
정답 및 해설

간/호/조/무/사

제1회 최종 모의고사 문제 정답 및 해설
제2회 최종 모의고사 문제 정답 및 해설
제3회 최종 모의고사 문제 정답 및 해설
제4회 최종 모의고사 문제 정답 및 해설
제5회 최종 모의고사 문제 정답 및 해설
제6회 최종 모의고사 문제 정답 및 해설
제7회 최종 모의고사 문제 정답 및 해설
제8회 최종 모의고사 문제 정답 및 해설
제9회 최종 모의고사 문제 정답 및 해설
제10회 최종 모의고사 문제 정답 및 해설

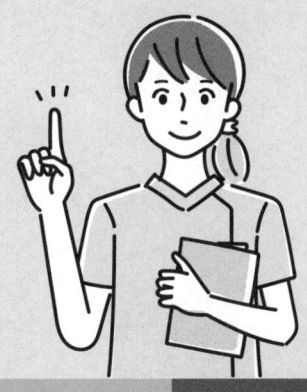

1회 최종 모의고사 문제 정답 및 해설

정답

01	02	03	04	05	06	07	08	09	10
①	②	⑤	④	①	④	④	④	④	②
11	12	13	14	15	16	17	18	19	20
②	①	⑤	③	②	③	⑤	⑤	①	②
21	22	23	24	25	26	27	28	29	30
⑤	②	③	⑤	②	③	①	④	①	④
31	32	33	34	35	36	37	38	39	40
②	①	③	③	②	②	④	⑤	②	④
41	42	43	44	45	46	47	48	49	50
②	④	①	①	③	⑤	①	④	①	①
51	52	53	54	55	56	57	58	59	60
⑤	①	④	④	②	④	①	②	⑤	①
61	62	63	64	65	66	67	68	69	70
⑤	①	③	④	②	④	②	②	③	②
71	72	73	74	75	76	77	78	79	80
①	④	④	④	⑤	③	④	④	②	②
81	82	83	84	85	86	87	88	89	90
⑤	④	②	④	①	①	⑤	③	④	②
91	92	93	94	95	96	97	98	99	100
②	⑤	④	④	③	③	①	⑤	①	①
101	102	103	104	105					
④	④	①	④	③					

문제 해설

Ⅰ 기초간호학

01 소화효소의 종류
- 타액 : 프티알린 (녹말)
- 위액 : 펩신 (단백질)
- 장액 : 에렙신, 인베르타아제, 말타아제, 락타아제
- 담즙 : 담즙염 (지방)
- 췌장액 : 아밀라아제(녹말), 트립신(단백질), 리파아제(지방)

02 설하투여란?
- 혀 밑 점막을 통해 투여하는 방법.
- 약(물)이 녹을 때까지 혀 아래에 넣고 기다리도록 하며 삼키지 않는다.
  (예: 협심증 흉통이 있을 때 나이트로글리세린 설하투여)

03 통증의 종류
① 작열통: 말초 신경 손상 후 발생할 수 있는 심한 통증 (뜨겁고 화끈거리는 통증)
② 환상통: 이미 절단해서 상실한 팔다리가 아직 있는 것처럼 느끼고 그곳에 통증을 느끼는 것
③ 가진통 : 임신 중 자궁수축으로 인한 통증
④ 표재 통증 : 자극이 있는 부위에 국소적으로 나타나는 예리하고 찌르는 듯한 통증

04 결핵환자의 자기관리 방법
① 호흡계 질환은 금기가 아닌 이상 충분한 양의 수분섭취가 필요해요. 충분한 수분섭취는 분비물의 농도를 묽게 하여 객출을 돕고 점막을 촉촉하게 해주어 호흡하기가 편해짐.
② 결핵균은 열, 햇빛, 자외선에 약하므로 환자의 옷이나 침구는 소독하거나 자주 햇볕에 쪼여줌(일광소독)
③ 투베르쿨린 검사는 결핵진단시에 사용되는 검사법으로 매달 검사를 받을 필요가 없음
④ 결핵은 소모성 질환으로 무력감, 피로감, 식욕이 떨어지는 증상이 나타날 수 있음.

고단백, 고칼슘, 고비타민 등 균형 잡힌 영양 섭취가 중요함

⑤ 결핵약은 절대로 중도에 약 복용을 중단하면 안 됨. 복용을 임의로 중단하면 죽지 않은 채 존재하던 결핵균이 다시 증식하여 내성을 가진 결핵으로 발전할 가능성이 있음. 내성을 가지게 되면 치료기간도 더 늘어나고 치료 성공률도 떨어져 치료가 힘들어짐.

05 갑상샘 항진증 환자의 간호보조활동

①, ③ 갑상샘항진증은 더위를 잘 참지 못하고 땀이 많으므로 일주일에 한 번 목욕은 안 됨! 피부 간호도 시행하고 시원한 환경을 제공함

④ 장운동을 증가시켜 설사를 일으킬 수 있는 양념이 많은 음식, 양이 많은 음식, 섬유성이 많은 음식은 제외함

⑤ 신경질적이므로 육체적, 정신적으로 안정될 수 있는 환경을 제공하여 환자를 이완시키고 방문객을 통제하여 흥분된 내용의 토론을 금하는 것이 좋음

06 스테로이드 제제, 아스피린, 카페인, 알코올, 흡연은 소화 궤양을 유발하는 요인임. 따라서 위산을 증가시키고 불편감을 일으키는 커피, 술, 우유 같은 음식은 피하는게 좋음.

07 신장내 사구체란 혈액을 걸러주는 필터 역할을 함. 고단백식이는 신장내의 사구체내 압력을 높이고 사구체 과여과를 일으켜 만성신부전 발생 및 악화를 초래 시킬 수 있음(신장의 필터인 사구체가 망가짐) 필터가 망가지면 케톤, 단백질 등이 걸러지지 않고 소변으로 배출되게 됨. 고단백식이를 하면 단백질이 필터를 계속 통과하며 과여과를 일으켜 사구체를 더 망가트리게 됨) 만성 신부전 환자는 저단백식이를 권장함

08 두개내압 상승 예방을 위한 간호보조활동을 물으면 '침상 머리를 올려준다' 가 답. 호흡을 참거나 기침, 복부마사지, 변비로 인한 힘주기, 머리 밑에 더운물 주머니를 두는 것 모두 두개내압을 올릴 수 있는 행위임. 탄산증을 일으켜 뇌혈관이 수축하게 되면 뇌로의 혈류량이 감소하면서 두개 내 압력을 감소시킴

09 수근관증후군

손목을 구부린 상태에서 양 손등을 맞대고 미는 동작을 1 분간 지속할 때 손목과 손이 무감각해지거나 저린 증상이 심해지는지를 확인하는 자가진단법을 팔렌 검사라고 함. 수근관 증후군일 경우 이 팔렌 검사가 양성으로 나타남

10 분만 1기가 시작된 초산부를 위한 간호보조활동

① 진통이 심할 때 배에 힘을 주게 함
→ 분만 1기에는 복압 금지임. 아직 자궁경관이 열리고 있는 중임. 복압주기는 자궁경관이 완전 개대된 후인 분만 2기부터임

② 분만을 촉진하기 위해 실내 걷기를 돕는다.
→ 분만 1기에는 진통을 촉진시키기 위해 실내를 걷게 함. 단, 파수전에만 걷게 하고 양막이 파수 되었을 때에는 눕혀서 분만실로 옮겨야 함

③ 방광팽만을 유도하기 위해 소변을 참게 한다.
→ 배뇨를 충분히 하도록 해야 함. 소변 정체 시 비뇨기 감염을 일으킬 수 있고 태아 하강이 지연될 수 있음. 분만 후에도 비뇨기 합병증이 올 수 있음

④ 이완을 유도하기 위해 전신 목욕을 하게 한다.
→ 파막이 되면 감염위험이 높아짐. 전신 목욕 금지.
⑤ 태아순환을 증진하기 위해 앙와위를 취하게 한다.
→ 앙와위를 취하게 되면 자궁이 하대정맥을 압박하여 자궁과 태반, 신장의 관류가 감소됨. 태아순환을 증진하기 위해 임산부에게 좋은 체위는 하대정맥을 압박하지 않는 좌측위임

11 융모막융모생검검사
이 검사는 10주 이전에 시행한 경우에는 기형이 높아지는 것으로 알려져 있고 융모막이 안전하게 성장한 후 하지만 양수가 많아지면 흔들리기 때문에 위험해서 검사는 10~13 주경에 시행하게 됨

12 질 분만 후 하루가 지난 출산부에게 나타나는 비정상적인 증상
① 체온이 38.7℃이다. (비정상)
→ 정상 체온 범위 : 36.5 ~ 37.2 ℃ 체온은 분만 시의 탈수로 24 시간 내에 약간 상승 (37.5℃) 될 수 있으나 24 시간 경과 후 체온이 38.0℃를 넘거나 수시간 이상 체온 상승이 지속되면 산후기 감염을 의심할 수 있음
② 맥박이 분당 65 회이다. (정상)
→ 정상 맥박 범위 : 분당 60~100 회
③ 혈압이 110/60 mmHg 이다. (정상)
18→ 정상 혈압 범위 : 수축기 혈압 120mmHg 미만, 이완기 혈압 80mmHg 미만
④ 소변량이 하루 2,500 mL 이다. (정상)
→ 분만 후 6 시간이 지나도 자연 배뇨를 하지 못하거나 시간당 소변량이 30mL 이하이면 보고해야 함.
⑤ 적색의 산후질분비물이 있다. (정상)
→ 산후질분비물 : 적색 → 갈색 → 백색

13 신생아의 인공영양 방법
① 끓는 물에 분유를 탄다. → 물은 100℃로 끓인 후 50~60℃ 정도로 식힌 다음 분유를 탄다.
② 젖꼭지 구멍은 크게 뚫는다. → 젖꼭지의 구멍은 적당하게 뚫어서 너무 많은 양이 한꺼번에 나오지 않도록 한다.
③ 수유 직후 기저귀를 갈아준다. → 수유하기 전에 젖은 기저귀를 살핀 후 교환해준다.
④ 침대에 눕힌 채 수유한다. → 침대에 눕힌 채 우유병을 물려서는 안 되고 (흡인위험, 중이염 유발 가능성이 높음) 편안한 의자에 앉아 한쪽 팔과 손으로 아기를 지지하고 몸에 붙여 안거나 무릎에 앉혀 수유한다.

14 천식발작으로 입원한 유아를 위한 간호보조 활동
① 병실에 아이와 부모가 함께 있지 않게 한다. → 천식발작은 갑작스런 기침과 호흡곤란으로 아이가 불안해 할 수 있음. 부모가 함께 있으면서 정서적 지지를 해주는 것이 도움이 됨
② 병실 환경을 건조하게 유지한다. → 적절하고 충분한 습도를 제공해주어야 함
④ 빗자루로 병실 바닥을 매일 쓴다. → 먼지가 많이 나는 빗자루가 아닌 물걸레를 이용하여 청소를 해야 함.
⑤ 겨울철에 창문을 자주 열어 찬 공기를 마시게 한다. → 추운 곳이나 갑작스런 온도 변화에 천식발작이 심해질 수 있음

15 생후 12개월 이후에 시작하는 예방접종
- 수두 예방접종 12~15 개월에 시행

16 유아의 대소변 가리기 훈련
① 또래 아이와 비교한다. → 또래 아이와 비교하지 않아야 함
② 옷에 대소변을 보면 벌을 준다. → 실수를 하더라도 너그럽게 받아 들여 아이가 부담감이나 죄책감을 느끼지 않도록 따뜻하게 칭찬과 격려를 해줘야함
④ 유아용 변기에 한번에 20 분 이상 앉혀 둔다. → 5분 안에 변을 보지 않으면 다음에 다시 시도해 보는 것이 좋음
⑤ 36개월 이후에 대소변 가리기 연습을 시작한다. → 12개월 이후에 연습을 시작함

17 수술 후 기침 격려 목적
수술을 받은 환자에게 기침을 격려하는 주된 목적은 호흡기계 합병증을 예방하고, 폐의 기능을 증진시키기 위함

18 망막의 설명
① 안구방수를 생산한다. → 섬모체돌기
② 동공의 크기를 조절한다. → 홍채
③ 수정체의 만곡을 조절한다. → 섬모체
④ 외막 구조로 안구를 보호한다. → 공막

19 호르몬의 역할
① 레닌: 신장혈장유량을 유지하고 혈관 수축 반응을 자극하여 혈압을 조절
② 트립신 : 췌장에서 분비되는 단백질분해효소
③ 아세틸콜린: 자율신경계의 신경전달물질
④ 항이뇨호르몬: 신장을 통해 배출되는 물의 양을 조절하여 신체의 수분량을 조절하는 호르몬
⑤ 프로게스테론: 프로게스테론은 황체호르몬으로 자궁내막을 유지시켜주고 자궁근육 수축력을 감소시키며 임신을 지속시켜 주는 기능을 하는 호르몬임

20 디곡신 투여 시 주의사항
- 디곡신은 심근의 수축력을 증가시켜 1 회 심박출량을 증가시키는 것으로 한번에 강하게 수축하여 많은 혈액을 심장에서 내보낼 수 있게 해주는 약이기 때문에 혈액을 많이 채워서 강하게 짜줌. 그러려면 맥박수가 느려질 수 있음.
- 디곡신을 투여하기 전에는 맥박을 반드시 확인해서 60회/분 이하일 경우에는 투약을 금지함.
- 디곡신은 심박출량이 감소된 심부전의 치료 및 심장 박동수가 지나치게 빠른 상태인 빈맥의 치료에 사용됨

21 구강용 철분제제 복용 시 주의할 점
① 저섬유소 식이를 섭취한다. → 철분제제는 변비가 올 수 있어 섬유소 섭취 권장함
② 생과일은 섭취하지 않는다. → 생과일은 감염의 우려가 있음. 백혈구도 감소하므로 감염을 조심해야 함
③ 비타민 B와 함께 복용한다. → 비타민 C와 함께 복용함
④ 복용 후 소변 색이 까맣게 변한다. → 대변색이 까맣게 변함.

22 객혈 시 간호보조
- 객혈 시 간호를 물어보면 가장 먼저 해야 할 간호는 절대안정임
- 객혈 = 절대안정

23 포도당
- 뇌세포의 주 에너지원은 포도당이라서 저혈당이 위험함
- 저혈당을 일찍 인지하지 못하고 초기에

적절한 치료를 받지 못하면 뇌로 가는 포도당 공급이 줄어 뇌세포가 죽고 뇌에 손상이 올 수 있음

24 덤핑증후군 예방 간호보조활동
① 고탄수화물 식이를 제공한다. → 탄수화물이 제일 빨리 소화되기도 하고 탄수화물이 많은 식사가 소장으로 빠르게 내려가면서 갑자기 혈당을 높이고 많은 인슐린을 분비시켜 저혈당이 올 수 있음. 덤핑 증후군은 저탄수화물, 고단백질, 고지방, 저수분 식사를 제공함.
② 식사 시 좌위를 취하게 한다. → 위를 천천히 비울 수 있게 횡와위로 조금씩 식사함.
③ 식사 중 물을 음식과 함께 섭취하게 한다. → 위를 천천히 비울 수 있게 식사와 동시에 수분이나 국물을 함께 섭취하지 않는다.
④ 식사 직후 30분 동안 걷게 한다. → 위를 천천히 비울 수 있게 식후 20~30분 동안 누워 있는다.

25 의식 수준
① 명료: 일반적으로 깨어 있는 상태
② 기면(졸음): 소리를 지르면 눈을 떴다가 그냥 두면 다시 잠드는 상태
③ 착란(혼동): 반응이 느리고 판단과 의사결정에 장애가 있음.
④ 혼미: 강한 자극이나 통증 자극에 깨어나며 큰소리 자극에만 반응을 한다.
⑤ 반혼수: 스스로 어떤 동작도 하지 않는다.
⑥ 혼수: 외부에 대하여 완전히 반응이 없는 상태

26 백내장 수술 직후의 간호보조 활동
• 안압이 상승 되면 두통, 구토, 매스꺼움 등의 증상이 나타남. 무거운 물건을 들거나 코풀기, 기침, 구역, 구토는 안압을 상승시킬 수 있는 행위이기 때문에 백내장 수술 후 안압이 상승 될 수 있는 행위는 함.
• 질환이 있어 혈액 공급이 안될 경우 약물 투여

27 협심증 환자의 간호보조활동
① 일상생활에서 추운 날씨에 노출되지 않게 한다. → 추운 날씨에 노출되면 몸의 체온을 유지시키기 위해 심장이 더 빠르게 뛰고 심근의 산소요구량이 증가함. 혈관도 수축하여 심장에 적절한 혈액공급이 안되면 협심증의 증상이 나타날 수 있으므로 추운 날씨에 노출되지 않게 해야 함.
② 일상생활에서 많은 양의 식사를 하게 한다. → 과식을 하게 되면 심장 근육의 산소요구량이 증가하여(심장에 많은 산소가 필요한 상황) 협심증의 증상이 나타날 수 있음.
④ 흉통 발생 시 걷기 운동을 하게 한다. → 운동을 하게 되면 심장근육의 산소요구량이 증가하여 통증이 더 심해질 수 있음. 흉통이 있으면 절대안정!
⑤ 흉통 발생 시 니트로글리세린을 물과 함께 삼키게 함. → 흉통 발생 시 니트로글리세린을 앉은 자세에서 침으로 용해될 수 있도록 혀 밑으로 투약해야 함

28 회음부 부종과 통증 감소 간호보조활동
① 조기이상을 격려한다. → 분만 후 8시간 동안은 침대 안정
② 복부마사지를 시행한다. → 자궁 회복에 대한 간호(자궁 수축)
③ 모유 수유를 하게 한다. → 울혈된 유방 간호
④ 회음 절개 부위에 냉찜질을 적용한다. → 분만 직후에는 회음부가 손상되고 절개

술이 시행되었으므로 냉요법의 적용으로 통증을 경감시키고 혈관을 수축시켜 출혈과 부종을 감소시킨다.
⑤ 앉을 때 도넛 모양 쿠션을 사용하게 한다. → 도넛 모양 쿠션은 정맥순환 차단과 통증 증가를 초래하기 때문에 피해야 함

29 유아기의 발달 과제
- 유아기(1~3 세)
- 자율성 대 수치감 → 스스로 할 수 있는 일들이 많아짐

30 미숙아 망막증
보육기 내에서 고농도의 산소를 장기간 흡입했을 경우 미숙아는 수정체 뒤 섬유증식(미숙아 망막증)으로 실명할 수 있으므로 특히 주의하며, 산소 공급 시 산소 농도 및 모니터링에 가장 우선을 두어야 하고, 최소한의 산소를 투여하도록 한다.

31 미숙아의 신체적 특징
① 솜털이 적음 → 솜털이 많음
③ 귀의 연골이 두껍게 발달함 → 귀 연골의 발달 미약
④ 손바닥과 발바닥에 주름이 많음 → 손바닥, 발바닥에 주름이 적거나 없음
⑤ 피부에서 혈관이 관찰되지 않음 → 피부에서 정맥이 보임

32 아토피 환아의 피부 관리
① 보습제를 발라 준다. → 피부 장벽을 유지하여 피부 건조증을 완화시키기 위해 보습제를 발라 준다.
② 가려우면 긁게 한다. → 긁으면 상처가 생기므로 장갑을 끼워 주거나 팔꿈치 보호대를 해준다.
③ 때를 자주 밀어 준다. → 피부 장벽을 무너뜨리고 건조하게 됨

④ 알칼리성 비누를 자주 사용한다. → 중성의 습윤성 비누 사용.
⑤ 몸에 꽉 끼는 옷을 입혀 준다. → 피부 자극을 피하기 위해 꽉 끼지 않는 면소재의 옷을 입혀 준다.

33 체위의 종류
① 복위 : 엎드리는 자세
② 측위 : 옆으로 눕는 자세
④ 반좌위 : 앉는 자세
⑤ 절석위 : 여성의 검진과 분만시 자세. 등을 바닥에 대고 누워서 엉덩이와 무릎을 90 도 정도로 구부리고 양쪽 다리를 바깥쪽으로 한 자세

34 심장의 심방과 심실 사이에는 판막이 있어 심장 내 혈액 흐름이 일정한 방향으로 향하고, 역류되지 않도록 한다.

35 치료식이의 종류
① 통풍 – 고퓨린식이 → 퓨린제한식사
② 심부전 – 저염분식이 → 울혈성 부종을 방지하기 위해 저염분식이를 해야 함
(참고: 몸에 염분이 많아지면 체액이 몸에 너무 많이 쌓여서 부종이 생길 수 있음)
③ 폐결핵 – 저단백식이 → 고단백식이 (소모된 조직을 보완하기 위해)
④ 골다공증 – 저칼슘식이 → 칼슘이 풍부한 식사와 비타민 D 섭취
⑤ 고지혈증 – 고지방식이 → 저지방식이, 저콜레스테롤 식이

Ⅱ 보건간호학

36 부항치료 시 육식 또는 산성식품을 섭취하는 것보다 채소나 야채류 등의 알칼리성 음식을 섭취하는 것이 효과적이다.

37 간의 기능: 대사 기능 및 배설 기능, 조혈기능(태생기에만 조혈 작용함), 분비기능(간세포는 담즙을 만들어 소화관 내로 분비함), 담즙 형성 및 신진대사, 해독작용 및 영양분 저장(당분, 철분, 응고인자 합성, 프로트롬빈의 형성, 혈장 단백 합성, 지방대사) 등이 있다.

38 침 치료 시 주의사항
- 체질 허약자, 정신 과민자, 정신이 예민한 환자는 침 치료 시 현훈 작용이 있을 수 있으므로 주의하여 살피면서 증상이 있을 경우 의사에게 알린다.
- 유침시간 동안 환자에게 가장 편안한 자세를 취하라고 한 뒤 체위를 일정하게 유지시킨다.
- 발침 후 알콜솜으로 침공부위를 닦고 출혈이 있을 경우 멈출 때까지 누른다.
- 남은 침이 없는지 주의깊게 살펴야 한다.

39 지역사회 보건간호사업의 목적은 건강의 유지 및 증진과 가족 혹은 지역사회 구성원의 자가 건강관리 능력향상이다.

40 크레틴병은 갑상샘호르몬의 분비 부족으로 발생되며 성장이 지연되고 지능의 결여도 나타나는 아동기 질환이다.

41 지역사회 현장에서 가정 방문을 할 경우 가장 면역에 취약한 구성원부터 시작해야 한다. 위의 보기에서는 미숙아, 당뇨임부, 폐렴아동, 폐결핵 성인 순으로 방문해야 한다.

42 혈액 속에 이산화탄소가 증가하면 호흡성 산증이 발생해서 보상작용으로 호흡수가 증가하게 된다.

43 구강 간호 시 생리식염수, 글리세린, 과산화수소수를 사용하나 알콜은 피부소독 시 사용된다.

44 의식이 없는 환자는 삼킴 곤란을 일으켜 흡인하거나 질식할 우려가 있으므로 금해야 한다.

45 화울러스 체위는 좌위로 호흡곤란을 일으키는 환자에게 가장 적절하다. 횡경막이 내려가 흉강이 넓어지기 때문에 호흡이 편해진다.

46 산 또는 화악약품으로 인한 화상의 치료법
- 가능한 한 빠른 시간 안에 모든 산, 알칼리, 부식성 제제를 다량의 물로 닦아내는 것이 중요하다.
- 물 세척은 가능한 한 오래한다(20분 이상).
- 산이나 알칼리 물질에 접촉한 후 3분 이내에 실질적인 피부손상이 진행되므로 이들 화학물에 접촉한 후 1~2분 이내에 물을 부어 화학물질을 씻어 내면 조직 손상을 최소화한다.
- 가능한 한 수압을 낮게 유지하고 호스나 수도꼭지를 사용하여 장시간에 걸쳐 오랫동안 물 세척한다.
- 화학물질을 절대로 중화시키려고 해서는 안 된다.

47 환자의 치료 및 진단은 의사의 의무이다.

48 지역사회 간호사업은 지역주민의 적극적인 참여가 중요하므로 계획과정부터 참여를 시켜야 한다.

49 환자를 치료하는 것은 의사의 업무이다.

50 지역사회 간호사업 시 지역사회 진단을 하는 목적에는 지역주민의 건강요구 파악, 지역주민의 건강문제 확인, 보건사업의 계획과 정책 수립의 기초자료 제공 등이 있다.

Ⅲ 공중간호학

51 가정 내에 결핵환자가 있을 경우 동거하는 모든 가족은 X-선 촬영을 하도록 하고 환자는 클리닉에 와서 항결핵 요법의 적용, 객담의 관리방법 등을 교육받아야 한다. 또한 환자를 2주 동안 격리해야 한다.

52 물건을 밀 때 체중을 다리의 뒤쪽에서 앞쪽으로 이동시켜야 한다.

53 임신 중 매독에 감염된 것이 확실할 경우 태반이 형성되기 전인 5개월 이전에 치료받도록 해야 한다. 태반을 통해 태아가 매독에 감염되기 때문이다.

54 보건소는 지역사회 주민 전체를 대상자로 보건교육을 실시해야 한다.

56 보건교육은 대상 지역사회나 대상 주민에 대한 문화적 배경인 종교, 습관, 행동, 규범 등에 대한 이해가 필요하므로 지역사회를 직접적으로 알아야 한다.

560 보건 교육 시 가장 중요한 것은 피교육자의 이해이다.

57 국민건강증진법 시행령에 제시된 보건교육 내용
- 금연·절주 등 건강생활의 실천에 관한 사항
- 만성퇴행성질환 등 질병의 예방에 관한 사항
- 영양 및 식생활에 관한 사항
- 구강건강에 관한 사항
- 공중위생에 관한 사항
- 건강증진을 위한 체육활동에 관한 사항
- 기타 건강증진사업에 관한 사항

58 보건의료전달체계는 의료를 필요로 하는 사람들에게 질적·양적으로 적정한 의료를 효과적, 효율적으로 제공하는 것과 관련된 체계 또는 제도를 말한다.

59 1차 보건의료의 필수 사업 내용
- 지방 풍토병 예방과 관리
- 가족계획을 포함한 모자보건
- 식량공급과 적절한 영양 증진
- 안전한 식수 제공과 기본 위생관리
- 필수 의약품의 공급
- 정신보건의 증진
- 흔한 질병과 상해에 대한 적절한 치료
- 주요 감염병에 대한 면역 수준 증강(예방접종)
- 만연한 보건의료 문제에 대한 교육과 그 문제의 예방과 관리

60 윈슬로우의 공중보건학이란 조직적인 지역사회의 노력을 통하여 질병을 예방하고 수명을 연장시키며, 신체적·정신적 효율을 증진시키는 기술이며 과학이다.

61 장티푸스는 제1군 감염병으로 환자나 보균자의 대소변에 오염된 음식이나 물을 통해서 전파된다.

62 오염된 물의 정화방법으로는 여과, 침전, 산화 등이 있다.

63 보건관리분야에는 인구보건, 가족보건, 모자보건, 보건행정, 보건영양, 학교보건, 보건교육, 보건통계 등이 있다.

64 **질병발생의 결정인자**
- 병원체 요인: 온도, 습도, 기압, 화학성 물질, 중금속, 바이러스에서 절지동물에 이르는 생물, 심리적 요인, 영양소 등
- 환경요인: 매개 곤충, 매개 동물, 지형, 기후, 상하수도, 생활습관, 직업, 경제 상태 등
- 숙주요인: 유전적 소인이나 성격, 면역, 사회계급, 연령, 성, 인종 등

65 구충증(십이지장충증)의 특징
- 구충은 일명 채독벌레라고도 하며, 소장 중 십이지장 부근에 기생한다고 하여 십이지장충이라고 한다.
- 원인: 오염된 흙 위를 맨발로 다닐 경우 감염되며, 피부와 채소를 통해 감염된다.
- 증상: 성충의 흡혈에 의한 빈혈, 어린이의 경우 신체와 지능의 발달이 느리고 체력이 떨어진다.

66 C형 간염의 예방
- 수혈을 요구하는 응급 상황 시 혈액에 대해 C형 간염 검사를 반드시 하도록 한다.
- 안전한 성관계를 하고 오염된 주사기의 사용 또는 피부 피어싱, 침 시술 등을 가능한 한 피해야 한다.

67 중동 호흡기 증후군
- 정의: 중동 호흡기 증후군은 코로나 바이러스의 인체감염에 의한 급성 호흡기 감염병이다.
- 증상: 발병하면 38도 이상의 발열과 기침, 호흡곤란 등의 호흡기 증상, 두통이나 오한, 인후통, 콧물, 근육통과 함께 구토, 복통, 설사, 식욕부진 등의 소화기 증상, 증세가 심해지면 호흡부전이나 패혈성 쇼크, 다발성 장기부전 등의 여러 합병증, 급성 신부전증 등이 나타난다.

68 예방접종액 주사약의 적합한 보관 온도는 2℃~5℃ 이다.

69 우리나라는 서태평양 지역사무소에 속해 있으며 마닐라에 위치하고 있다.

70 1차 보건의료의 기본 개념
- 지역사회 주민들이 누구나 쉽게 이용할 수 있는 접근성이 있어야 한다.
- 주민들의 지불 능력에 맞는 의료수가가 제공되어야 한다.
- 지역주민의 기본적인 건강요구에 기본을 두어야 한다.
- 주민과 보건의료팀과의 접근성과 수용성이 필요하다.
- 1차 보건의료는 지역사회개발사업의 일환으로 이루어져야 한다.
- 기본적이고 보편적, 포괄적인 지역사회 건강 문제를 관리한다.
- 의사, 간호사만이 아닌 보건의료팀을 통한 접근이 이루어져야 한다.
- 지역사회에서 가장 흔한 질병관리부터 우선하며 질병 예방이 중요하다.

Ⅳ 실기

71 신장은 ADH 작용에 의해 수분배설을 조절한다.

72 고단백식이는 칼슘 흡수를 방해할 수 있기 때문에 적절하지 않으며 30대 여성에게 에스트로겐 투여는 옳지 않다.

73 염증의 증상으로 발열, 발적, 종창, 통증, 기능상실 등이 있다.

74 항체
- 면역체 또는 면역 글로불린이다.
- 혈청 단백으로 생체를 보호하는 물질이다.
- 혈청 단백질 중에서 감마 글로불린으로 알려져 있는 부분이 항체의 역할을 한다.

75 자연능동면역이란 예방접종 경험이 없거나 혹은 질병을 앓고 난 후 면역이 생기는 것을 말한다.

76 HIV는 성적접촉, 혈액 및 혈액제제, 모체로부터 전파되므로 환자가 사용한 식기는 따로 처리하지 않아도 된다.

77 Ig G는 태반을 통과하는 유일한 면역글로불린이며 보체를 활성화하는 면역글로불린이다.

78 알레르기원은 과민반응을 나타나게 하는 물질로 흡인성, 섭취성, 접촉성, 주사용 약물, 감염원이나 박테리아, 자가 알레르기원 등이 있다.

79 특이한 환경적 알레르기원이 확인되면 대상자는 확인된 항원을 피하거나 접촉을 금하도록 하는 회피요법이 가장 우선적으로 해주어야 할 중재이다.

80 수술한 대상자는 첫 1시간 동안은 15분마다, 그 후 1~2시간 사이에는 30분마다, 그 후 4시간은 1시간마다 그리고 후에는 4시간마다 활력징후를 측정한다.

81 척추마취 후 부작용 예방
- 뇌척수액 빠져나오지 않도록 베개 없이 6~12시간 동안 앙아위로 안정취해 줌
- 조용한 환경 제공
- 적당한 수분 공급
- 호흡기 마비 예방
- 배뇨장애 및 하지 무감각에 주의함

82 심폐소생술 시 심장 압박은 흉부가 4~5cm 정도 들어가도록 압박하여 100회/분 실시하여 팔꿈치를 쭉 펴고 어깨가 대상자 바로 위에 수직으로 위치하도록 자세를 잡는다. 손을 손위에 포개어 놓고 손을 가슴에 닿게 한다.

83 화학적 약물 화상 시 물로 20분 이상 화학적 약물을 충분히 씻어내야 한다.

84 노인의 생리적 변화
- 심장판막, 심장, 동맥이 두꺼워지고 탄력성이 감소한다.
- 신맛, 쓴맛 감지기능은 좋아지고 단맛, 짠맛의 감지기능은 떨어진다.
- 기침능력이 감소하고 분비물 제거 능력이 감소한다.
- 방광용적인 감소하며 빈뇨현상이 일어난다.
- 근육에 지방이 축적되어 근육주사 시 약물 흡수율이 떨어진다.

85 호스피스의 정의
환자가 남은 여생동안 인간으로서의 존엄성과 높은 삶의 질을 유지하면서 살다가 평안하고 복된 죽음을 맞이하도록 환자와 가족의 신체적, 정서적, 사회경제적, 영적 요구를 충족시키며 사별 가족의 고통과 슬픔을 경감시키기 위한 총체적인 돌봄서비스이다.

86 기관지경 검사 후 간호
- 따뜻한 식염수로 가글 시행
- 목에 아이스칼라를 대준다.
- 구개반사가 돌아온 후 더운물을 마시게 한다.
- 따뜻한 식염수로 함수한다.

87 정상적인 심장의 심박조율기 역할을 하는 것은 동방결절로서 우심방에 존재한다.

88 니트로글리세린의 부작용으로는 두통, 작열감, 피부 홍조, 현기증, 빈맥, 저혈압, 발작성 빈맥 등이다.

89 급성심근경색증의 통증
- 가장 특징적인 증상은 흉통이다.
- 협심증보다 통증의 강도가 훨씬 심하고 30분 이상 지속되는 것이 특징이다.
- 가슴에 무겁게 짓눌리고, 격렬하고 쥐어짜는 듯한 분쇄통이 휴식이나 니트로글리세린으로도 완화되지 않는다.

90 관상동맥질환 예방 식이
- 저지방식이
- 저콜레스테롤식이
- 저염식이, 고섬유식이
- 저칼로리 식이

91 화상환자의 간호중재
- 심한 화상을 입은 후에는 쇼크 예방을 위하여 한 시간 이내에 저혈량 쇼크 예방을 위해서 상해 입은 한 시간 이내에 체액 보충을 시작해야 한다.
- 넓은 부위의 화상은 더 많은 부분 모세혈관들이 노출되어 혈관 벽의 투과성이 증가함에 따라 물, 나트륨, 혈장 단백등 간질공간과 주변 조직으로 이동한다.

92 화상환자에 대한 응급처치
- 신체를 압박하는 모든 장신구는 부종이 발생하기 전에 조심스럽게 제거한다.
- 상처를 우선 찬물에 담그거나 찬물 찜질을 한다.
- 화상 부위에 달라붙은 의복을 억지로 떼어내지 말고 상처에 얼음을 대면 안 된다.
- 물집을 터뜨리지 말아야 하며 화상부위의 수포나 너덜더덜한 조직 파편을 제거해서는 안 된다.
- 화상연고나 바셀린, 소독제 등을 금한다.
- 식초나 마가린, 간장, 된장 등을 발라서는 안된다.

93 의료법 제20조(태아 성 감별 행위 등 금지)
- 의료인은 태아 성 감별을 목적으로 임부를 진찰하거나 검사하여서는 아니 되며, 같은 목적을 위한 다른 사람의 행위를 도와서도 아니 된다.

94 의료법 제3조의4(상급종합병원 지정)
① 보건복지부장관은 다음 각 호의 요건을 갖춘 종합병원 중에서 중증질환에 대하여 난이도가 높은 의료행위를 전문적으로 하는 종합병원을 상급종합병원으로 지정할 수 있다.
1. 보건복지부령으로 정하는 20개 이상의 진료과목을 갖추고 각 진료과목마다 전속하는 전문의를 둘 것
2. 제77조 제1항에 따라 전문의가 되려는 자를 수련시키는 기관일 것
3. 보건복지부령으로 정하는 인력·시설·장비 등을 갖출 것
4. 질병군별(疾病群別) 환자구성 비율이 보건복지부령로 정하는 기준에 해당할 것

95 감염병의 예방 및 관리에 관한 법률 제14조(인수공통감염병의 통보)
① 「가축전염병예방법」제11조 제1항 제2호에 따라 신고를 받은 국립가축방역기관장, 신고대상 가축의 소재지를 관할하는 시장·군수·구청장 또는 시·도 가축방역기관의 장은 같은 법에 따른 가축전염병 중 다음 각 호의 어느 하나에 해당하는 감염병의 경우에는 즉시 질병관리청장에게 통보하여야 한다.
1. 탄저
2. 고병원성조류인플루엔자
3. 광견병
4. 그 밖에 대통령령으로 정하는 인수공통감염병

96 감염병의 정의(법 제2조)
13. "감염병환자"란 감염병의 병원체가 인체에 침입하여 증상을 나타내는 사람으로서 제11조제6항의 진단 기준에 따른 의사, 치과의사 또는 한의사의 진단이나 제16조의2에 따른 감염병병원체 확인기관의 실험실 검사를 통하여 확인된 사람을 말한다

97 감염병의 예방 및 관리에 관한 법률 제21조(고위험병원체의 분리, 분양·이동 및 이동신고)

① 감염병환자, 식품, 동식물, 그 밖의 환경 등으로부터 고위험병원체를 분리한 자는 지체 없이 고위험병원체의 명칭, 분리된 검체명, 분리 일자 등을 질병관리청장에게 신고하여야 한다.

② 고위험병원체를 분양·이동받으려는 자는 사전에 고위험병원체의 명칭, 분양 및 이동계획 등을 질병관리청장에게 신고하여야 한다.

③ 고위험병원체를 이동하려는 자는 사전에 고위험병원체의 명칭과 이동계획 등을 질병관리청장에게 신고하여야 한다.

④ 질병관리청장은 제1항부터 제3항까지의 신고를 받은 경우 그 내용을 검토하여 이 법에 적합하면 신고를 수리하여야 한다.

⑤ 질병관리청장은 제1항에 따라 고위험병원체의 분리신고를 받은 경우 현장조사를 실시할 수 있다.

⑥ 고위험병원체를 보유·관리하는 자는 매년 고위험병원체 보유현황에 대한 기록을 작성하여 질병관리청장에게 제출하여야 한다.

⑦ 제1항부터 제3항까지에 따른 신고 및 제6항에 따른 기록 작성·제출의 방법 및 절차 등에 관하여 필요한 사항은 보건복지부령으로 정한다.

98 감염병의 예방 및 관리에 관한 법률 제24조(필수예방접종)

① 특별자치시장·특별자치도지사 또는 시장·군수·구청장은 다음 각 호의 질병에 대하여 관할 보건소를 통하여 필수예방접종(이하 "필수예방접종"이라 한다)을 실시하여야 한다.
  1. 디프테리아   2. 폴리오
  3. 백일해   4. 홍역
  5. 파상풍   6. 결핵
  7. B형간염   8. 유행성이하선염
  9. 풍진   10. 수두
  11. 일본뇌염
  12. b형헤모필루스인플루엔자
  13. 폐렴구균   14. 인플루엔자
  15. A형간염
  16. 사람유두종바이러스 감염증
  17. 그룹 A형 로타바이러스 감염증

99 검역감염병 외의 감염병에 대한 예방조치(법 제20조)

검역소장은 검역조사에서 다음 각 호를 발견한 경우에는 보건복지부령으로 정하는 바에 따라 진찰, 검사, 소독 및 그 밖에 필요한 예방조치를 할 수 있다.
1. 검역감염병 외의 감염병 환자
2. 검역감염병 외의 감염병 의사환자
3. 검역감염병 외의 감염병으로 죽은 사람의 시체
4. 검역감염병 외의 감염병 병원체에 오염되었거나 오염되었을 가능성이 있는 운송수단

100 검역법 제 9조 제9조(검역 통보)

① 제6조에 따른 검역조사의 대상이 되는 운송수단의 장은 해당 운송수단이 검역장소에 접근하였을 때에는 해당 검역 장소를 관할하는 검역소장에게 검역감염병 환자등의 유무와 위생 상태 등 보건복지부령으로 정하는 사항을 보건복지부령으로 정하는 바에 따라 통보하여야 한다. 다만, 운송수단이 긴급한 위난을 피하기 위하여 부득이하게 검역 장소가 아닌 곳에 도착한 경우에는 그 도착장소와 가장 가까운 검역구역을 관할하는 검역소장에게 통보하여야 한다.

② 제1항 단서에 따른 통보를 받은 검역소장은 운송수단의 장에게 검역감염병 환자등에 대한 조치 등 필요한 조치를 하도록 지시할 수 있으며, 지시를 받은 운송수단의 장은 그 지시에 따라야 한다.

③ 제1항에도 불구하고 나포(拿捕), 귀순 및 조난 등으로 들어오는 경우에는 조사 관련 기관의 장이 통보할 수 있다.

④ 운송수단의 장 또는 조사 관련 기관의 장은 제1항 및 제3항에 따른 통보 이후 변경사항이 발생하면 즉시 그 내용을 검역소장에게 알려야 한다.〉

⑤ 제1항부터 제4항까지의 통보 방법 및 절차 등에 관하여 필요한 사항은 보건복지부령으로 정한다.

101 의사 또는 의료기관 등의 신고(법 제5조)

③ 감염인이 사망한 경우 이를 처리한 의사 또는 의료기관은 보건복지부령으로 정하는 바에 따라 24시간 이내에 관할 보건소장에게 신고하여야 한다.

102 요양기관(법 제42조)

① 요양급여(간호와 이송은 제외한다)는 다음 각 호의 요양기관에서 실시한다. 이 경우 보건복지부장관은 공익이나 국가정책에 비추어 요양기관으로 적합하지 아니한 대통령령으로 정하는 의료기관 등은 요양기관에서 제외할 수 있다.
1. 「의료법」에 따라 개설된 의료기관
2. 「약사법」에 따라 등록된 약국
3. 「약사법」 제91조에 따라 설립된 한국희귀·필수의약품센터
4. 「지역보건법」에 따른 보건소·보건의료원 및 보건지소
5. 「농어촌 등 보건의료를 위한 특별조치법」에 따라 설치된 보건진료소

103 적용 대상 등(법 제5조)

② 제1항의 피부양자는 다음 각 호의 어느 하나에 해당하는 사람 중 직장가입자에게 주로 생계를 의존하는 사람으로서 소득 및 재산이 보건복지부령으로 정하는 기준 이하에 해당하는 사람을 말한다.
1. 직장가입자의 배우자
2. 직장가입자의 직계존속(배우자의 직계존속을 포함한다)
3. 직장가입자의 직계비속(배우자의 직계비속을 포함한다)과 그 배우자
4. 직장가입자의 형제·자매

104 검진(법 제8조)

③ 해외에서 입국하는 외국인 중 대통령령으로 정하는 장기체류자는 입국 전 1개월 이내에 발급받은 후천성면역결핍증 음성 확인서를 질병관리청장에게 보여주어야 한다. 이를 보여주지 못하는 경우에는 입국 후 72시간 이내에 검진을 받아야 한다.

105 제7조(지역보건의료계획의 수립 등)

① 시·도지사 또는 시장·군수·구청장은 지역주민의 건강 증진을 위하여 다음 각 호의 사항이 포함된 지역보건의료계획을 4년마다 제3항 및 제4항에 따라 수립하여야 한다.
1. 보건의료 수요의 측정
2. 지역보건의료서비스에 관한 장기·단기 공급대책
3. 인력·조직·재정 등 보건의료자원의 조달 및 관리
4. 지역보건의료서비스의 제공을 위한 전달체계 구성 방안
5. 지역보건의료에 관련된 통계의 수집 및 정리

2회 최종 모의고사 문제 정답 및 해설

정답

01	02	03	04	05	06	07	08	09	10
①	③	①	③	③	②	①	④	④	③
11	12	13	14	15	16	17	18	19	20
④	②	①	③	③	②	⑤	③	③	①
21	22	23	24	25	26	27	28	29	30
⑤	⑤	③	①	②	④	①	⑤	④	②
31	32	33	34	35	36	37	38	39	40
③	②	⑤	④	③	①	③	②	④	⑤
41	42	43	44	45	46	47	48	49	50
②	④	④	①	⑤	③	①	④	③	③
51	52	53	54	55	56	57	58	59	60
②	①	②	③	③	⑤	②	⑤	①	①
61	62	63	64	65	66	67	68	69	70
①	④	⑤	④	④	⑤	①	③	③	①
71	72	73	74	75	76	77	78	79	80
③	①	③	③	③	⑤	⑤	②	③	④
81	82	83	84	85	86	87	88	89	90
①	③	②	④	①	③	⑤	①	②	④
91	92	93	94	95	96	97	98	99	100
①	③	⑤	⑤	②	③	③	②	①	⑤
101	102	103	104	105					
①	②	③	③	③					

문제 해설

Ⅰ 기초간호학

01 호중구 감소증(정상: 1,800~7,000/㎣)
- 절대호중구수가 500/㎣ 미만이거나 1,000/㎣ 미만이면서 2~3일 이내에 500/㎣ 미만으로 감소할 것이 예상되는 경우
- 발열
- 고막 체온계로 측정 시 38℃이상, 액와 체온계로 측정 시 37.5℃ 이상으로 체온이 증가하는 경우
- 구강체온이 한번이라도 38.3℃ 이상으로 상승하거나 38℃ 이상으로 1시간 이상 지속되는경우(고막, 액와체온 측정이 부정확하다고 판단될 시)

02 흉관배액
- 흉강으로부터 공기와 혈액을 배액하기 위해 실시하는 것
- 필요 시 응고물의 침착을 예방하기 위하여 튜브를 짜 배액을 촉진한다
- 흉부배액관의 제거는 밀봉흉배액장치의 물의 움직임이 없으면서 흉부촬영결과 폐가 완전히 재팽창되었을 때 흉관을 제거한다.

03 신경성 쇼크
- 교감신경계의 손상으로 인해 혈관이 이완되어 발생한다
- 혼돈, 실신, 저혈압, 서맥, 따뜻하고 분홍빛의 피부, 손상부위 이하의 발한 능력 소실이 나타난다.

04 심폐소생술
- 순서: 의식 확인 후 119 신고 →맥박 확인(경동맥에서 10초간)→심장 압박 시행 (가슴압박: 인공호흡=30:2)
- 가슴압박: 가슴을 연결한 선의 중앙부위에서 5cm의 깊이로 분당100~120회의 속도로 압박 후 가슴이 정상위치로 돌아오는지 확인하면서 한다.

- 인공호흡: 대상자의 머리를 젖히고, 턱을 들어 올려 기도를 개방 한 후 코를 막고 입으로 숨을 불어 넣는다(가슴이 올라오는 것을 확인한다)
- 가슴압박과 인공호흡의 반복; 30:2의 비율로 실시한다.

05 욕창의 단계
- 0단계: 발적과 피부 손상 없음
- 1단계: 발적은 있으나 피부 손상은 없음. 압력을 제거해도 24시간 이 상 지속됨.
- 2단계: 진피와 표피를 포함한 부분적인 피부 상실과 함께 표재성 궤양 있음
- 3단계: 피하지방의손상, 괴사를 포함한 완전 피부손상 및 광범위한 손상이 있음. 박테리아 침범은 없음.
- 4단계: 근육, 뼈, 지지조직의 광범위한 손상 및 조직의 괴사를 포함한 완전한 피부 상실이 있음.

06 골절 시 응급관리
- 기도, 호흡, 순환을 확인하여 생명을 위협하는 손상을 먼저 치료한다
- 외부 출혈을 통제하며 가능하다면 골절 부위를 상승시키고 골절 부위 위와 아래 관절에 부목을 댄다
- 골절된 관절을 곧게 펴려고 시도하지 않으며 돌출된 뼈의 말단을 조작 하지 않는다.
- 손상 부위에 얼음주머니를 적용한다.

07 플라빅스
- 혈소판 응집 억제제로 출혈의 위험이 있다.
- 위암 확진 시 수술로 종양을 제거하는 것이 우선적이다.
- 전체위절제술 시행시 덤핑증후군이 나타날 수 있으므로 비타민C, D, K, B-complex, B12를 구강이나 정맥으로 보충한다(음식물이 십이지장 을 거치지 않아 흡수 결여)

08 메니에르병
- 내이 미로막의 과도한 내림프액 축적으로 발생하는 질환이다.
- 급성 현훈 현상 발생 시 침상 안정, 진정제, 항구토제, 항현훈성 약을 복용한다.
- 발작이 없는 동안 이뇨제, 항히스타민제, 칼슘통로차단제, 저염식이를 실시한다.
- 이명과 현훈, 귀의 충만감 호소시 자극 최소화를 위해 조명을 어둡게 하고 현훈으로 인한 손상예방을 위해 사이드레일을 올린다.

09 통증의 생리적 반응
- 스트레스로 교감신경이 활성화된다.
(동공확대, 혈당 상승, 소화억제 / P, BP, RR, BT 상승)

10 삼차신경통
- 입술과 잇몸, 볼, 이마, 부위가 칼에 베이는 듯, 타는 듯하여 발작적인 통증이 갑작스럽게 나타난다.
- 촉발 자극 감소를 위한 환경관리
- 극심한 온도 차 주의(얼굴 보호)
- 작고 부드러운 모를 가진 칫솔과 따뜻한 구강 함수(세심한 구강 위생, 6개월마다 치과 방문)
- 씹기 쉬운 고단백, 고칼로리의 음식(미지근)
- 눈 보호를 위한 인공눈물 및 안대 착용

11 죽음에 대한 심리적 적응 단계
- 부정-분노-협상-우울-수용
- 부정: 현실을 받아들이지 않는 상태, 의사의 진단이 오진이었다고 믿고 진단을

다시 확인하고자 함.
- 분노: 의료진과 가족에게 적개심을 가짐. 왜 죽어야 하며, 벌을 받을만 한 일을 했는가?에 대해 생각함
- 협상: 죽음을 예전의 과오에 대한 대가라고 생각함. 죽음의 연기를 위해 신과 협상하고자 함
- 우울: 이별의 슬픈 감정을 가지며, 자신의 사망 후 가족에 대해 걱정 함.
- 수용: 죽음에 대해 더는 분노하거나 우울해하지 않는 단계로 추억을 나누며 신상을 정리함.

12 경피 내시경 위루술(PEG)
- 장기간 경장 영양이 필요한 환자를 위해 실시한다
- 체위: 흡인위험을 감소하기 위해 반좌위를 취하며, 영양공급 후 30~60분 동안 침상머리를 상승시킨 채 유지한다.
- 흡인의 위험이 있어 영양액 투여 전위 잔류량을 확인한다.
- 소화액의 피부자극 위험이 있으므로 초기에는 멸균수로 닦고 건조하며, 피부회복 후 비누
- 보호용 연고나 피부 보호제를 관 주위 피부에 사용한다.

13 대장내시경
- 내시경을 통해 회맹판까지 대장을 직접 가시화하는 검사이다.
- 내시경이 맹장까지 직진할 수 있도록 환자는 자세를 자주 바꾸어야 한다.
- 검사 전 장분비를 하며, 검사 중 유입된 공기로 인해 검사 후 연동운동 자극으로 인한 복부경련을 경험할 수 있다.
- 직장 출혈이나 천공징후(장음감소)를 관찰하고 활력징후를 측정한다.

14 소화성 궤양 아스피린과 NSAIDs는 프로스타글란딘의 합성방해 및 위산분비물의 증가로 점막 장벽의 통합성을 감소시킨다.

15 저혈량성 쇼크
- 과다출혈등으로 인해 순환 혈액량 감소로 혈압이 떨어지고 맥박이 증가한다.
- 순환 혈액량 증가를 위하여 수액을 정맥으로 주입한다.
- 농축 적혈구 수혈이 필요할 수 있다.

16 간암
- 간비대, 비장비대, 황달, 체중감소, 복수, 문맥성고혈압, 우상복부의 둔한 통증, 복부둘레의 증가 등의 증상이 나타난다.
- 출혈 증상; Hb 감소, 의식 수준 감소, BP 감소, P 증가
- 비타민 K: 지혈 효과

17 간경화증
- 간세포의 광범위한 변성과 파괴가 발생한다.
- 간의 병변으로 암모니아 요소로 전환할 수 없어 체내 암모니아의 수치가 증가하는 경우 간성뇌증이 발생한다.
- 식도정맥류 출혈로 인해 증상을 더 악화시킬 수 있다.

18 B형 간염
- DNA 바이러스로 감염시 HBAg가 거의 모든 체액에서 발견되며 6개월 이상 발견될 경우, 만성B형 간염을 의미한다.
- 감염경로: 감염된혈액, 체액(체액, 질분비물, 타액)매개감염이다. 따라서, 성관계시 콘돔을 사용할 것을 교육한다.

19 당화혈색소
- 전체 혈색소에 포도당이 부착된 당화 혈색소의 양으로 적혈구의수명(120일,

2~3개월) 동안의 혈당수치를 반영한다.
- 당뇨병 진단기준
  - HbA1C 6.5%이상 / 공복 혈당:126mg/dL 이상 / 2시간 경구 당부하 검사 200mhg/dL 이상
  - 다뇨 나옴, 설명되지 않는 체중감소와 같은 고혈당의 증상이 명확함.
  - 고혈당 위기가 있는 환자의 무작위 혈당 200mg/dL 이상

20 저혈당
- 혈액 내 포도당보다 인슐린이 과할 경우 발생한다.
- 혈당이 70mg/dL 이하로 떨어지는 경우, 자율신경계 활성화로 인슐린 분비억제 및 글루카곤, 에피네프린이 생성된다.
- 에피네프린: 떨림, 빈한, 불안, 창백 야기
- 뇌 기능 저하: 의식 저하, 시각 자애, 발작, 혼수

21 뇌줄증 환자를 위한 간호보조활동
① 사지에 마비가 있는 경우 재활운동을 금지한다. → 근위축이나 허약을 방지하기 위해 재활 요법을 시행.
② 극심한 두통을 호소하면 침상 머리를 다리보다 낮게 내린다. → 극심한 두통은 두개내압 상승의 증상일 수 있으므로 상체를 15~30° 상승시킵니다.
③ 삼킴 장애가 있는 경우 고개를 뒤로 젖혀 물을 삼키게 한다. → 고개를 뒤로 젖혀 물을 삼키게 되면 식도가 닫히고 기도가 열려 폐로 흡입될 수 있으므로 주의해야 함
④ 증상이 호전되면 복용 중인 항응고제를 임의로 중단하게 한다. → 임의로 중단하게 되면 재발 가능성이 높으므로 갑자기 약을 끊지 않도록 주의해야 함
⑤ 편측 시야 장애가 있는 경우 환자가 볼 수 있는 쪽에 물건을 배치한다 → 편측 시야 장애일 경우 환자는 불안하므로 모든 간호 행위는 환자가 볼 수 있는 시야 내에서 실시해야 하며 모든 물건의 배치도 시야가 온전한 쪽에 놓아두어야 함

22 최대한 허리에 무리가 가지 않는 자세로 물건을 이동해야 함
① 물건을 최대한 몸과 멀리하여 들어 올린다. → 몸 가까이 위치하도록 하여 들어 올린다.
② 다리를 편 상태에서 허리를 굽혀 물건을 들어 올린다. → 허리가 아닌 무릎을 펴서 들어올린다.
③ 물건을 든 상태에서 방향을 전환할 때는 허리를 돌려 전환한다. → 허리를 돌리지 않고 발을 움직여 방향을 전환한다.
④ 양손으로 물건을 들어 올릴 때는 몸의 무게 중심을 최대한 높게 유지한다. → 몸의 무게 중심을 최대한 낮추고 지지면을 넓힌다.

23 유산(Abortion)
- 절박유산: 임신 전반기 무통성 점적 출혈, 황체호르몬 주사를 맞고 안정을 취함으로써 막을 수 있다.
- 불가피 유산: 태아막 파열이 있어 자궁경부가 이완되고 수정란이 자궁벽에서 박리되어 배출
- 불완전 유산: 태아와 태반의 일부가 자궁강 내에 남아 있는 경우
- 완전유산: 태아, 태반, 양막 등 수정된 내용물이 자궁강 내에서 완전히 배출. 속발 감염이 없으면 수일 동안 휴식 후 정상 활동
- 계류유산 : 태아가 사망하여 자궁강 내에 머무르는 경우. 복부 통증과 질 출혈은 없으나 코피가 나는 경우가 있음.

- 패혈 유산: 불완전 유산으로 올 수 있다. (열, 복부압통, 소량 또는 다량의 질 출혈, 악취)
- 습관 유산: 3회 이상 연속 유산
- 치료 유산: 모체의 건강 보호를 위하여 태아가 생존 가능한 임신기간에 도달하기 이전에 임신을 중절(만성 신장염, 심한 본태 고혈압, 태아의 기형, 유전 질환, 심한 심장병, 강간의 경우)

24 분만 1기는 분만을 알리는 자궁의 수축이 규칙적으로 시작되어 자궁경관이 완전히 열릴 때까지(자궁경관 개대 10~11cm)를 말함

※ **분만 과정**
- 분만 제1기: 진진통 ~ 자궁경관이 완전히 열릴 때까지(10~11cm)
- 분만 제2기: 자궁경관이 완전히 열린 후 ~ 태아 만출
- 분만 제3기: 태반 만출
- 분만 제4기 : 출혈이 중지되고 회복되는 기간

25 게 제거되어 균열 유두가 나타날 수 있음

※ **유두 균열**
- 유두 주위가 갈라짐
- 유두에는 비누 사용 금지 (유두 피지가 과도하게 제거되지 않도록)
- 24 ~ 48시간 수유 금함.
- 3시간마다 유방 비워주기 (분비가 중단되지 않도록)
- 비타민 연고 바르기

26 신생아 반사
① 빨기 반사: 입술에 닿게 되면 빠는 동작을 나타냄
② 먹이 찾기 반사: 입 주위를 자극하면 그것을 향해 고개와 입을 돌린다.
③ 눈깜빡 반사 또는 각막 반사: 환한 불빛에 노출되었을 때 깜빡이는 반사
④ 잡기 반사(움켜잡기 반사): 손안에 어떤 물체라도 놓아주면 꼭 잡았다가 놓는 반사
⑤ 모로 반사

27 불안감 요인의 극복
수많은 환자들은 병원을 방문하게 되면 일단 불안감을 갖게 되는데, 이러한 불안감을 제거하기 위해서는 간호 및 처치에 대하여 자세히 설명을 해주고, 환자와 함께 있어 주면서 환자의 말을 경청해 주며, 불안을 유발시키는 병원 환경 요인을 찾아 이를 극복하도록 도와주어야 한다.

28 소음 방지
큰 소리는 환자를 화나게 하거나 흥분시킬 수 있으며 신체의 피로와 각종 신경 및 감정적 질환이 원인이 되기도 한다. 직원들의 부주의로 소음이 발생하지 않도록 주의를 요한다. 드레싱 키트나 휠체어 등에서 마찰로써 생기는 소음은 윤활제를 칠하여 예방하고, 환자 운반차나 드레싱 키드 등의 바퀴는 고무를 사용하도록 한다.

29 청결한 환경
- 바닥 청소 시에는 비질을 하지 않는다.
- 병실 바닥에 물이나 용액을 엎질렀을 때 빨리 닦아야 하는 이유 : 사고의 원인이 되기 때문

30 약품 보관법
가능한 서면 처방을 받은 후 투약을 실시한다.
- 환자별로 약물을 분류하여 보관한다.

31 물품 보관법
- 소독한 날짜가 최근의 것일수록 뒤쪽에 보관한다.

- 소독한 차례대로 물품을 사용하도록 배치한다.
- 소독 물품 중 사용해야 할 물건을 손이 닿기 쉬운 쪽에 보관한다.
- 환자별로 약물을 분류하여 보관한다.

32 입원 환자에 대한 간호
- 간호조무사는 가장 우선적으로 환자 방이 준비되었는지 확인하고 환자를 맞아들여 지정된 병실로 안내한다(병실 준비).
- 병원 환의로 바꿔 입도록 하고 환자 상태를 관찰한다.
- 입원 시 체중과 신장을 측정하고 기록한다.
- 귀중품 및 옷가지는 집으로 보내거나 환자의 가족이 책임지도록 한다.

33 간호 기록의 목적
- 전체 의료 요원이 기록한 환자 정보로부터 적절한 간호계획을 세우는 데 도움이 됨으로써 환자에게 일관되고 지속적인 치료를 제공할 수 있다.
- 환자, 질병, 치료에 대한 임상 교육 자료를 활용된다.
- 병원 행정 및 국가 보건 정책에 기여하는 통계 자료가 된다.
- 기록에 포함된 정보는 연구를 위한 자료로 사용한다.
- 환자에 대한 기록은 법정에 증거물로 제출될 수 있으며 병원, 의사, 간호사, 환자를 보호하고 보험 관계상 중요한 증거 자료로 이용된다.
- 기록은 건강 요원들 간에 이루어지는 의사소통의 수단으로 사용되며 건강 요원 간에 중복되는 치료 및 간호를 없앨 수 있다.

34 세면대는 협소한 실내에서 장소를 작게 차지하고 청소하기가 쉬우며 환자에게 안보이는 가까운 곳에 설치하면 좋다.

35 인체와 면
- 정중면: 인체를 좌우로 나누는 면
- 가로면: 인체를 수평 방향으로 지나면서
- 위아래 두 부분으로 나누는 면
- 관상면: 인체를 앞 뒤로 나누는 면
- 시상면: 정준면에 평행한 면

II 보건간호학

36 국가보건의료체계의 구성 요소

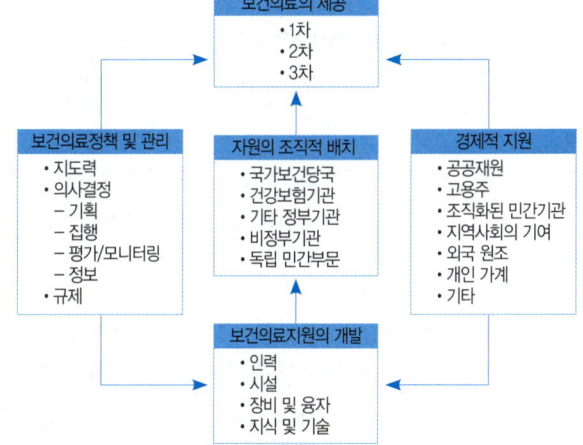

37 제4차 국민건강증진종합계획
- 신체활동: 유산소 신체활동 실천율
- 노인건강: 일상생활 수행능력 장애율/
- 정신보건: 자살사망률
- 심뇌혈관: 고혈압 유병율, 당뇨병 유병률

38 역학조사 과정
진단의 확인→유행의 확인→유행 특성 기술→감염원과 전파 방식에 대 한 가설 설정→가설 지지 여부 검증 및 분석→관리 대책의 수립→보고서 작성

39 공공성과 사회성
보건의료서비스는 사회 경제적 특성과 공공

재적 성격의 서비스이다. 따라서 정부는 사회 구성원인 국민의 건강향상을 위하여 노력하게 된다.

40 지역사회보건요원의 역할
- 변화 촉진자: 대상자의 의사결정에 영향력을 행사하여 대상자의 행동이 바람직한 방향으로 변화하도록 유도하는 역할. 변화를 위한 동기부여, 변화의 수행을 도움
- 의뢰자: 지역주민들의 다양한 요구를 해결하도록 여러 분야와 접촉하여 필요시에 의뢰하는 역할
- 상담자: 상담을 통해 자아인식을 하도록 돕고 문제해결방법을 스스로 찾을 수 있도록 돕는다.
- 연구자: 자료 수집, 연구 문제 확인 및 간호 연구의 계획/수행, 연구 결과의 검토

41 영아사망률
1세 미만의 인구를 정확히 파악하는 것이 어렵기 때문에 연간 출생아 수 1000명당 생후 1세 미만 사망아 수의 비율로 나타내며, 국가별 보건지표 및 지역사회 건강상태나 모자보건사업 수준을 평가할 대 가장 많이 이용된다.

42 자료수집 방법
- 간접 자료수집 방법: 2차 자료, 기존 자료 조사
- 직접 자료수집 방법: 차창 밖 조사, 지역 지도자 면담, 참여 관찰, 설문지

43 지역사회 간호 사정 영역
- 지역사회자원: 보건의료 자원, 인적 자원, 사회적 자원, 물리적 자원
- 지역사회 특성; 지정학적, 인구학적, 사회경제적, 종교적 특성
- 지역사회 건강 수준; 건강 상태, 건강 형태, 관련 환경
- 지역주민의 요구도

44 건강형평성
- 누구나 차별 없이 보건의료 서비스의 혜택을 누리는 것을 말함
- 건강수명에 대한 소득간, 지역간 형평성을 확보 하는 것

45 다문화 간호
- 문화적사정(언어, 습관 등)
- 문화적 자가 사정
- 문화에 기반한 건강한 습관 인식

46 지역사회 간호 서비스
- 1차 예방: 건강 문제 발생 이전에 행하는 행동. 건강유지증진,질병예방
- 2차 예방: 조기 발견, 조기 치료(건강 검진, 안전벨트, 예방접종)
- 3차 예방; 사회적응, 재활(사회 재 적응훈련, 물리 치료)

47 SWOT분석
- 어떤 사업에 관한 조직의 강점과 약점, 조직을 둘러싼 외부 환경의 기회요인과 위협요인을 확인하고 평가하는 것으로 현황 분석의 한 방법
- S(강점), W(약점): 내부 요인
- O(기회), T(위협): 외부 요인
- SO 전략 / ST 전략 / WO 전략 / WT전략

48 보건사업 기획 모형-PATCH
- 우선순위를 선장하는 평가기준: 건강문제의 중요성과 변화가능성
- 모형의 5단계: 1단계(지역사회 조직화)/2단계(자료 수집 및 분석)/3단계 (우성순위 결정)/4단계(포괄적인 중재안 개발)/5단계(평가)

49 사업 과정(투입-산출) 모형에 다른 평가
- 구조 평가: 사업의 철학이나 목적에 비추어 사업에 들어간 자원에 대한 평가(시설 및 장비의 적절성, 도구, 물품, 인력 등)
- 과정 평가: 사업 실행이 계획대로 되는지 여부(대상자 참여율, 일정 준수 여부, 예산 집행과 효율)
- 결과 평가: 초기 설정한 목표의 달성 정도

50 주민 참여 단계

동원/협조/ 협력/ 개입/ 주도

Ⅲ 공중간호학

54 산업보건의 일차적 목표

근로자의 건강관리에 목적이 있으며, 근로자의 안녕상태를 유지, 증진, 복구시키고, 직업병 예방 및 생산성 향상, 위험으로부터 근로자를 보호하며, 회상의 조직문화에 참여하도록 격라하고 안전한 작업환경을 위하여 근로자, 관리자, 다른 보건전문가들과 협력하는 데 있다.

52 납 중독의 증상

피로, 권태감, 두통, 식욕부진, 빈혈, 근무력증, 경련발작, 고혈압, 신기능장애

53 건강진단을 실시하는 이유

근로자의 일에 대한 적합성 확인
작업이 근로자의 건강에 불리한 영향을 미치는지 여부 발견
사후 배치 및 건강 수준의 평가

51 환경보호를 위한 노력

폐기물 처리법 제정
배출량에 따른 비용 부담 강화
환경세 부담 강화
환경보호에 관한 법 제정

55 특수건강진단

니트로벤젠, 가솔린 등의 유기화합물, 수은, 구리(분진, 증기 및 미스트 만 해당), 납 등의 금속류, 질산 및 황산 등의 산 및 알칼리류, 가스 상태 물질류, 유해광선, 진동 등의 물리적 인자, 야간작업 등의 특수건강진단 대상 유해 인자에 노출되는 업무에 종사하는 근로자

56 산업피로의 예방 대책

작업 부하 측면의 개선(안정공학적 대책, 환경 개선 등), 작업편성의 자율화와 작업 시간의 조절, 휴식, 휴양의 확보와 생활 조건의 개선

57 금연 후 금단 현상

니코틴 중독 증상이 일어난 뒤에 금연을 할 경우, 불안해지거나 집중력이 떨어지고 신경질적이 되거나 성미가 급해지며, 식욕이 증가하며 불면증을 일으키는 금단 증상을 경험하게 된다.

58 질 트리코모나스
- 병원체: 질 크리코모나스
- 여성의 질강과 남성의 요도에서 발견된다.
- 전파: 남성의 매개체로 알려져 있고, 접촉에 의해 전파되는데 일종의 제4성병이라고 할 수 있다.

59 수족구병

장내 바이러스에 의해 전염되며 생후 6개월에서 5세까지 영유아들에게 주로 발생하는 감염 질환으로서, 놀이방이나 유치원 등 보육시설을 통해 번진다.

60 만성 질환의 특징

일단 발생하면 3개월 이상 오랜 기간의 경과를 취하며, 직접적인 요인은 존재하지 않는다.

호전과 악화를 반복하면서 결국 점점 나빠지는 방향으로 진행한다.

대부분의 만성 질환은 연령 증가에 따라 유병률과 발생률이 증가하지만 유병률이 발생률보다 더 높다(질병의 동시 존재성)

이 질환군에 속하는 대부분의 질환들은 원인이 명확하게 알려진 것이 드물다(원인의 다양성)

61 류마티스 관절염

호발연령은 30-40대이나 환자의 10%는 60대 이후에 발생한다.

전형적인 증상은 아침에 일어나면 관절이 뻣뻣해지는 경직 현상, 손, 손목, 발 그리고 발목 등의 작은 관절에 대한 대칭적인 염증, 류마티스 인자 양성, 여성에게 많고 병의 경과는 서서히 진행되고 파괴적이라는 점

62 인구의 정의

인구란 어떤 특정한 시간에 일정 지역에 거주하고 있는 사람의 집단을 의미한다. 인구는 그 구성인들에 대한 정의와 특성에 따라 여러 가지의 종류로 분류할 수 있다.

63 성비의 구분

1차 성비: 태아의 성비로 약 110이다.
2차 성비: 출생 시의 성비로 2차 성비4
3차 성비: 현재의 여자 인구 100에 대한 남자의 수를 뜻한다.

64 오타와 헌장(1986)
- 알마타 선언의 '모든 인류에게 건강을'이라는 목표의 달성을 위하여 건 강증진이라는 개념 도입
- 건강도시의 궁극적 목표: 건강한 공공정책 수립
- "건강증진"을 위한 5가지 활동영역

65 지역사회 보건사업의 기획과정

현황분석→우선순위 결정→목적/목표 설정→전략 및 세부계획 수립→ 수행→평가

66 효과적인 보건교육 기법

교육 시 유의사항
- 학습자 수준에 맞는 용어 사용/학습자에게 정확히 전달 하도록 말함/ 확신에 찬 큰 소리로 교육한다.
- 학습자의 수준에 맞게 교육한다.

67 강의
- 언어를 통하여 학습자에게 정보전달을 하며 의견에 영향을 주고 생각을 자극함
- 비판력을 개발하는 교육법

68 패널 토의
- 배심 토의, 토의할 문제의 충분한 지식을 가진 소수의 대표자들이 다 수의 청중 앞에서 토의하는 방법
- 사회자 외에 4~7명으로 구성됨, 서로 다른 입장의 의견 발표(심야 TV토론 등)

69 보건교육 평가 방법
- 질문지법: 간접적인 측정법
- 구두질문법: 교육자의 구두 질문을 통해 학습자의 이해 정도 확인
- 관찰법: 모든 행동의 평가를 관찰을 통해 실시
- 자기보고서; 척도법을 이용한 설문지, 개방식 설문지 등의 양식으로 자가보고를 한다
- 자기감시법; 학습자 스스로 건강행위를 한 후 자신의 행위를 기록

70 보건소
- 「지역보건법」 제4조 매년 지역사회 건강실태조사를 실시하여야 한다.

- 지역보건의료계획을 4년마다 수립하여야 한다.
- 보건소 중 병원의 요건을 갖춘 보건소는 보건의료원이라는 명칭을 사용할 수 있다.
- 건강생활지원센터는 읍·면·동마다 1개씩 설치할 수 있다.

Ⅳ 실기

71 출혈 위험성 환자의 간호중재
- 상해로부터 환자보호: 체위교환, 드레싱할 때 주의, 구강간호 부드럽게 실시, 기립성 저혈압 환자는 천천히 기동하기
- 출혈을 일으키는 간호중재 수정: 근육, 피하주사 피하기, 작은 바늘 사용, 사지 교대로 혈압 측정하기, 비위관이나 산소 튜브 사용 자제하기, 아스피린 제제 사용 제한하기
- 자가간호 교육: 부드러운 칫솔이나 면봉 사용, 전기면도기 사용, 튼튼한 신발 착용, 코를 심하게 풀거나 장운동 과잉 촉진하는 것 금물

72 철분제 복용
- 철분은 산성 환경에서 가장 잘 흡수되므로 음식과 섞이지 않도록 하는 것이 중요하다.
- 흡수의 효율성을 극대화하기 위해서는 십이지장 점막이 가장 산성화되어 있는 1시간 전에 투여하는 것이 바람직하다.
- 비타민 C 제제나 오렌지 주스 등과 함께 마셔도 철분 흡수에 도움이 된다.
- 희석하지 않은 액체형 철분제는 치아를 착색시키므로 희석해서 빨대를 이용해 먹는다.
- 고섬유소 식이와 함께 변완화제를 사용하여 변비를 예방한다.
- 대변 색깔이 까맣게 변할 수 있음을 알려 준다.

73 혈소판 감소 환자의 간호중재의 초점은 출혈의 위험을 줄이는 것이 있다. 변비로 인한 출혈의 가능성이 늘어나므로 주의를 요하며 근육주사도 마찬가지이다. 잇몸 출혈을 막기 위하여 부드러운 칫솔을 사용하며 월경량이 과다하면 출혈을 의심할 수 있다. 이스피린은 항응고제의 역할을 하므로 투여하지 않는 것이 좋다.

74 수술 후 1~2일 후부터 좌욕을 시작하는 것은 수술 부위의 협착을 예방하기 위함이다.

75 요추천자는 지주막하강으로 바늘을 삽입해 뇌척수액을 수집하는 검사로 척수신경이 1~2 요추에서 끝나기 때문에 척수손상의 위험이 적다.

76 간질대상자 간호
- 발작 시 간호중재로 기도유지와 손상예방이 가장 중요하다. 발작 도중 환자를 들어 옮기는 것과 억제대를 사용하는 것은 손상을 유발할 수 있으므로 발작 완화에 도움이 되지 않는다.
- 발작 시에는 가장 먼저 기도 확보를 위해 측위로 눕혀 흡인되지 않도록 해야 한다. 옷을 느슨하게 풀어주고 안전한 환경을 조성하는 것도 중요하다.

77 골편의 끝이 부딪혀서 나는 마찰음이 염발음이다.

78 지역보건법 제11조(보건소의 기능 및 업무)
① 보건소는 해당 지방자치단체의 관할 구역에서 다음 각 호의 기능 및 업무를 수행한다.

1. 건강 친화적인 지역사회 여건의 조성
2. 지역보건의료정책의 기획, 조사·연구 및 평가
3. 보건의료인 및 「보건의료기본법」제3조 제4호에 따른 보건의료기관 등에 대한 지도·관리·육성과 국민보건 향상을 위한 지도·관리
4. 보건의료 관련기관·단체, 학교, 직장 등과의 협력체계 구축
5. 지역주민의 건강증진 및 질병예방·관리를 위한 다음 각 목의 지역보건의료서비스의 제공
   가. 국민건강증진·구강건강·영양관리사업 및 보건교육
   나. 감염병의 예방 및 관리
   다. 모성과 영유아의 건강유지·증진
   라. 여성·노인·장애인 등 보건의료 취약계층의 건강유지·증진
   마. 정신건강증진 및 생명존중에 관한 사항
   바. 지역주민에 대한 진료, 건강검진 및 만성질환 등의 질병관리에 관한 사항
   사. 가정 및 사회복지시설 등을 방문하여 행하는 보건의료 및 건강관리사업
   아. 난임의 예방 및 관리보건소의 기능 및 업무(법 제11조)

79 방광염 환자의 간호중재
- 하루 3000cc 이상의 수분섭취 권장
- 요도를 자극하므로 통목욕보다는 샤워 권장
- 회음부를 습하게 하는 조이는 속옷 피하고 면제품 사용하기
- 성생활 후에 소변보기
- 소변의 산성화를 위해 vit c 섭취를 증가하기

80 마약류 관리에 관한 법률
바. 마약류관리자 : 「의료법」에 따른 의료기관(이하 "의료기관"이라 한다)에 종사하는 약사로서 그 의료기관에서 환자에게 투약하거나 투약하기 위하여 제공하는 마약 또는 향정신성의약품을 조제·수수(授受)하고 관리하는 책임을 진 자

81 유방암 자가 검진
- 유두를 부드럽게 짜서 분비물을 확인한다.
- 약간의 분비물이 나올 수 있지만 붉은 색의 분비물이면 의사에게 알린다.
- 유방암 자가 검진을 가능한 매달 1회씩 실시한다. 월경중이라면 그 기간이 끝난 후에 하고, 폐경기 여성인 경우 기억하기 쉬운 날을 정해 실시한다.

82 정의(법 제2조)
9. "치료보호"란 마약류 중독자의 마약류에 대한 정신적·신체적 의존성을 극복시키고 재발을 예방하여 건강한 사회인으로 복귀시키기 위한 입원 치료와 통원(通院) 치료를 말한다.

83 의료기사 등에 관한 법률 시행령 제10조(윤리위원회의 구성)
① 윤리위원회는 위원장을 포함해 11명의 위원으로 구성한다.
② 위원은 다음 각 호의 어느 하나에 해당하는 사람 중에서 중앙회의 장이 성별을 고려해 위촉하되, 제2호에 해당하는 사람이 4명 이상 포함되어야 한다.
   1. 중앙회 소속 회원으로서 의료기사등의 경력이 10년 이상인 사람
   2. 의료기사등이 아닌 사람으로서 법률, 보건, 언론, 소비자 권익 등에 관한 학식과 경험이 풍부한 사람

③ 위원장은 위원 중에서 중앙회의 장이 위촉한다.
④ 위원의 임기는 3년으로 하며, 한 차례만 연임할 수 있다.

84 혈액관리법 제10조(특정수혈부작용에 대한 조치)
① 의료기관의 장은 특정수혈부작용이 발생한 경우에는 보건복지부령으로 정하는 바에 따라 그 사실을 시·도지사에게 신고하여야 한다.
② 시·도지사는 제1항에 따른 특정수혈부작용의 발생 신고를 받은 때에는 이를 보건복지부장관에게 통보하여야 한다.
③ 보건복지부장관은 제2항에 따라 특정수혈부작용의 발생 신고를 통보받으면 그 발생 원인의 파악 등을 위한 실태조사를 하여야 한다. 이 경우 특정수혈부작용과 관련된 의료기관의 장과 혈액원등은 실태조사에 협조하여야 한다.

85 혈액관리업무 제6조(혈액관리업무)
① 혈액관리업무는 다음 각 호의 어느 하나에 해당하는 자만이 할 수 있다. 다만, 제3호에 해당하는 자는 혈액관리업무 중 채혈을 할 수 없다.
  1. 「의료법」에 따른 의료기관(이하 "의료기관"이라 한다)
  2. 「대한적십자사 조직법」에 따른 대한적십자사(이하 "대한적십자사"라 한다)
  3. 보건복지부령으로 정하는 혈액제제 제조업자
② 제1항제1호 및 제2호에 따라 혈액관리업무를 하는 자는 보건복지부령으로 정하는 기준에 적합한 시설·장비를 갖추어야 한다.
③ 제1항제1호 또는 제2호에 해당하는 자로서 혈액원을 개설하려는 자는 보건복지부령으로 정하는 바에 따라 보건복지부장관의 허가를 받아야 한다. 허가받은 사항 중 보건복지부령으로 정하는 중요한 사항을 변경하려는 경우에도 또한 같다.
④ 혈액관리업무를 하려는 자는 「약사법」 제31조에 따라 의약품 제조업의 허가를 받아야 하며, 품목별로 품목허가를 받거나 품목신고를 하여야 한다.

86 응급의료에 관한 법률 제46조(구급차등의 기준)
① 구급차등은 환자이송 및 응급의료를 하는 데에 적합하게 설계·제작되어야 한다. 이 경우 구급차 내에서의 원활한 응급처치를 위하여 운전석과의 구획 칸막이와 간이침대 사이에 70센티미터 이상의 공간을 확보하여야 한다.
② 구급차의 형태, 표시, 내부장치 등에 관한 기준은 보건복지부와 국토교통부의 공동부령으로 정한다.

87 보건의료기본법 제24조(보건의료자원의 관리 등)
① 국가와 지방자치단체는 보건의료에 관한 인력, 시설, 물자, 지식 및 기술 등 보건의료자원을 개발·확보하기 위하여 종합적이고 체계적인 시책을 강구하여야 한다.
② 국가와 지방자치단체는 보건의료자원의 장·단기 수요를 예측하여 보건의료자원이 적절히 공급될 수 있도록 보건의료자원을 관리하여야 한다.

88 국민건강증진법 제25조(기금의 사용 등)
① 기금은 다음 각호의 사업에 사용한다.
  1. 금연교육 및 광고, 흡연피해 예방 및 흡연피해자 지원, 절주교육 및 광고,

음주폐해 예방 등 국민건강관리사업
2. 건강생활의 지원사업
3. 보건교육 및 그 자료의 개발
4. 보건통계의 작성·보급과 보건의료관련 조사·연구 및 개발에 관한 사업
5. 질병의 예방·검진·관리 및 암의 치료를 위한 사업
6. 국민영양관리사업
7. 신체활동장려사업
8. 구강건강관리사업
9. 시·도지사 및 시장·군수·구청장이 행하는 건강증진사업
10. 공공보건의료 및 건강증진을 위한 시설·장비의 확충
11. 기금의 관리·운용에 필요한 경비
12. 그 밖에 국민건강증진사업에 소요되는 경비로서 대통령령이 정하는 사업

② 보건복지부장관은 기금을 제1항 각호의 사업에 사용함에 있어서 아동·청소년·여성·노인·장애인 등에 대하여 특별히 배려·지원할 수 있다.
③ 보건복지부장관은 기금을 제1항 각호의 사업에 사용함에 있어서 필요한 경우에는 보조금으로 교부할 수 있다.

89 **응급의료에 관한 법률 제45조(다른 용도에의 사용 금지)**
① 구급차등은 다음 각 호의 용도 외에는 사용할 수 없다.
1. 응급환자 이송
2. 응급의료를 위한 혈액, 진단용 검사대상물 및 진료용 장비 등의 운반
3. 응급의료를 위한 응급의료종사자의 운송
4. 사고 등으로 현장에서 사망하거나 진료를 받다가 사망한 사람을 의료기관 등에 이송
5. 그 밖에 보건복지부령으로 정하는 용도

91 **위절제술 환자의 식이**
- 물을 제한한다.
- 부드러운 음식을 준다.
- 저섬유질 음식을 주고 소량씩 자주 준다.

90 **마약류관리에 관한 법률 제30조(마약류 투약 등)**
① 마약류취급의료업자가 아니면 의료나 동물 진료를 목적으로 마약 또는 향정신성의약품을 투약하거나 투약하기 위하여 제공하거나 마약 또는 향정신성의약품을 기재한 처방전을 발급하여서는 아니 된다.
② 마약류취급의료업자는 중독성·의존성을 현저하게 유발하여 신체적·정신적으로 중대한 위해를 끼칠 우려가 있는 총리령으로 정하는 마약 또는 향정신성의약품을 자신에게 투약하거나 자신을 위하여 해당 마약 또는 향정신성의약품을 기재한 처방전을 발급하여서는 아니 된다.
③ 마약류취급의료업자는 대통령령으로 정하는 마약 또는 향정신성의약품을 기재한 처방전을 발급하는 경우에는 제11조의4제2항제3호에 따라 식품의약품안전처장 및 통합정보센터의 장에게 투약내역의 제공을 요청하여 확인하여야 한다. 다만, 다음 각 호의 어느 하나에 해당하는 경우에는 그러하지 아니하다.
1. 긴급한 사유가 있는 경우
2. 암환자의 통증을 완화하기 위한 경우

92 **간호조무사와 환자와의 관계**
- 간호조무사를 신뢰할 수 있도록 성의를 다해 간호한다.
- 질병에 관한 중대한 사실은 의료진에게 묻도록 한다.

- 직업적 관계를 유지한다.

93 응급간호의 목적은 구명, 동통감소, 건강회복, 질병악화를 예방함에 있다.

94 뇌압상승의 우려가 있는 뇌졸중과 무의식 대상자에게는 체위배액을 실시하지 않는다.

95 전분과 중조는 소양감을 감소시키고 피부의 진정효과가 있으며 알코올 목욕은 체온을 하강시키고 피부를 건조하게 한다.

96 비타민 C와 같은 영양소의 결핍은 출혈과 상처의 지연을 일으켜 멍이 잘 들게 한다.

97 원위부에서 근위부로 씻는 이유는 혈액순환을 자극하고 정맥혈의 귀환을 촉진하기 위험이다.

98 골절로 인해 뼈가 돌출되고 조직손상이 있을 경우 우선 멸균거즈로 상처를 덮어주어야 한다.

99 생리적 황달은 생후 2~3일 후에 나타나며 병적 황달은 생후 24시간 이내에 나타난다.

100 일산화탄소 중독 시 가장 우선적인 간호는 밖을 옮겨 신선한 공기를 마시게 한뒤 병원으로 옮겨 고압산소치료를 해야 한다.

101 매독 임부가 태반이 형성되기 전에 치료하지 않을 경우 태아는 선천성 매독에 감염된다.

102 진통 시에는 태아의 머리 일부가 보였다가 진통이 멎는 순간에는 다시 질 내로 후퇴하면서 보이지 않는 것을 배림이라고 한다.

103 용혈성 황달은 적혈구 파괴를 일으키는 말라리아나 용혈성 빈혈 시에 황달이 오는데 이 경우에는 피부가 노랗게 될 뿐이며 소양증도 없고 담즙색소도 소변으로 배설되지 않는다.

104 말초신경
- 뇌와 척수에서 나간 신경들을 말초신경계라고 한다.
- 말초신경은 신체의 표면과 골격근, 각종 내부 장기로부터 수집된 감각을 중추신경으로 전달하고, 중추신경의 운동자극을 다시 이들에게 전달하는 통로기관으로, 말초신경에는 감각을 전달하는 신경과 운동신호를 전달하는 신경이 있다.

105 림프는 림프관 속에서 흐르는 내용물로 모세관벽을 통하여 조직에서 스며 나온 혈액성분의 하나이다. 무색이거나 누르스름한 투명액으로 혈장과 성분이 비슷하며 이 속에는 만은 백혈구 특히 림프구가 섞여 있다. 세균이나 기타 이물질에 대한 식균작용, 특수 면역 작용, 간질액의 혈류로의 재유입으로 부종을 예방하는 기능이 있다.

3회 최종 모의고사 문제 정답 및 해설

정답

01	02	03	04	05	06	07	08	09	10
②	⑤	③	④	②	②	⑤	④	④	①
11	12	13	14	15	16	17	18	19	20
③	④	③	②	②	④	④	①	④	②
21	22	23	24	25	26	27	28	29	30
④	④	①	⑤	⑤	①	①	②	①	①
31	32	33	34	35	36	37	38	39	40
②	⑤	②	④	①	①	⑤	②	②	④
41	42	43	44	45	46	47	48	49	50
⑤	⑤	①	②	③	③	③	③	②	④
51	52	53	54	55	56	57	58	59	60
⑤	①	⑤	②	②	⑤	⑤	③	②	⑤
61	62	63	64	65	66	67	68	69	70
②	①	⑤	①	①	①	③	②	①	⑤
71	72	73	74	75	76	77	78	79	80
②	④	④	④	③	③	⑤	③	④	⑤
81	82	83	84	85	86	87	88	89	90
②	④	⑤	③	③	④	①	①	①	②
91	92	93	94	95	96	97	98	99	100
⑤	④	④	④	⑤	⑤	①	⑤	①	②
101	102	103	104	105					
④	②	③	④	②					

문제 해설

Ⅰ 기초간호학

01 체인스톡호흡은 호흡수와 깊이가 증가하고 무호흡이 교차 하는 호흡 형태로 임종 시 볼 수 있다.

02 체위를 자주 변경하는 방법은 욕창을 예방하는 방법 중 하나이다.

03 환자의 고열을 발견했을 경우 다시 체온계로 재측정한 뒤 보고해야 한다.

04 주사량과 같은 양의 공기를 바이알 속에 넣는다.

05 주관적 자료
- 대상자에 의해서만 지각되는 정보
- 소양감, 통증, 현기증

06 교차감염이란 한 환자의 병원균이 의료인의 손이나 병원기구를 통해 다른 환자에게 감염되는 것이다.

07 체온은 신진대사 활동 시 발생하는 생산열과 상실열의 차이를 말한다. 스트레스를 받으면 교감신경의 자극으로 체온이 상승한다.

08 투약오류 사고는 중대한 의료사고이므로 간호사에게 즉시 보고하여 조치를 취할 수 있어야 한다.

09 표준주의란 모든 환자의 혈액과 체액, 손상된 피부 등은 감염 가능성이 있다고 간주하고 모든 환자에게 기본 감염관리의 원칙을 적용하는 것이다.

10 베타딘은 창상, 피부감염, 수술부위, 수술 전 피부소독 등에 주로 쓰이며 손 소독제로도 사용된다.

11 내인성 감염
- 인체 내부의 정상 상주균이 과성장하여 감염을 일으키는 것
- 신체의 저항력이 감소되었을 때 발생함

12 고압증기 멸균법
- 120℃에서 20~30분간 소독하며 아포까지 사멸한다.
- 증기를 압축하여 발생하는 고온의 습기를 활용한다.
- 단점은 열에 약한 제품이나 증기가 침투되면 곤란한 제품은 사용할 수 없다는 것이다.

13 pursed lip breathing은 입술을 오므리고 하는 호흡법으로 호기 시 기관지 내부의 압력을 높여 좁아진 기도의 허탈을 감소시키며, 호기의 시간을 연장시키는 호흡법이다.

14 글루카곤은 췌장에서 분비되는 호르몬으로 간의 글리코겐을 포도당으로 분해하여 혈당량을 증가시킨다.

15 신장, 요관, 방광, 요도를 통해 배설과정이 진행된다.

16 백혈구
- 적혈구와는 달리 운동성이 있어 모세혈관을 빠져 나와 조직 내로 들어갈 수 있다.
- 식균작용으로 이물질에 대한 신체방어, 체액성 면역작용과 세포성 면역작용으로 신체 면역을 주도하며 염증과정에서 기여한다.

17 정맥주사의 목적
- 약물의 빠른 효과를 기대한다.
- 많은 용량 투여 시 적용한다.
- 수분과 전해질, 영양 등을 공급한다.
- 피하나 근육, 위장관에 자극적인 약물을 투여한다.
- 오랜 시간 약물 치료 시 적용한다.

18 피내 주사의 목적
- 항생제 과민반응 검사, 투베르쿨린 반응, 알레르기 반응 등의 진단목적에 이용된다.
- 주로 전완의 내측면에 주사하고 문지르지 않는다.

19 아스피린은 해열, 진통, 항염에 작용하는 약물로 가장 큰 부작용은 위장출혈이다.

20 금단현상이란 약물을 오랫동안 사용하다가 투약을 중지할 때 그 약물에 대한 갈망과 함께 심한 정신적·신체적 반응이 나타나는 것을 말한다.

21 다제내성균 감염이란 여러 가지 약제에 대하여 동시에 저항을 보이는 현상으로 부적절한 항생제를 사용하거나 항생제 남용으로 인해 내성이 형성된다.

22 쇼크의 증상으로 빈맥, 발한, 의식불명, 안면창백, 심계항진, 빠르고 얕은 호흡 등이 있다.

23 공기매개주의 혹은 공기전파주의는 음압장치가 있는 1인실을 사용해야 하며 N95 마스크가 필요하다. 결핵, 수두, 홍역 등이 포함된다.

24 상처표면과 구강점막에 사용되는 화학적 소독약은 과산화 수소이다.

25 발적, 발열, 종창, 통증, 기능장애가 염증의 국소적인 증상이다.

26 목욕시간은 20분을 넘지 않도록 한다. 따뜻한 물에 오래 노출되면 혈관이 확장되고 혈액이 정체될 수 있으며 이로 인해 두통이나 현기증이 있을 수 있다.

27 염증 부위에 더운 물주머니를 제공하면 복막염이 될 가능성이 높다.

28 급속이동증후군(덤핑신드롬)
- 위 절제 수술 후에 올 수 있는 문제로 수술한 지 6~12개월이면 사라진다.

- 예방은 한 번에 섭취하는 음식물의 양을 줄이고 고단백, 고지방, 저탄수화물과 수분이 적은 식사를 유지시킨다.
- 식사 시 자세는 횡와위나 측위를 취하고 식후에는 가능하면 누워 있도록 하고, 지방섭취를 늘리며 식전 1시간 동안이나 식사 시, 또는 식후 2시간까지는 수분섭취를 하지 않는다.

29 분만의 전구증상에는 태아 하강감, 태동감의 감소, 가진통, 빈뇨, 이슬, 체중감소, 양막 파열, 자궁경부의 거상

30 제왕절개 수술 후 마취가 깨면 가장 먼저 심호흡과 기침의 격려, 질출혈과 절개 부위 출혈을 관찰하도록 한다.

31 임신으로 인한 생리적 변화
- 혈액량이 30% 증가하므로 생리적 빈혈을 초래한다.
- 적혈구가 18~33% 증가되고, 백혈구는 임신 2기와 3기 동안 증가된다.
- 헤모글로빈과 헤마토크리트가 모두 저하된다.

32 산욕기란 임신과 분만에 의하여 생긴 변화가 임신전의 상태로 복귀되는 기간으로 보통 6~8주간이다. 비수유부가 수유부에 비해 좀 더 길다.

33 대소변 가리기 훈련의 시기
대변은 12개월쯤에 시작하여 18개월 정도에 가릴 수 있게 되고, 소변은 16~18개월에 시작하여 24개월 정도에 완성 된다. 단, 밤에 소변 가리기는 3~4세가 되어야 한다.

34 방임
- 아동의 보호자가 아동을 방치하는 것을 의미한다.
- 기본적인 의식주를 제공하지 않는 행위, 불결한 환경이나 위험한 상태에 아동을 방치하는 행위 등이 있다.

35 생균백신
병원 미생물의 독력을 약하게 만든 생균의 현탁액으로 홍역, 결핵, 풍진, 볼거리, 탄저병, 황열, 인플루엔자균, 광견병, 일본뇌염 등이 있다.

Ⅱ 보건간호학

36 지역사회 간호란 지역사회 대상으로 간호제공 및 보건교육을 통하여 지역사회 적정기능수준의 향상에 기여하는 것을 목표로 하는 과학적인 실천이다.

37 보건교육 중 학생을 대상으로 하는 학교보건은 장기적인 행동 변화에 중요하며 가장 능률적이며 효과적이다.

38 현장학습의 장점
- 실물이나 실제 상황의 직접 관찰이 가능하다.
- 교육 시 실제 활용 자료로서 유용하다.
- 사물 관찰 능력을 배양하며 실생활에 적용이 쉽다.
- 다양한 경험 습득 및 적용 능력 함양이 가능하다.

39 건강증진사업
- 보건교육의 권장, 실시 및 평가
- 건강증진사업
- 구강건강사업의 계획 수립 및 시행
- 질병의 조기발견을 위한 검진 및 처방
- 지역사회의 보건문제에 관한 조사 및 연구
- 건강 생활의 지원 및 금연, 절주 운동
- 영양 개선 및 국민영양조사

- 검진, 검진결과의 공개 금지
- 광고의 금지

40 우리나라 의료보장제도
- 산업재해 시 근로복지공단에서 보상을 받는다.
- 건강보험은 직장가입자와 지역가입자로 분류된다.
- 농어촌 거주자 중 비임금소득자는 지역건강보험에 가입한다.
- 민간보험의 가입 여부는 자유이다.

41 노인복지법에 따른 노인의료복지시설에는 노인요양시설, 노인요양공동생활가정 등이 있다.

42 노인장기요양보험 표준서비스 내용 중 개인활동지원서비스
- 은행, 관공서, 병원 등의 방문 또는 산책 시 부축 및 동행
- 일상 업무 대행(물품 구매, 약타기, 은행, 관공서 서비스 업무 대행)

43 의료급여의 목적은 생활이 어려운 사람에게 의료급여를 함으로써 국민보건의 향상과 사회복지의 증진에 이바지함을 목적으로 한다.

44 강의 교육자는 자신이 주가 되어 강의가 진행되므로 학습자들의 주의집중과 시선맞춤, 흥미유발, 내용정리, 좀 더 좋은 학습 분위기를 이끌어가야 한다.

45 집단토의란 달성해야 할 분명한 목표를 가지고 서로의 의견을 교환하는 것이다.

46 불쾌지수란 온도가 높을 때 습도도 높아 느껴지는 불쾌감을 수치로 나타낸 것이다.

47 기온역전이란 하층부의 온도보다 상층부의 온도가 올라가는 현상으로 대기오염의 원인이 된다.

48 해수면의 온도가 높아지는 현상이 엘니뇨이며 낮아지는 현상을 라니냐 현상이라고 한다.

49 살모넬라증은 장내세균으로 대장균과 비슷하며 위생적이지 못한 식품에 번식한다.

50 위별 수가제
- 사후 보상으로 진료 행위 당 수가를 정해 보상하는 방법이다.
- 진료에 사용된 약품비나 재료비, 제공한 진료 행위마다 일정값을 정해 의료비를 지불하는 것이다.
- 역사적으로 가장 오래된 방법으로 진료한 만큼 보상받으므로 의료인이 가장 선호하고, 현실적으로 시행이 가장 용이한 방법이다.

Ⅲ 공중간호학

51 공중보건사업의 질병예방 수준
- 1차 예방: 예방접종, 산전 간호, 건강유지, 질병예방, 건강증진, 보건교육, 환경위생개선, 개인청결유지
- 2차 예방: 질병의 조기발견 및 치료, 건강검진, 집단검진
- 3차 예방: 재활서비스, 사회 복귀 훈련, 사회생활 적응 훈련

52 치료보다 질병예방이나 건강증진이 강조되는 이유
- 건강생활 습관의 중요성이 증대되었다.
- 의료비에 대한 사회적 부담의 증가를 막기 위해서다.
- 인구의 노령화로 인한 비전염성 질환이 증가하였다.

• 질병의 만성 퇴행성 질환 및 난치병이 증가하였다.

53 면역
- 생체의 항상성을 유지하기 위하여 외부자극으로부터 생체를 보호하고 저항력을 기른다.
- 저항력을 통해 동일한 균의 단백 성분에 대해 두 번 다시 감염되지 않도록 예방하는 것이다.

54 자궁 내 장치의 금기증
- 골반의 염증, 자궁암, 과다한 월경
- 임신 경험이 없는 자
- 자궁암

55 폐결핵 전파의 예방
- 보건교육 실시 및 객담의 소각 처리
- BCG 주사와 우유 저온 소독
- 환자의 가족은 모두 규칙적인 X·선 검사
- 먼지를 흡입하지 않도록 하고 환자의 식기, 침구나 가구 등으로는 전염되지 않는다고 교육한다.
- 의료에 종사하는 사람, 환자, 정신과 환자, 산업장에서 일하는 사람은 정기적인 검진을 한다.
- 감염병 환자 발견 시 보건소에 신고한다.

56 연성하감 등 성전파성 질환은 면역이 불가능한 질환으로 치료 후 다시 접촉할 경우 재감염이 될 수 있다.

57 지역사회 보건사업 계획 시 가장 우선적으로 고려해야 할 사항은 지역 주민의 건강에 대한 요구를 파악하는 것이다.

58 지역보건사업 수행 시 고려할 지역사회의 자원
- 건강관련 인력의 종류
- 생정통계 등의 정부기관 기록
- 건강관련 정부기관
- 양로원, 탁아소 등의 사회자원
- 보건통계 및 보건의료시설
- 문화시설 및 교육, 경제 상태

59 숙주요인에는 유전적 소인이나 성격, 면역, 사회계급, 연령, 성, 인종 등이 포함된다.

60 감염력이란 병원체가 숙주에 침입하여 알맞은 기관에 자리 잡고 증식하는 능력을 말한다.

61 토착성은 지방성이라고도 하며 지방의 특수성에 의해 그 지방에 환자가 계속적으로 발생하거나 혹은 주기적으로 발생하는 양상으로 간디스토마, 장티푸스 등이 해당된다.

62 골관절염으로 무릎 통증이 있는 노인에게는 심폐기능과 근력강화를 위한 수중운동이 적절하다.

63 만성 퇴행성 질환은 연령 증가에 비례성을 갖는다. 즉, 연령이 높을수록 만성 퇴행성 질환의 유병률과 발생률이 높아진다.

64 제1급감염병은 생물테러감염병 또는 치명률이 높거나 집단 발생 우려가 커서 발생 또는 유행 즉시 신고, 음압격리와 같은 높은 수준의 격리가 필요한 감염병으로 에볼라바이러스병, 마버그열, 라싸열, 크리미안콩고출혈열, 남아메리카 출혈열, 리프트밸리열, 두창, 페스트, 탄저, 보툴리눔독소증, 야토병, 신종감염병증후군, 중증급성호흡기증후군, 동물인플루엔자 인체감염증, 신종인플루엔자, 디프테리아 등이 있다.

65 뇌수막염
- 원인: 바이러스가 뇌척수액 공간에 침투함
- 증상: 열, 두통, 오한

66 홍역의 원인은 measles virus로 증상으로 코플릭 반점, 발열, 기침 등이 증상으로 나

타난다.

67 요충증은 항문주위에서 발견되며 야간에 가려움, 습진, 염증이 나타난다.

68 B형 간염의 경로는 정액과 혈액이며 증상으로 황달, 오심, 피로, 미열, 구토, 식욕저하 등이 나타난다.

69 응급피임법을 사용해야 할 상황
- 계획되지 않은 성교
- 피임의 실패
- 불확실한 피임법 사용
- 성폭력 등으로 불시의 성행위 후 임신을 방지하기 위한 것이다.

70 영구적 피임법에는 정관 절제술과 난관 결찰술이 포함된다.

IV 실기

71 2차 성비는 출생 시 성비를 의미하며 장래 인구를 추정하는 데 좋은 자료이다.

72 만성폐쇄성폐질환 대상자 간호
- 가습요법은 객담배출을 돕는다.
- 저농도의 산소를 투여한다.
- 객담배출을 돕기 위해 반좌위나 등의 체위배액을 하도록 한다.
- 호기 시 입술을 오므리며 길게 호흡하도록 한다.

73 제3조의4(상급종합병원 지정)
① 보건복지부장관은 다음 각 호의 요건을 갖춘 종합병원 중에서 중증질환에 대하여 난이도가 높은 의료행위를 전문적으로 하는 종합병원을 상급종합병원으로 지정할 수 있다.

74 조산원의 지도의사
조산원의 개설자는 지도의사를 정하거나 지도의사를 변경한 경우 지도의사 신고서에 그 지도의사의 승낙서와 면허증 사본을 첨부하여 관할 시장, 군수, 구청장에게 제출해야 한다.

75 의료법 제4조(의료인과 의료기관의 장의 의무)
① 의료인과 의료기관의 장은 의료의 질을 높이고 의료관련감염(의료기관 내에서 환자, 환자의 보호자, 의료인 또는 의료기관 종사자 등에게 발생하는 감염을 말한다. 이하 같다)을 예방하며 의료기술을 발전시키는 등 환자에게 최선의 의료서비스를 제공하기 위하여 노력하여야 한다.
② 의료인은 다른 의료인 또는 의료법인 등의 명의로 의료기관을 개설하거나 운영할 수 없다.
③ 의료기관의 장은 「보건의료기본법」 제6조·제12조 및 제13조에 따른 환자의 권리 등 보건복지부령으로 정하는 사항을 환자가 쉽게 볼 수 있도록 의료기관 내에 게시하여야 한다. 이 경우 게시 방법, 게시 장소 등 게시에 필요한 사항은 보건복지부령으로 정한다.
⑤ 의료기관의 장은 환자와 보호자가 의료행위를 하는 사람의 신분을 알 수 있도록 의료인, 제27조 제1항각 호 외의 부분 단서에 따라 의료행위를 하는 같은 항 제3호에 따른 학생, 「간호법」 제2조 제3호에 따른 간호조무사(이하 "간호조무사"라 한다) 및 「의료기사 등에 관한 법률」 제2조에 따른 의료기사에게 의료기관 내에서 대통령령으로 정하는 바에 따라 명찰을 달도록 지시·감독하여야 한다. 다만, 응급의료상황, 수술실 내인 경우, 의

료행위를 하지 아니할 때, 그 밖에 대통령령으로 정하는 경우에는 명찰을 달지 아니하도록 할 수 있다.

⑥ 의료인은 일회용 의료기기(한 번 사용할 목적으로 제작되거나 한 번의 의료행위에서 한 환자에게 사용하여야 하는 의료기기로서 보건복지부령으로 정하는 의료기기를 말한다. 이하 같다)를 한 번 사용한 후 다시 사용하여서는 아니 된다.

76 낙상 고위험군
- 시각, 청각의 손상
- 낙상의 경험
- 우울증
- 흥분, 배뇨장애
- 현기증
- 높은 굽의 구두나 미끄러운 바닥과 신발
- 약물 복용자(이뇨제, 최면제, 항우울제, 항불안제, 항고 혈압제, 저혈당제)

77 결핵환자 등 발생 시 조치
보건소장은 신고된 결핵환자 등에 대해 결핵예방 및 의료상 필요하다고 인정되는 경우에는 해당 의료기관에 간호사 등 을 배치하거나 방문하게 하여 환자관리 및 보건교육 등 의료 에 관한 적절한 지도를 하게 한다.

78 매일 1회 양치하는 경우에는 양치액의 0.05%로 하고 주 1회 양치하는 경우에는 양치액의 0.2%로 한다.

79
- 1인1회 채혈량은 다음 한도의 110%를 초과해서는 안 된다.
- 전혈채혈 400ml, 성분채혈 500 ml

80 제4조(의료인과 의료기관의 장의 의무)
⑤ 의료기관의 장은 환자와 보호자가 의료행위를 하는 사람의 신분을 알 수 있도록 의료인, 제27조 제1항 각 호 외의 부분 단서에 따라 의료행위를 하는 같은 항 제3호에 따른 학생, 「간호법」제2조 제3호에 따른 간호조무사(이하 "간호조무사"라 한다) 및 「의료기사 등에 관한 법률」제2조에 따른 의료기사에게 의료기관 내에서 대통령령으로 정하는 바에 따라 명찰을 달도록 지시·감독하여야 한다. 다만, 응급의료상황, 수술실 내인 경우, 의료행위를 하지 아니할 때, 그 밖에 대통령령으로 정하는 경우에는 명찰을 달지 아니하도록 할 수 있다.

(의료법 시행령 제2조의 2) (명찰의 표시 내용 등)

① 법 제4조 제5항 본문에 따라 의료행위를 하는 사람의 신분을 알 수 있도록 명찰을 달도록 하는 경우에는 다음 각 호의 구분에 따른다.
  1. 명찰의 표시 내용: 다음 각 목의 구분에 따른 사항을 포함할 것
     가. 의료인: 의료인의 종류별 명칭 및 성명. 다만, 법 제77조 제1항에 따른 전문의의 경우에는 전문과목별 명칭 및 성명을 표시할 수 있다.
     나. 법 제27조 제1항 제3호에 따른 학생: 학생의 전공분야 명칭 및 성명
     다. 「간호법」제2조 제3호에 따른 간호조무사: 간호조무사의 명칭 및 성명
     라. 「의료기사 등에 관한 법률」제2조에 따른 의료기사: 의료기사의 종류별 명칭 및 성명
  2. 명찰의 표시 방법: 의복에 표시 또는 부착하거나 목에 거는 방식 그 밖에 이에 준하는 방식으로 표시할 것

3. 명찰의 제작 방법: 인쇄, 각인(刻印), 부착, 자수(刺繡) 또는 이에 준하는 방법으로 만들 것
4. 명찰의 규격 및 색상: 명찰의 표시 내용을 분명하게 알 수 있도록 할 것

② 제1항에 따른 명찰의 표시 내용, 표시 방법, 제작 방법 및 명찰의 규격·색상 등에 필요한 세부 사항은 보건복지부장관이 정하여 고시한다.

③ 법 제4조 제5항 단서에서 "대통령령으로 정하는 경우"란 다음 각 호의 어느 하나에 해당하는 시설 내에 있는 경우를 말한다.
1. 격리병실
2. 무균치료실
3. 제1호 또는 제2호와 유사한 시설로서 보건복지부장관이 병원감염 예방에 필요하다고 인정하여 고시하는 시설

81 깊고 좁은 상처는 파상풍(3대 증상: 아관긴급, 조소, 후궁 반장)의 감염률이 가장 높다.

82 **노인 대상자와의 대화법**
- 소음을 방지하여 소음이 없는 환경에서 대화하도록 한다.
- 전화상의 목소리는 크고 분명하게 한다.
- 대면하고 이야기할 때는 천천히, 또박또박 하고 낮은 음으로 한다.
- 가족에게 환자의 청각장애에 대해 알려줌으로써 환자의 행동 변화에 대해 이해할 수 있도록 한다.

83 상처를 우선 찬물에 담그거나 찬물찜질, 차가운 수돗물에 팔을 대주고 병원으로 이송해야 한다. 화상부위에 얼음은 금지이며 화상연고나 바셀린, 소독제, 된장, 식초, 간장 등은 금한다.

84 **경구 중독의 응급처치**
- 기도를 유지한다.
- 중독 원인 물질, 중독시간, 물질의 섭취량을 확인한다.
- 금기 사항이 아니면 구토를 유도하여 신속하게 환자의 위장을 비운다.

85 **아나필리틱쇼크(급성중증과민증)**
- 비정상적인 면역 반응으로, 과민성 쇼크라고도 하며, 인체가 항원에 노출됨으로써 일어나는 항원항체 반응에 의하여 생명에 위협을 받게 되는 심각한 응급상황
- 벌에 쏘이거나 주사약(페니실린), 음식물을 잘못 섭취했을 때도 나타남

86 안구에 심한 타박상을 입은 경우 가장 중요한 응급처치는 전방 출혈이 우려되기 때문에 절대 안정을 취하도록 한다.

87 **복부 손상 응급처치**
- 환자는 반듯이 눕히고 내장이 몸 밖으로 노출되었을 때는 환자의 무릎을 세워준다.
- 노출된 내장은 몸 안으로 밀어 넣지 않는다.
- 깨끗한 천이나 헝겊으로 복부 위를 덮어준다
- 병원의 수술에 대비하여 환자에게는 마실 것을 주지 않는다.

88 맥박 산소측정(oximetry)는 혈중 산소포화도를 측정하며 정상 범위는 90~100%이다.

89 밤새 농축된 세균과 미생물을 함유하고 있는 객담수집을 위해 이른 아침 첫 기침을 하여 수집하는 것이 가장 적절하다.

90 진동은 대상자의 호기 호흡에 적용해야 한다.

91 염증의 증상으로는 발열, 발적, 동통, 부종이 있다.

92 디곡신은 맥박을 느리게 하기 때문에 투여 전에 맥박을 꼭 측정해야 한다.

93 **염좌 시 응급처치**
- 염좌된 부분을 높여준다.
- 얼음찜질을 해준다.
- 체중을 지탱하지 않는다.
- 마사지를 금하고 안정시킨다.
- 손상 24시간 후에 열찜질을 한다.
- 손상부위를 고정시킨다.

94 출혈이 심한 부상자의 응급처치는 즉시 출혈을 막고 부상자가 안정되도록 눕혀 둔다. 그리고 대출혈이 있으면 우선 상처를 직접 압박한다.

95 장티푸스는 환자나 보균자의 대소변에 오염된 음식이나 물을 통해서 전파된다.

96 일반 소변 검사용 소변을 받는 경우 환자에게 처음 소변 50cc 정도를 배뇨하다가 소변 컵에 중간뇨 30~50cc를 받게 하고 생리중인 여자는 검사물에 생리중임을 표시 한다.

97 오염된 물의 정화방법으로는 여과, 침전, 산화 등이 있다.

98 보건관리분야에는 인구보건, 가족보건, 모자보건, 보건행정, 보건영양, 학교보건, 보건교육, 보건통계 등이 있다.

99 **질병발생의 결정인자**
- 병원체 요인: 온도, 습도, 기압, 화학성 물질, 중금속, 바이러스에서 절지동물에 이르는 생물, 심리적 요인, 영양소 등
- 환경요인: 매개 곤충, 매개 동물, 지형, 기후, 상하수도, 생활습관, 직업, 경제 상태 등
- 숙주요인: 유전적 소인이나 성격, 면역, 사회계급, 연령, 성, 인종 등

100 **구충증(십이지장충증)의 특징**
- 구충은 일명 채독벌레라고도 하며, 소장 중 십이지장 부근에 기생한다고 하여 십이지장충이라고 한다.
- 원인: 오염된 흙 위를 맨발로 다닐 경우 감염되며, 피부와 채소를 통해 감염된다.
- 증상: 성충의 흡혈에 의한 빈혈, 어린이의 경우 신체와 지능의 발달이 느리고 체력이 떨어진다.

101 **의료법 제4조의 2(간호·간병통합서비스 제공 등) 제4조의2(간호·간병통합서비스제공 등)**
① 간호·간병통합서비스란 보건복지부령으로 정하는 입원 환자를 대상으로 보호자 등이 상주하지 아니하고 간호사, 간호조무사 및 그 밖에 간병지원인력(이하 이 조에서 "간호·간병통합서비스 제공인력"이라 한다)에 의하여 포괄적으로 제공되는 입원서비스를 말한다.
② 보건복지부령으로 정하는 병원급 의료기관은 간호·간병통합서비스를 제공할 수 있도록 노력하여야 한다.
③ 제2항에 따라 간호·간병통합서비스를 제공하는 병원급 의료기관(이하 이 조에서 "간호·간병통합서비스 제공기관"이라 한다)은 보건복지부령으로 정하는 인력, 시설, 운영 등의 기준을 준수하여야 한다.
④ 「공공보건의료에 관한 법률」제2조 제3호에 따른 공공보건의료기관 중 보건복지부령으로 정하는 병원급 의료기관은 간호·간병통합서비스를 제공하여야 한다. 이 경우 국가 및 지방자치단체는 필요한 비용의 전부 또는 일부를 지원할

수 있다.
⑤ 간호·간병통합서비스 제공기관은 보호자 등의 입원실 내 상주를 제한하고 환자 병문안에 관한 기준을 마련하는 등 안전관리를 위하여 노력하여야 한다.
⑥ 간호·간병통합서비스 제공기관은 간호·간병통합서비스 제공인력의 근무환경 및 처우 개선을 위하여 필요한 지원을 하여야 한다.
⑦ 국가 및 지방자치단체는 간호·간병통합서비스의 제공·확대, 간호·간병통합서비스 제공인력의 원활한 수급 및 근무환경 개선을 위하여 필요한 시책을 수립하고 그에 따른 지원을 하여야 한다.

102 의료법 제8조(결격사유 등)
다음 각 호의 어느 하나에 해당하는 자는 의료인이 될 수 없다. 다만, 간호사에 대하여는 「간호법」에서 정하는 바에 따른다.
1. 「정신건강증진 및 정신질환자 복지서비스 지원에 관한 법률」제3조 제1호에 따른 정신질환자. 다만, 전문의가 의료인으로서 적합하다고 인정하는 사람은 그러하지 아니하다.
2. 마약·대마·향정신성의약품 중독자
3. 피성년후견인·피한정후견인
4. 금고 이상의 실형을 선고받고 그 집행이 끝나거나 그 집행을 받지 아니하기로 확정된 후 5년이 지나지 아니한 자
5. 금고 이상의 형의 집행유예를 선고받고 그 유예기간이 지난 후 2년이 지나지 아니한 자
6. 금고 이상의 형의 선고유예를 받고 그 유예기간 중에 있는 자

103 의료법(진단서의 기재 사항)
① 법 제17조 제1항에 따라 의사·치과의사 또는 한의사가 발급하는 진단서에는 별지 제5호의2서식에 따라 다음 각 호의 사항을 적고 서명날인하여야 한다.
1. 환자의 성명, 주민등록번호 및 주소. 다만, 환자가 「위기 임신 및 보호출산 지원과 아동 보호에 관한 특별법」 제2조 제3호에 따른 비식별화된 가명(이하 "가명"이라 한다) 또는 「사회보장급여의 이용·제공 및 수급권자 발굴에 관한 법률」 제7조의2 제1항에 따른 전산관리번호(이하 "전산관리번호"라 한다)를 부여받은 경우에는 성명 대신 가명을 적거나 주민등록번호 대신 전산관리번호를 적을 수 있고, 주소를 적지 않을 수 있다.
2. 병명 및 「통계법」제22조 제1항 전단에 따른 한국표준질병·사인 분류에 따른 질병분류기호(이하 "질병분류기호"라 한다)
3. 발병 연월일 및 진단 연월일
4. 치료 내용 및 향후 치료에 대한 소견
5. 입원·퇴원 연월일
6. 의료기관의 명칭·주소, 진찰한 의사·치과의사 또는 한의사(부득이한 사유로 다른 의사 등이 발급하는 경우에는 발급한 의사 등을 말한다)의 성명·면허자격·면허번호
② 질병의 원인이 상해(傷害)로 인한 것인 경우에는 별지 제5호의3서식에 따라 제1항 각 호의 사항 외에 다음 각 호의 사항을 적어야 한다.
1. 상해의 원인 또는 추정되는 상해의 원인
2. 상해의 부위 및 정도
3. 입원의 필요 여부

4. 외과적 수술 여부
5. 합병증의 발생 가능 여부
6. 통상 활동의 가능 여부
7. 식사의 가능 여부
8. 상해에 대한 소견
9. 치료기간

③ 제1항의 병명 기재는 「통계법」제22조 제1항전단에 따라 고시된 한국표준질병·사인 분류에 따른다.

④ 진단서에는 연도별로 그 종류에 따라 일련번호를 붙이고 진단서를 발급한 경우에는 그 부본(副本)을 갖추어 두어야 한다.

104 의료법 시행규칙 제13조의3(기록 열람 등의 요건)

② 법 제21조 제3항 제2호에 따라 환자가 지정하는 대리인이 환자에 관한 기록의 열람이나 그 사본의 발급을 요청할 경우에는 다음 각 호의 서류를 갖추어 의료인, 의료기관의 장 및 의료기관 종사자에게 제출하여야 한다.

1. 기록열람이나 사본발급을 요청하는 자의 신분증 사본
2. 환자가 자필 서명한 별지 제9호의2서식의 동의서 및 별지 제9호의3서식의 위임장. 이 경우 환자가 만 14세 미만의 미성년자인 경우에는 환자의 법정대리인이 작성하여야 하며, 가족관계증명서 등 법정대리인임을 확인할 수 있는 서류를 첨부하여야 한다.
3. 환자의 신분증 사본. 다만, 「주민등록법」제24조 제1항에 따른 주민등록증이 발급되지 않은 만 17세 미만의 환자는 제외한다.

105 의료법 제17조(진단서 등)

① 의료업에 종사하고 직접 진찰하거나 검안(檢案)한 의사[이하 이 항에서는 검안서에 한하여 검시(檢屍)업무를 담당하는 국가기관에 종사하는 의사를 포함한다], 치과의사, 한의사가 아니면 진단서·검안서·증명서를 작성하여 환자(환자가 사망하거나 의식이 없는 경우에는 직계존속·비속, 배우자 또는 배우자의 직계존속을 말하며, 환자가 사망하거나 의식이 없는 경우로서 환자의 직계존속·비속, 배우자 및 배우자의 직계존속이 모두 없는 경우에는 형제자매를 말한다) 또는 「형사소송법」제222조제1항에 따라 검시(檢屍)를 하는 지방검찰청검사(검안서에 한한다)에게 교부하지 못한다. 다만, 진료 중이던 환자가 최종 진료 시부터 48시간 이내에 사망한 경우에는 다시 진료하지 아니하더라도 진단서나 증명서를 내줄 수 있으며, 환자 또는 사망자를 직접 진찰하거나 검안한 의사·치과의사 또는 한의사가 부득이한 사유로 진단서·검안서 또는 증명서를 내줄 수 없으면 같은 의료기관에 종사하는 다른 의사·치과의사 또는 한의사가 환자의 진료기록부 등에 따라 내줄 수 있다.

4회 최종 모의고사 문제 정답 및 해설

정답

01	02	03	04	05	06	07	08	09	10
①	⑤	⑤	⑤	③	④	③	③	③	②
11	12	13	14	15	16	17	18	19	20
③	④	③	⑤	②	②	④	②	②	④
21	22	23	24	25	26	27	28	29	30
①	③	①	④	②	②	⑤	①	④	②
31	32	33	34	35	36	37	38	39	40
③	①	④	②	①	③	②	②	④	③
41	42	43	44	45	46	47	48	49	50
⑤	⑤	②	④	⑤	④	①	④	①	④
51	52	53	54	55	56	57	58	59	60
④	⑤	③	⑤	④	①	②	④	③	①
61	62	63	64	65	66	67	68	69	70
①	①	⑤	②	①	②	③	①	⑤	③
71	72	73	74	75	76	77	78	79	80
④	①	①	②	③	③	④	③	③	①
81	82	83	84	85	86	87	88	89	90
①	⑤	⑤	④	④	③	②	③	④	②
91	92	93	94	95	96	97	98	99	100
②	②	⑤	⑤	⑤	④	①	③	①	④
101	102	103	104	105					
④	③	④	④	④					

문제 해설

I 기초간호학

01 근육주사 부위
- 둔부의 배면(배둔근): 근육이 커서 반복 투약이 용이하고 가장 많이 사용되는 부위이다. 좌골신경을 주위해야 한다.
- 둔부의 복면(측둔근): 지방이 적고 혈관과 신경 분포가 없다.
- 외측광근: 유아나 둔근의 양이 적은 대상자에게 적용한다.
- 삼각근: 견봉돌기 아래 위치한다.

02 상처소독하는 방법
- 위에서 아래로 한다.
- 안에서 바깥으로 한다.
- 절개부위에서 배액관으로 한다.
- 덜 오염된 곳에서 오염된 곳으로 닦는다.
- 한 번 사용한 솜은 버린다.

03 직장체온측정 시 체온계가 미주신경을 자극할 수 있으므로 심장질환이 있는 대상자에게는 부적합하다. 체온계 삽입시 미주신경 자극으로 심박동이 느려질 수 있다. 찬 것이나 뜨거운 것을 먹었을 경우에는 30분이 지난 후 측정해야 한다.

04 등 마사지 시 뼈 돌출부위나 천골 부위가 붉게 변할 경우 조직 손상의 방지를 위해 마사지를 중지하거나 측위를 취해 주어 체위변경을 시켜 준다.

05 간호조무사는 간호사의 감독 및 통솔하에 업무수행을 하는 보건의료인력이다.

06 1973년 대한간호조무사협회를 창립하였다.

07 간호의 법적 의무
- 결과회피의무: 예견 가능한 위험을 회피해야 할 의무
- 결과예견의무: 행위 결과 발생 상황을 예견할 수 있는 의무
- 주의의무 태만: 유해한 결과가 발생되지 않도록 정신을 집중할 의무
- 비밀유지의무: 직무상 알게 된 환자의 정보를 공개하지 않을 의무

- 확인의무: 간호보조행위에 대한 확인 의무

08 진단결과를 묻는 환자에게 검사결과를 설명하는 업무는 의료인의 업무이다.

09 고압증기멸균 시 한 겹 소독방포에 여러 물품을 함께 넣지 않고 증기가 침투할 수 있게 쌓는다.

10 회음부 간호
    - 앙와위 자세에서 무릎을 세우게 한다.
    - 요도에서 항문쪽으로 닦는다.
    - 소독솜으로 이용하고 1회만 사용한다.
    - 따뜻한 물로 씻게 한다.

11 결핵균은 열에 약하기 때문에 소각법으로 처리하는 것이 가장 적절하다.

12 격리 환자용 방과 가구도 다른 환자의 방과 같은 방법으로 청소하고 소독해야 한다. 감염병 환자가 사망한 후에는 병실과 침구 등을 철저히 소독한다.

13 양생술
    - 자연과 호흡하고 심신의 안정과 조화를 유지시켜 주는 것과 관련이 깊다.
    - 예방의학에 해당하며 그 목적은 선도적 수련법과 아울러 질병이 생길 조건을 만들지 않는 데 있다.

14 신장의 기능
    - 소변의 형성
    - 전해질 조절
    - 산과 염기의 균형
    - 대사성 노폐물과 독소약물의 배설
    - 혈압의 조절
    - 적혈구생성인자의 생산
    - 인과 칼슘 조절

15 간의 기능
    - 대사기능 및 배설기능
    - 조혈기능(태생기에만 조혈 작용)
    - 분비기능(간세포는 담즙을 만들어 소화관 내로 분비함)
    - 담즙형성 및 신진대사
    - 해독작용 및 영양분 저장
    - 응고인자 합성
    - 프로트롬빈의 형성
    - 혈장단백 합성
    - 지방대사

16 테스토스테론
    - 정소의 간질세포로 하수체의 성선자극호르몬의 지배하에 콜레스테롤에서 생성되는 스테로이드화합물로 남성호르몬의 하나이다.
    - 남성의 2차 성징의 발현, 정자형성의 촉진, 정소상체, 전립선, 정낭 등의 발육작용을 갖는다.
    - 단백질의 동화작용도 있어 체내에 질소를 저류시키는 효과를 갖고 있다.

17 소뇌의 특징
    - 후두부에 위치하며 대뇌의 운동중추를 도와서 골격근의 운동을 조절하고 몸의 평형을 유지한다.
    - 외상, 뇌졸중 또는 뇌성마비와 같은 소뇌의 질환은 골격근의 기능장애의 원인이 된다.
    - 경직성과 운동실조 상태로 나타나고 평형감각이 손실되어 걷기 어렵다.

18 기초대사량이란 혈액 순환 및 호흡유지를 위한 생명 유지에 필요한 최소한의 열량을 말한다.

19 유동식 섭취 환자나 소아 환자, 설사 환자는 경구 투여가 가능하나 금식환자, 무의식 환자, 연하곤란 환자, 구토환자 등은 불가능하다.

20 저혈당일 때는 어지러움증, 오한, 식은땀 등이 나타난다.

21 AIDS 예방 및 환자관리에는 기회감염의 주의, 콘돔의 사용, 백신의 투여, 지속적인 추후관리 등이 있다.

22 냉장고에 보관하지 않고 상온에 보관하도록 한다.

23 위관 영양 시 너무 빠르게 주입할 경우 설사 증상이 나타날 수 있기 때문에 1분 안에 50cc 이상 주입되지 않도록 조절기를 조정한다.

24 주관적 자료는 환자가 호소하는 것을 기준으로 하는 것으로 통증 호소나 식욕부진의 호소 등을 예로 든다.

25 **팔꿈치 억제대의 목적**
- 주로 영아나 어린아이에게 적용한다.
- 소아에게 정맥주사 후 또는 구개 수술 후 사용되며 수술 상처나 피부 병변을 긁지 못하도록 팔꿈치를 구부리는 것을 방지하기 위함이다.

26 수술 후 기구를 확인하는 이유는 수술 중에 기구나 거즈 등이 실수로 인해 복강 내로 들어갈 위험을 초래할 수 있기 때문이다.

27 재활계획 수립은 입원과 동시에 계획해야 한다.

28 백내장, 녹내장 수술 후 안대를 하는 이유는 안구의 운동을 최소화하기 위해 눈꺼풀 위에 밀착하여 붙인다.

29 급성 화농성 중이염은 통증이 급하게 오고 강하며 중이에 농이 고이면서 열이 높은 질환이다.

30 산후출혈 시 가장 먼저 우선적인 간호는 일단 하지를 올려주는 트렌델렌버그 체위를 하고 의료인에게 보고한다.

31 **임신중독증의 증상**
- 고혈압, 단백뇨, 부종(3대 증상)
- 임신 20주 이후에 발생한다.
- 갑자기 발병하며 급격히 진행하는 경우가 많다.
- 두통, 시야장애, 명치 부위의 통증이 동반된다.

32 경산모는 초산모에 비해 분만이 빨리 진행되므로 자궁경관이 7~8cm 열렸을 경우 신속히 분만실로 옮겨야 한다.

33 70% 알코올로 소독하는 것이 가장 적절한 방법이다.

34 **뇌졸중**
- 터져서 뇌 손상이 오고 그에 따른 신체 장애가 나타나는 뇌혈관 질환이다.
- 뇌경색과 뇌출혈로 구분되며 뇌혈관이 막힌 경우를 뇌경색이라고 하고 터진 경우를 뇌출혈이라고 한다.

35 우유를 토하다가 흡인성 폐렴에 노출될 수 있으므로 우측이나 복위를 취한 뒤 등을 두드린 후 간호사나 의료인의 도움을 요청한다.

Ⅱ 보건간호학

36 보건교육 대상자 상담 시 간호조무사의 가장 바람직한 태도는 피상담자의 이야기를 잘 청취하는 것이다.

37 우리나라의 결핵 환자 관리는 공공기관인 보건소에서 치료하는 것을 원칙으로 한다. 무료로 화학요법을 실시해 준다.

38 감염을 고려한 가정방문의 우선순위는 미숙아 – 당뇨병 임부 – 폐렴 아동 – 폐결핵 성인 순서로 방문해야 한다.

39 지역사회 간호사업 계획 시 주요 사항
- 지역사회 간호사업 계획 시에는 계획 과정에 지역 주민이 참여하는 것이 반드시 필요하고 계획 시 대상자인 지역사회 주민과 더불어 계획하는 것이 무엇보다 중요하다.
- 지역사회 간호사업을 실시할 때는 가장 먼저 그 지역에 따라 계획하며 시급한 문제 해결을 위한 계획부터 세워야 한다.
- 지역사회 간호사업은 보건사업을 위한 전체적인 계획내에서 운영되어야 한다.

40 강의의 가장 큰 장점은 짧은 시간 안에 많은 양의 지식을 동시에 많은 사람에게 전달할 수 있는 것이다.

41 유병률을 묻는 문제로 전체 지역사회 주민 중 특정 질병이나 건강문제에 이환되어 있는 사람이 얼마나 있는지를 비율로 나타낸 것이 유병률이다. 주어진 시점에 나타나 있는 모든 질병이나 상해수의 비율이다.

42 **일차보건의료의 개념**
- 지역사회의 공동적인 노력이 요구되는 보건의료의 기본적인 초기 단계이다.
- 지역사회의 시설 한도 내에서 이용 가능한 자원과 기술을 제공하는 것이다.

43 가정방문은 가족에게 맞는 적합한 시범교육을 할 수 있는 것이 장점이다.

44 소아예방접종은 주로 오전에 접종한 뒤 아이의 상태를 지켜보아야 한다. 예방접종 후 부작용이나 이상증상이 있을 경우 오후에 병원에 올 수 있기 때문이다.

45 지역주민의 적극적인 참여가 꼭 필수적이다. 이는 1차 보건의료가 성공하기 위한 가장 중요한 요소가 된다.

46 의료보장의 목표
의료보장의 목표는 예기치 못한 의료비 부담으로부터 사회 구성원들을 재정적으로 보호하여 질병 발생 시 의료비 부담을 감소시켜 주고, 필요에 따른 의료 이용의 형평성을 높이며, 국민의료비를 적절한 수준으로 유지하고 의료수급의 효율을 진작하여 의료가 필요로 하는 사람에게 적절한 의료서비스를 제공하는 데 있다.

47 수급권자는 의료급여법 및 동법 시행령의 규정에 따라 1종 수급권자와 2종 수급권자로 구분하여 의료급여의 내용 및 기준을 달리 할 수 있다.

48 역할극은 문제가 있는 상황을 연출하여 경험하면서 해결책을 찾는 방법이다.

49 시범교육은 일방적 지식 전달이 아닌 실제 물품을 준비해 교육하는 방법이다.

50 임신 중 매독에 감염되었다면 태반이 형성되는 5개월 이전에 치료하도록 권고한다. 태반을 통해 태아가 매독에 감염되어 선천성 매독아가 될 확률이 높다.

Ⅲ 공중간호학

51 윈슬로우는 공중보건학을 조직적인 공동노력으로 질병예방, 수명연장, 건강증진을 위한 기술이며 과학이라고 정의하였다.

52 결핵이 전파되는 방법
- 결핵 환자의 기침이나 재채기로 비말감염 (가장 흔한 경로이다).

- 밀집 생활환경에서 직접 감염된다.
- 결핵에 걸린 소와 우유 제품을 통한 감염이다.

53 투베르쿨린 반응 검사 시 양성으로 나오면 결핵균에 노출된 경험이 있는 것으로 보고 X-선 촬영을 해야 하고, 음성으로 나왔을 경우 BCG 접종을 피내에 해야 한다.

54 후천성 면역 결핍증의 전파 경로
- 성 접촉(음경과 질의 직접적인 접촉)에 의한 감염이 가장 흔하다.
- 혈액, 수혈, 약물 남용자의 주사기 공동 사용, 정액, 질 분비물, 모유, 수직감염 등으로 전파된다.

55 (구충증) 십이지장충증의 특징
- 구충은 일명 채독벌레라고 하며 소장 중 십이지장 부근에 기생한다고 하여 십이지장충이라고 한다.
- 원인 : 오염된 흙 위를 맨발로 다닐 경우 감염되며 피부와 채소를 통해 감염된다.
- 증상 : 성충의 흡혈에 의한 빈혈, 어린이의 경우 신체와 지능의 발달이 느리고 체력이 떨어진다.

56 위의 벽세포에서 나오는 내적인자와 비타민 B12가 결합되어 소장에서 흡수된다. 이때 내적인자 혹은 비타민 B12가 결핍되면 악성빈혈이 온다.

57 아메바성 이질
- 열대와 아열대에서 계절에 관계없이 발병하고 온대 지방에서는 여름철에 많이 발생한다.
- 병원체는 원충류이다.
- 식수를 끓여 마시고 위생적으로 분변 관리한다.
- 전신 권태, 복부 팽만감, 복통, 변통의 불규칙 등이 나타난다.

58 조개의 독성은 미틸로톡신으로 호흡중추 신경마비로 사망까지 올 수 있다.

59 우리나라는 서태평양지역 사무소인 마닐라에 지역사무소가 위치하고 있다.

60 집단적으로 발생하는 수인성 질환은 오심, 구토, 설사, 복통 등 위장계 증상을 나타내며 2차 감염은 없다.

61 열경련의 가장 큰 이유는 수분과 전해질의 소실이다.

62 유기용제 종류별 건강문제
- 벤젠: 조혈기능장애, 중추신경계 억제
- 톨루엔: 피부, 점막자극
- 클로르포름: 마취효과, 부정맥
- 에틸글리콜에테르: 생식기 장애

63 물의 자정작용
유입되는 유기물질의 양이 적을 때, 하천의 흐름이 빠를 때, 물의 양이 많을 때 잘 일어난다.
침전, 희석, 산화, 확산, 혼합, 흡착, 여과 등이 있다.

64 a. c는 식전, prn은 필요시 마다의 약어이다.

65 시장 군수 구청장은 결핵환자가 동거자에게 결핵을 전염시킬 우려가 있다고 인정할 때 일정기간동안 결핵병원에 입원하도록 명할 수 있다.

66 미숙아의 특징
- 피부는 적색에서 분홍색이다.
- 솜털이 많고 피하지방이 적거나 없다.
- 손바닥 발바닥에 주름이 적거나 없고 귀 연골의 발달이 미약하다.
- 매우 작고 야윈 외모와 신체에 비해 머리가 크다.

67 임균성 안염은 출생 직후에 1% 질산은 용액을 점안하고 곧 생리식염수로 세척하거나 질산은액 대신 테트라사이클린이나 에리스로마이신 연고를 사용하여 예방하며 치료는 항생제를 투여한다.

68 이유의 원칙
- 싫어하는 음식은 억지로 먹이지 않는다.
- 자극이 심한 조미료는 절대 금한다.
- 이유 시 유쾌한 분위기를 조성해준다.
- 과일, 야채, 고기 순으로 먹인다.
- 젖이나 우유를 먹이기 전에 이유식을 먼저 제공한다.
- 새로운 음식을 추가할 때는 알레르기 여부를 파악하기 위해 4~7일 정도의 간격을 두고 1가지씩 시도해야 하며 소량씩 주다가 점차 양을 늘려 나간다.
- 생후 6개월부터 이유식을 시작한다.

69 아토피성 영아의 간호
- 목욕 시에는 알칼리성이 아닌 중성의 습윤성 비누를 사용한다.
- 손을 옷소매에 넣고 안전핀으로 소매를 고정한다.
- 팔꿈치 억제대를 해준다.
- 피부 자극을 피하기 위해 면으로 된 옷을 입힌다.

70 비뇨기 문제를 가지고 있는 노인 환자의 중재법
- 수분섭취를 제한하면 안된다.
- 하루 2500cc 정도의 수순을 섭취한다.
- 알코올, 커피 등을 제한한다.
- 잠자기 2시간 전에는 수분 섭취를 제한한다.

Ⅳ 실기

71 노인의 경우 척추가 굳어져 무게중심이 뒤로 이동하기 때문에 주로 뒤로 넘어지게 된다. 예를 들면 엉덩방아 찧기이다.

72 기도를 유지한 상태에서 환자의 콧구멍을 엄지와 검지로 막아 시술자가 구입하는 공기가 새어나가지 않게 한다.

73 일산화탄소 중독 시 가장 먼저 중독장소에서 밖으로 옮겨 신선한 공기를 마시게 한다. 병원으로 옮겨 고압산소탱크를 이용하여 100% 산소를 공급하는 데 이는 혈액 내 일산화탄소 헤모글로빈이 줄어들고 호흡이 정상으로 회복될 때까지 계속한다.

74 들것으로 환자를 운반할 때의 원칙
평지를 갈 때는 일반적으로 환자의 다리를 앞으로 하고 걷는것이 보통이고, 계단이나 언덕을 오를 때에는 머리 쪽을 앞으로 하여 운반하고 내려갈 때에는 반대로 한다. 리더는 환자의 머리쪽에 선다.

75 쇼크의 일반적인 증상으로 체온하강, 혈압하강, 청색증, 호흡증가, 빠른 맥박, 심계항진 중심정맥압 하강 등이 나타난다.

76 항생제나 이물질에 의한 아나필락틱 쇼크 환자는 기도 개방을 얼른 해야 한다.

77 크레틴병은 선천성 갑상선 기능 저하증이라고도 하는데 태아때부터 갑상선의 형성부전이나 갑상선 호르몬의 합성 장애 등과 같은 다양한 원인에 의해 갑상선 기능이 저하되는 상태이다.

78 약물의 용량
- 최소 유효량: 인체 내에서 약효를 나타내는 최소의 양

- 중독량 : 최대 유효량 이상의 양으로 투여하여 인체에 중독을 일으키는 양
- 한량 : 인체에 아무 작용도 미치지 않는 최대량
- 치사량 : 죽음에 이르는 양으로 동물 실험에서는 50%가 치사량

79 요추천자 후에는 앙와위를 취해주어야 한다. 이유는 척수액 유출을 방지하기 위해서이다.

80 슬흉위는 직장이나 대장검사, 월경통 완화, 태아 위치 교정을 위해 적합하다.

81 상처 간호 시 외과적 무균술을 적용해야 한다.

82 견인의 목적
- 골절을 감소시키고 부동화시킨다.
- 손상된 사지의 정상 길이와 배열을 회복한다.
- 변형을 방지한다.
- 근육경련을 감소한다.
- 통증을 감소시킨다.

83 수술 후 다리운동과 사지운동의 목적
- 하지 순환이 이루어지고 정맥울혈을 예방한다.
- 기관지 분비물 배출이 용이하고 장운동이 빨리 증진된다.
- 특히 순환기 합병증인 혈전성 정맥염을 예방한다.

84 부착제(Patch)는 혈관이 크고 많이 분포된 곳에 적용한다.

85 인슐린, 헤파린 주사는 주사 후 문지르지 않는다.

86 근육주사 및 피하주사는 약물의 흡수를 위해서 주사 부위를 마사지한다.

87 카테터는 생리식염수에 담가 윤활시킨다.

88 대장암의 호발부위는 S상 결장과 직장이다.

89 구강호흡으로 건조해지는 부분에 글리세린, 바셀린, 생리 식염수 등을 이용하여 간호해 주며 가습기를 제공하는 것도 좋다.

90 격리실에서 보호장비 다루기
- 격리실에서 들어갈 때는 모자 - 마스크 - 격리가운 - 장갑 순서로 착용
- 격리실에서 나갈 때는 장갑 - 격리가운 - 마스크 - 모자의 순서로 벗는다.

91 지역사회를 직접적, 간접적으로 알아야 보건교육사업을 실시할 수 있다. 가장 기본이 되는 원칙이다.156 간호조무사 최종모의고사

92 가정 방문 시 영유아가 있는 가정을 먼저 방문해야 한다. 이유는 감염에 취약한 집단이기 때문이다.

93 간호조무사의 가정방문
- 간호조무사는 보건간호사의 지시, 감독에 따라 계획된 가정을 방문하여 가족 전체의 건강에 대해 지도를 한다.
- 환자의 상태를 정확히 파악하고 교육정도, 위생시설, 건강상태, 정서상태, 경제적 상태 등을 관찰하여 실정에 맞는 서비스를 제공한다.

94 외상 후 스트레스 장애
- 생명을 위협할 정도의 극심한 스트레스를 경험하고 나서 발생하는 심리적 반응이다.
- 외상이 지나갔음에도 불구하고 계속해서 그 당시의 충격적인 기억이 떠오르고 그 외상을 떠오르게 하는 활동이나 장소를 피하게 된다.

- 아동기의 성적 혹은 신체적 학대, 교통사고 등의 심각한 사고, 화재, 태풍, 홍수, 쓰나미, 지진 등의 자연재해 등으로 인한 후유증, 성폭행을 당한 후 갖게 되는 정신적인 후유증

95 합리화란 인식하지 못한 동기에서 나온 행동을 그럴듯하게 이치에 맞는 이유를 내세우는 방어기제의 한 유형이다.

96 환경의 구성요소 중 가장 중요한 것은 환기이다.

97 저산소증의 주된 증상으로는 청색증, 빈맥, 흉골늑간의 퇴축, 불안, 졸음, 혼돈, 혼수 등이 있다.

98 눈을 안쪽에서 바깥쪽으로 닦는 것은 비루관으로 분비물이 들어가는 것을 예방하기 위함이다.

99 알코올은 자극적이며 점막을 건조하게 만들 수 있어 구강간호에 사용하지 않는다.

100 얼음적용효과: 체온하강, 혈관수축, 대사감소, 염좌와 적용효과: 체온하강, 혈관수축, 대사감소, 염좌와 부종감소

101 **의료법 제 22조 (진료기록부 등)**
② 의료인이나 의료기관 개설자는 진료기록부등[제23조 제1항에 따른 전자의무기록(電子醫務記錄)을 포함하며, 추가기재·수정된 경우 추가기재·수정된 진료기록부등 및 추가기재·수정 전의 원본을 모두 포함한다. 이하 같다]을 보건복지부령으로 정하는 바에 따라 보존하여야 한다.
③ 의료인은 진료기록부등을 거짓으로 작성하거나 고의로 사실과 다르게 추가기재·수정하여서는 아니 된다.
④ 보건복지부장관은 의료인이 진료기록부 등에 기록하는 질병명, 검사명, 약제명 등 의학용어와 진료기록부 등의 서식 및 세부내용에 관한 표준을 마련하여 고시하고 의료인 또는 의료기관 개설자에게 그 준수를 권고할 수 있다.

의료법 제23조(전자의무기록)
① 의료인이나 의료기관 개설자는 제22조의 규정에도 불구하고 진료기록부등을 「전자서명법」에 따른 전자서명이 기재된 전자문서(이하 "전자의무기록"이라 한다)로 작성·보관할 수 있다.
② 의료인이나 의료기관 개설자는 보건복지부령으로 정하는 바에 따라 전자의무기록을 안전하게 관리·보존하는 데에 필요한 시설과 장비를 갖추어야 한다.

의료법 시행규칙(진료기록부 등의 기재 사항)
② 의료인은 진료기록부, 조산기록부, 간호기록부 및 그 밖의 진료에 관한 기록(법 제23조 제1항에 따른 전자의무기록을 포함한다. 이하 "진료기록부등"이라 한다)을 한글로 기록하도록 노력해야 한다.

102 **의료법 제47조(의료관련감염 예방)**
⑧ 의료관련감염이 발생한 사실을 알게 된 의료기관의 장, 의료인, 의료기관 종사자 또는 환자 등은 보건복지부령으로 정하는 바에 따라 질병관리청장에게 그 사실을 보고(이하 이 조에서 "자율보고"라 한다)할 수 있다. 이 경우 질병관리청장은 자율보고한 사람의 의사에 반하여 그 신분을 공개하여서는 아니 된다.

103 **의료법 제58조(의료기관 인증)**
① 보건복지부장관은 의료의 질과 환자 안전의 수준을 높이기 위하여 병원급 의료

기관 및 대통령령으로 정하는 의료기관에 대한 인증(이하 "의료기관 인증"이라 한다)을 할 수 있다.

의료법 제58조의3(의료기관 인증기준 및 방법 등)

① 의료기관 인증기준은 다음 각 호의 사항을 포함하여야 한다.
  1. 환자의 권리와 안전
  2. 의료기관의 의료서비스 질 향상 활동
  3. 의료서비스의 제공과정 및 성과
  4. 의료기관의 조직·인력관리 및 운영
  5. 환자 만족도
② 인증등급은 인증, 조건부인증 및 불인증으로 구분한다.
③ 인증의 유효기간은 4년으로 한다. 다만, 조건부인증의 경우에는 유효기간을 1년으로 한다.
④ 조건부인증을 받은 의료기관의 장은 유효기간 내에 보건복지부령으로 정하는 바에 따라 재인증을 받아야 한다.
⑤ 제1항에 따른 인증기준의 세부 내용은 보건복지부장관이 정한다.

104 의료법 제58조의3(의료기관 인증기준 및 방법 등)

① 의료기관 인증기준은 다음 각 호의 사항을 포함하여야 한다.
  1. 환자의 권리와 안전
  2. 의료기관의 의료서비스 질 향상 활동
  3. 의료서비스의 제공과정 및 성과
  4. 의료기관의 조직·인력관리 및 운영
  5. 환자 만족도

105 의료법 제60조(병상 수급계획의 수립 등)

① 보건복지부장관은 병상의 합리적인 공급과 배치에 관한 기본시책을 5년마다 수립하여야 한다
② 시·도지사는 제1항에 따른 기본시책에 따라 지역 실정을 고려하여 특별시·광역시 또는 도 단위의 지역별·기능별·종별 의료기관 병상 수급 및 관리계획을 수립한 후 보건복지부장관에게 제출하여야 한다.
③ 보건복지부장관은 제2항에 따라 제출된 병상 수급 및 관리계획이 제1항에 따른 기본시책에 맞지 아니하는 등 보건복지부령으로 정하정하는 사유가 있으면 시·도지사와 협의하여 보건복지부령으로 정하는 바에 따라 이를 조정하여야 한다.

5회 최종 모의고사 문제 정답 및 해설

정답

01	02	03	04	05	06	07	08	09	10
⑤	④	⑤	①	③	⑤	①	④	②	①
11	12	13	14	15	16	17	18	19	20
④	③	⑤	④	④	④	②	④	⑤	⑤
21	22	23	24	25	26	27	28	29	30
④	③	③	②	⑤	④	①	①	②	⑤
31	32	33	34	35	36	37	38	39	40
②	②	④	④	③	①	⑤	①	②	②
41	42	43	44	45	46	47	48	49	50
⑤	④	④	③	⑤	③	①	①	⑤	③
51	52	53	54	55	56	57	58	59	60
②	⑤	⑤	②	②	④	①	①	①	①
61	62	63	64	65	66	67	68	69	70
①	③	①	⑤	③	⑤	④	③	③	①
71	72	73	74	75	76	77	78	79	80
①	④	③	④	①	①	①	①	①	⑤
81	82	83	84	85	86	87	88	89	90
②	①	⑤	③	⑤	④	⑤	③	②	②
91	92	93	94	95	96	97	98	99	100
③	②	①	①	③	①	②	④	②	⑤
101	102	103	104	105					
④	②	④	③	③					

문제 해설

I 기초간호학

01 얼굴표정은 타인이 관찰할 수 있는 객관적인 자료에 해당된다.

02 활력징후에는 혈압, 맥박, 호흡, 체온을 측정한다.

03 심부체온이란 신체 심부 장기나 기관의 온도를 말하는 것으로 고막체온은 시상하부의 체온조절 중추와 같은 동맥에서 분지된 혈관이 관류하므로 심부온도를 잘 측정한다.

04 호흡은 뇌의 연수에 있는 호흡중추에 의해 조절된다.

05 24시간 소변검사
- 검사는 24시간 생성된 소변량을 근거로 계산되므로 실수로 중간에 소변을 버리게 되는 경우 검체를 다시 모아야 한다.
- 첫 소변은 버리고 24시간이 지난 후 마지막 소변까지 모아야 한다.
- 방광을 완전히 비우고 검사를 시작하는 것이다.

06 상부위장관촬영
- 조영제인 바륨을 삼킨 후 X-RAY를 투과하여 식도, 위, 십이지장의 폐쇄와 염증 등의 병변을 보기 위한 검사
- 검사 전 8시간은 금식이 필요함
- 조영제인 바륨은 인체에 흡수되지 않고 변으로 배출되나 변비를 유발할 수 있어서 수분섭취를 권장한다.

07 흉강천자는 늑막강의 액체나 공기를 제거하기 위해 실시한다.

08 폐기능 검사
- 호흡곤란의 원인규명, 폐기능 상태가 수술에 견딜 수 있는지를 평가하기 위해 실시한다.
- 검사에 영향을 줄 수 있는 기관지 확장제는 검사 전 금하도록 한다.
- 흡연은 검사에 영향을 줄 수 있으므로 검사전에는 금한다.

- 금식한 필요는 없지만 과식은 피하도록 한다(횡경막을 압박하여 호흡에 영향을 줄 수 있다).
- 환자가 검사자의 설명을 잘 듣고 검사에 대한 협조가 있어야 검사가 가능하다

09 다약제내성균
- 많은 항균자에 내성을 획득한 균
- 대표적인 다약제내성균은 MRSA와 VRE가 있다.

10 비뇨기계(요로감염)은 병원감염 중 가장 흔한 형태이므로 유치 도뇨관은 꼭 필요한 경우에만 적용하고 무균술을 적용해야 한다.

11 양수
- 외부자극으로부터 태아를 보호하고 태아의 운동을 자유롭게 하며 난막과 태아 체부와의 유착을 방지함
- 태아에게 균일한 체온을 유지시켜 줌
- 분만 시 산도를 깨끗하고 윤활하게 해 줌
- 두정위에서 양수 색깔이 검거나 암녹색일 경우에는 저산소증을 의미함

12 노인성 질염
- 위축성 상태로 폐경이 오면 여성 호르몬인 에스트로겐의 부족으로 세균감염에 취약해지면서 질염에 걸릴 수 있다.
- 치료는 국소적인 여성호르몬인 에스트로겐 연고나 질정 삽입제를 사용한다.

13 질식 분만 후 산모가 오한을 호소하면서 떨고 있을 때 담요를 덮어주거나 따뜻한 물을 마시도록 한다.

12 제왕절개술 적응증
- 모체측 요인: 과거 제왕절개 산모, 산전 출혈 및 자궁 수술의 경험, 고혈압성 질환, 유도분만의 실패, 35세 이상의 초산부, 불임이었던 임부, 골반의 협착, 아두 골반불균형, 산도종양, 태위 이상, 자궁 수축 이상, 전치태반, 태반조기박리
- 태아 측 요인: 거대아, 태아 산소증, 제대 탈출 된 상태로 태아가 살아 있는 경우

15 산욕기 관리
- 비수유부의 산욕기가 수유부에 비해 좀 더 길다.
- 산후 진찰은 산욕기가 끝난 6~8주 후에 실시한다.
- 적색 오로는 분만 후 3일 정도 나타난다.
- 산욕기란 임신 전의 상태로 복귀되는 6~8주 간이다.

16 비수유부의 월경은 분만 후 약 40일 이후에 나타나며 수유부에게는 분만 후 5~6개월 정도 지나야 나타난다.

17 노화의 진행을 보면 일반적으로 숙면이 어렵게 되며 전체 수면 시간이 짧아지는데 REM 수면시간은 일정하게 유지되는 반면, NREM 수면시간은 짧아진다.

18 공기주의는 공기에 떠다니는 작은 크기의 비말에 의한 감염으로부터 보호하기 위한 격리지침이다. 반면 비말주의는 감염된 사람의 큰 비말이 기침, 재채기를 통해 전파되는 것을 예방하기 위한 지침이다.

19 감기 및 폐렴은 기침이나 재채기를 통해 전파되는 비말주의로 일반 마스크를 적용하고 결핵은 공기를 통해 전파되는 공기주의로 N95 마스크 적용한다.

20 병실환경 관리
- 직사광선이 병실에 직접 들어오지 않게 커튼을 내린다.
- 바닥의 물은 사고의 원인이 되기 때문에 빨리 닦아야 한다.
- 창가를 청소한 후 바닥을 청소한다.

- 감염된 환자의 이불은 따로 소독한 뒤 세탁통에 넣는다.
- 오염이 적은 영역에서 많은 영역으로 청소한다.

21 임신 중독증은 말기가 가까워질수록 단백뇨, 부종, 고혈압이 나타나는 임신과 관련된 합병증으로 심할 경우 자간전증과 자간증으로 발전해 생명에 위험을 초래하는 질환이다.

22 중독장애
- 알코올 중독: 공격성, 판단력 장애, 다행감, 우울, 정서 불안, 집중력 손상, 불분명한 말투, 운동조절 장애, 불안정한 보행, 안구진탕, 진전, 대발작, 오심, 구토, 발한, 빈맥, 두통, 환각, 불면, 불안
- 마약중독: 다행감, 무감각, 졸려움, 동기부족, 동공수축

23 침샘의 분비 부족으로 인해 구강갈증을 많이 호소하게 된다. 이때는 소량의 물을 자주 마시도록 한다.

24 아동은 일반적으로 고열 시 경련이 일어나는데 경련 시 발작한 시간이나 양상들을 잘 관찰하여 일단 혀가 뒤로 말려들어 기도를 막을 수 있으므로 손수건이나 거즈로 말아둔 압설자 등으로 혀를 눌러준다.

25 간호사의 지시에 의해 교육받되 병원의 규칙, 오물처리, 조리실 등을 알려 주어 입원생활의 불편을 덜어주고 환자주변을 깨끗이 정리하도록 한다.

26 노인의 낙상예방
- 앉고 일어날 때 천천히 움직이고 보행기나 지팡이 등을 사용한다.
- 무거운 물건이나 큰 물건을 들지 않도록 한다.
- 규칙적인 배뇨 시간을 정해놓고 화장실 갈 때 돕는다.
- 간호사 호출기를 손 가까이에 설치한다.
- 뒷굽이 낮고 폭이 넓으며 미끄러지지 않는 편안한 신발을 신는다.
- 날씨가 추울 때는 옷을 많이 입고 근력 강화를 위해 규칙적인 운동을 한다.

27 역류성 식도염 식사 시 주의사항
- 조금씩 자주 음식을 섭취한다.
- 식사 시 음식물이 잘 넘어가도록 적당한 수분을 섭취한다.
- 탄산음료나 빨대로 음료 섭취하는 것을 금지한다.
- 수면 시 머리를 높이는 자세를 취한다.
- 신 과일 주스나 토마토 등은 피한다.
- 양념이 강한 음식이나 초콜릿, 술, 커피, 감귤주스 등은 피한다.
- 무거운 물건 들기, 꽉 조이는 옷 착용을 금지한다.

28 항암제 투여 시 백혈구의 호중구 수 감소 등으로 인해 조혈 작용에 문제가 온다. 이것은 면역과 관련된 것으로 호중구 수가 감소되면 각종 감염에 노출될 수 있으므로 주의해야 한다.

29 갑상선 기능 저하증
① 증상: 푸석한 외모, 창백, 누런 피부, 건조하고 거친 피부, 맥박 감소, 식욕감퇴, 체중 증가, 변비, 기초대사율 감소, 열생산 감소, 저체온, 추위에 민감함
② 간호
- 갑상샘 호르몬 투여: 소량으로 시작하여 점차 양 늘려 유지량을 지속해야 한다.
- 저칼로리, 고단백, 고섬유소 식이 제공
- 충분한 수분 공급
- 따뜻한 환경 제공

30 **정맥신우촬영**
- 신장의 크기를 측정하거나 요로계의 폐색을 발견하고 신장 종양을 확인한다.
- 조영제를 사용하므로 금식해야 하며 요오드 알레르기 여부를 확인하고 동의서를 받는다.

31 **충수절제술 후 간호중재**
- 전신마취로 인해 장 연동운동이 돌아오기 전까지 경구로 먹는 것 금지 한다.
- 소변이 정체되지 않게 본인이 직접 소변볼 수 있도록 한다.
- 수액이 빨리 떨어질 경우 간호사에게 보고한다.
- 의식이 돌아오지 않은 환자의 경우 고개를 옆으로 돌려주어 흡인을 예방한다.

32 포유반사는 뺨이나 입 주위를 건드리면 자극이 있는 쪽으로 고개를 돌리고 입을 벌리는 반응이다. 생후 약 4개월에 소실된다.

33 **예방접종 후 주의사항**
- 접종은 오전에 하게 한다.
- 접종 당일은 목욕하지 않는다.
- 접종 후 20~30분간 접종기관에 머물러 관찰한다.
- 접종 부위는 청결하게 한다.
- 접종 후 최소 3일은 특별한 관심을 가지고 관찰하며, 심하게 보채거나 울고 혹은 구토 증상, 고열증상이 있을 경우 즉시 의사의 진찰을 받는다.

34 **부황요법 금기 대상자**
- 임산부, 빈혈, 출혈성 질환이 있는 대상자
- 피부의 탄력성이 좋지 않은 대상자

35 **훈침의 증상**
- 가벼운 경우는 어지럽고 얼굴색이 하얗게 된다.
- 숨이 번거롭고 답답하며 토하려고 한다.
- 심한 경우 졸도하는 경우도 있으며 얼굴색이 창백하고 입 술색이 파래진다.

II 보건간호학

36 보건교육 시 가장 먼저 해야 할 것은 주민의 희망사항이 무엇인지에 대한 파악(요구 사정)이 중요하다

37 보건교육을 통하여 지역사회 구성원 스스로 건강문제를 해결할 수 있도록 하는 것이 지역사회 보건교육의 궁극적인 목적이다. 즉, 건강문제의 인식 및 실천이다.

38 관찰법의 예로는 임산부들에게 신생아 목욕법 실시 후 평가 하는 것, 당뇨병 환자 대상의 인슐린 자가 주사 교육 시행 후 기술 평가 등이 있다.

39 면담 시 피면담자를 적극적으로 대화에 참여시키며 대상자가 주제에서 이탈할 때 끌어주기 위해서는 긍정적인 대화를 통해 피면담자에게 확신을 주어야 한다.

40 의료급여는 생활이 어려운 사람에게 의료급여를 함으로써 국민보건의 향상과 사회복지의 증진에 이바지함을 목적으로 한다. 즉, 의료급여는 저소득층에게 의료를 보장해주는 사회보험 방식이다.

41 접근성에는 지리적, 지역적, 경제적, 사회적 접근성이 있으며 특히 지리적 접근성에는 지역사회 주민들이 이용하기에 거리가 가까운 것을 의미한다.

42 **영아사망률**
- 1세 미만의 인구를 정확히 파악하는 것이 어렵기 때문에 연간 출생아 수 1000명 당

생후 1세 미만 사망아 수의 비율로 나타낸다.
- 국가별 보건지표 및 지역사회의 건강 상태나 모자보건사업 수준을 평가할 때 가장 많이 이용된다.

43 WHO는 1946년 61개국의 세계보건기구 헌장 서명 후 1948년 26개 회원국의 비준을 거쳐 정식으로 발족하였다. 세계 인류가 신체적, 정신적으로 최고의 건강수준에 도달하는 것을 목적으로 활동한다.

44 국민건강보험공단의 업무에는 건강보험자격 심사, 보험금 징수, 보험료 급여 관리 등을 한다.

45 포괄수가제
- 서비스의 양과 상관없이 제왕절개, 편도선 수술, 복부 수술 등의 질병군으로 진료비를 산정하는 제도이다.
- 진단명에 따라 진료비를 포괄적으로 책정하여 지불하는 제도이다.
- 수정체 수술, 항문 및 항문 주위 수술, 편도 및 아데노이드 수술, 서혜 및 대퇴부 탈장 수술, 충수절제술, 자궁 및 자궁부속기 수술, 제왕절개 등 7개 질병군에 한해 포괄수가제가 병행되고 있다.

46 건강과 질병의 이분법적 사고는 건강의 의미가 아니다.

47 지역사회 건강진단은 지역사회 건강문제를 확인하고 검토하는 과정이다. 이를 위한 자료수집을 하기 전에 어느 범위만큼 할 것인가를 그 지역사회의 요구와 지역사회간호사의 판단에 의해 결정해야 한다. 기존자료 수집과 지역사회가 갖고 있는 크게 기존자료와 직접정보수집이 있다.

48 변화촉진자의 역할
개인, 가족, 지역사회 수준의 건강문제에 대처하는 능력을 증진시키는 것이다. 즉, 간호대상자의 의사결정에 영향력을 행사하여 보건의료를 위한 변화를 효과적으로 가져오도록 돕는 역할이다.

49 주민중심, 건강지향, 삶의 질 추구, 동반자 관계, 자율성, 지속성을 들 수 있다.

50 지역사회 간호의 목적설정은 포괄적이고 전반적인 것으로 한다.

Ⅲ 공중간호학

51 활동성 결핵환자의 간호중재
- 창문을 열지 않고 음압병실을 유지한다.
- 진료 시 N95 마스크를 착용한다.
- 고막체온계는 사용 후 소독한다.
- 환자의 객담은 소독 처리한다.

52 아스피린은 위장관의 출혈을 유도하므로 아세트아미노펜이 효과적인 비마약성 진통제이다.

53 정신보건법의 목적 및 추진방향
- 입원중인 정신질환자는 다른 사람들과의 자유로운 의견교환을 할 수 있도록 보장되어야 한다.
- 미성년자인 정신질환자에 대해서는 특별히 치료, 보호 및 필요한 교육을 받을 권리가 보장되어야 한다.
- 모든 정신질환자는 최적의 치료와 보호를 받을 권리를 보장받는다.
- 모든 정신질환자는 인간으로서의 존엄과 가치를 보장받는다.
- 정신질환자에 대한 인식의 개선
- 의료 및 사회복귀에 필요한 사항 규정

- 정신질환자의 예방

54 수직감염에는 B형간염과 에이즈 감염이 있으며 임질은 접촉감염이다.

55 콜레라 환자는 쌀뜨물 같은 수양성 설사가 특징적인 증상으로 수분과 전해질 보충이 가장 우선적인 간호중재이다.

56 요충
- 야간에 항문과 회음부에 심한 소양증을 호소한다(야간에 성충이 항문주위로 나와 알을 낳기 때문)
- 신경과민과 야뇨증으로 불면증을 호소한다.

57 일차예방에는 예방접종, 산전간호, 건강유지, 질병예방, 건강증진, 보건교육, 환경위생 개선, 개인청결유지 등이 있다.

58 지역사회 간호사업 수행 시 주민이 불만을 호소할 경우 인내심을 가지고 끝까지 들어주는 자세가 필요하다.

59 자간증은 자간전증이 심각한 형태로 발작과 경련을 동반하는 심각한 증상이다. 전구증상으로 오심, 구토, 두통, 시야의 흐려짐, 심와부 통증이 있다.

60 2인이 들것으로 환자를 옮길 때 리더는 환자의 머리쪽에 서야 한다.

61 로타 바이러스
- 로타 바이러스는 영유아에서 발생하는 위장관염의 흔한 원인으로 감염 시 구토, 설사, 발열, 복통 등의 증상이 나타난다.
- 분변 – 경구 경로로 전파되며, 대부분 사람에서 사람으로 직접적으로 전파되나 분변에 오염된 물이나 음식물을 섭취함으로써 간접적으로 전파된다.

62 환경호르몬
- 외인성 내분비 교란 화학물질이 정확한 명칭으로 내분비가 교란되는 것을 의미한다.
- 인체 내에 장시간에 걸쳐 축적된다.
- 쉽게 분해되지 않으며 우리 몸에서 정상적으로 만들어지는 물질이 아니라 산업활동을 통해 생성, 분비되는 화학 물질이다.

63 환자의 기록열람(의료법 시행령 제13조의 3) 환자의 배우자, 직계 존속·비속, 형제·자매(환자의 배우자 및 직계 존속·비속, 배우자의 직계존속이 모두 없는 경우에 한정한다. 이하 같다) 또는 배우자의 직계 존속(이하 이 조에서 "친족"이라 한다)이 환자에 관한 기록의 열람이나 그 사본의 발급을 요청할 경우에는 다음 각 호의 서류를 갖추어 의료기관 개설자에게 제출하여야 한다.

64 폭력의 위험성이 있는 환자에게는 건설적인 방법으로 에너지를 소모할 수 있는 활동을 하게 한다.

65 BCG접종을 하는 이유는 결핵균에 대한 항체를 형성하기 위함이다.

66 정신건강 증진 및 정신질환자 복지 서비스 지원에 관한 법률 제2조(기본이념)
- 모든 국민은 정신질환으로부터 보호받을 권리를 가진다.
- 모든 정신질환자는 인간으로서의 존엄과 가치를 보장받고, 최적의 치료를 받을 권리를 가진다.
- 모든 정신질환자는 정신질환이 있다는 이유로 부당한 차별대우를 받지 아니한다.
- 미성년자인 정신질환자는 특별히 치료, 보호 및 교육을 받을 권리를 가진다.
- 정신질환자에 대해서는 입원 또는 입소가

최소화되도록 지역 사회 중심의 치료가 우선적으로 고려되어야 하며, 정신건강증진시설에 자신의 의지에 따른 입원 또는 입소가 권장되어야 한다.
- 정신건강증진시설에 입원 등을 하고 있는 모든 사람은 가능한 한 자유로운 환경을 누릴 권리와 다른 사람들과 자유로이 의견교환을 할 수 있는 권리를 가진다.
- 정신질환자는 원칙적으로 자신의 신체와 재산에 관한 사항에 대하여 스스로 판단하고 결정할 권리를 가진다. 특히 주거지, 의료행위에 대한 동의나 거부, 타인과의 교류, 복지서비스의 이용 여부와 복지서비스 종류의 선택 등을 스스로 결정할 수 있도록 자기결정권을 존중받는다.
- 정신질환자는 자신에게 법률적·사실적 영향을 미치는 사안에 대하여 스스로 이해하여 자신의 자유로운 의사를 표현할 수 있도록 필요한 도움을 받을 권리를 가진다.
- 정신질환자는 자신과 관련된 정책의 결정 과정에 참여할 권리를 가진다.

67 잠복결핵환자
- 결핵감염검사에서 양성으로 확인되었으나 결핵에 해당하는 임상적, 방사선학적 또는 조직학적 소견이 없으며 결핵균 검사에서 음성이었을 때를 말한다.
- 평소에는 아무런 증상이 없다가 당뇨, 영양실조, 위절제술, 면역억제 치료제 등으로 저항력이 약해질 경우 폐결핵으로 발병하게 된다.

68 혈액관리법 제 8조(혈액 등의 안전성 확보)
- 혈액원은 확인 결과 부적격혈액을 발견하였으나 그 혈액이 이미 의료기관으로 출고된 경우에는 해당 의료기관에 부적격혈액에 대한 사항을 즉시 알리고, 부적격혈액을 폐기처분하도록 조치를 하여야 한다. 제1항에 따른 혈액 및 혈액제제의 적격 여부 검사와 그 밖에 제4항 및 제5항의 부적격혈액 발생 시의 조치에 필요한 사항은 보건복지부령으로 정한다
- 혈액 및 혈액제제의 적격 여부 검사와 그 밖에 제4항 및 제5항의 부적격혈액 발생 시의 조치에 필요한 사항은 보건복지부령으로 정한다

69 보건복지부령이 정하는 학교구강보건시설
- 집단잇솔질을 위한 수도시설
- 지속적인 구강건강관리를 위한 구강보건실
- 불소용액양치를 위한 구강보건용품 보관시설

70 감염병의 예방 및 관리에 관한 법률(법 제2조) "제1급감염병"이란 생물테러감염병 또는 치명률이 높거나 집단 발생의 우려가 커서 발생 또는 유행 즉시 신고하여야 하고, 음압격리와 같은 높은 수준의 격리가 필요한 감염병으로서 다음 각 목의 감염병을 말한다. 다만, 갑작스러운 국내 유입 또는 유행이 예견되어 긴급한 예방·관리가 필요하여 보건복지부장관이 지정하는 감염병을 포함한다.
가. 에볼라바이러스병
나. 마버그열
다. 라싸열
라. 크리미안콩고출혈열
마. 남아메리카출혈열
바. 리프트밸리열
사. 두창
아. 페스트
자. 탄저
차. 보툴리눔독소증

카. 야토병

타. 신종감염병증후군

파. 중증급성호흡기증후군(SARS)

하. 중동호흡기증후군(MERS)

거. 동물인플루엔자 인체감염증

너. 신종인플루엔자

더. 디프테리아

Ⅳ 실기

71 감염병을 예방하기 위한 조치
- 일정한 장소에서의 어로, 수영 또는 일정한 우물의 사용을 제한하거나 금지하는 것
- 감염병 전파의 위험성이 있는 음식물의 판매, 수령을 금지하거나 그 음식물의 폐기나 그 밖에 필요한 처분을 명하는 것
- 쥐, 위생해충, 또는 그 밖의 감염병 매개동물의 구제 또는 구제시설의 설치를 명하는 것
- 감염병 유행기간 중 의료인, 의료업자 및 그 밖에 필요한 의료관계요원을 동원하는 것

72 위해 의료폐기물에 속하는 손상성 폐기물은 주사바늘, 봉합바늘, 수술용 칼날, 한방 침, 치과용 침, 파손된 유리재질의 시험기구 등이다.

73 미온수 스펀지 목욕
- 주로 고열 환자에게 해열의 목적으로 이용되며 간혹 소양증 완화를 위해서도 시행된다.
- 미온수 목욕 시 고열로 인해 모세혈관이 수축하게 되어 복통 및 설사를 유발할 수 있기 때문에 복부는 제외한다.
- 체온이 내려갈 때까지 세 번까지 반복 시행하며 세 번 이상 시 오히려 역효과가 나타나기 때문에 환자가 오한을 호소할 경우 중단한다.
- 물의 온도는 체온보다 낮은 30~33℃ 정도로 20~30분 간 시행한다.
- 미온수 마사지 시 서혜부, 겨드랑이, 경정맥 등 큰 혈관이 지나가는 곳을 집중적으로 한다.
- 손발 끝에서부터 시작하여 사지 말단부에서 중앙 쪽으로 서서히 닦아 준다(특히 열이 가장 잘 전달되기 때문에 겨드랑이나 사타구니를 잘 닦아준다)

74 열사병의 응급처치
- 환자를 시원하고 그늘진 속에 눕혀서 머리를 약간 높여주고 다리를 올려준다.
- 실온에서 찬물로 닦아주고 수분공급 및 혈액순환을 돕는다.
- 찬 식염수로 관장하거나 얼음찜질이나 얼음물 마사지를 한다.
- 냉수 욕조에 눕혀서 마사지한다.
- 필요하면 심폐소생술을 시행한다.
- 의복을 제거하고 젖은 타올이나 시트로 환자를 덮고 바람을 불어 준다.
- 병원으로 신속히 이동한다.

75 손씻기
- 손씻기는 미생물의 전파를 방지하는 데 가장 효과적인 방법이다.
- 감염 회로를 차단하기 위해 간호사는 손씻기를 항상 수행 해야 한다.
- 상주균은 피부에 정상적으로 존재하며 수와 종류가 일정하다. 상주균은 피부 주름 등에 단단히 달라붙어 있어서 솔을 이용하여 제거할 수 있다.
- 단기세균은 일상생활을 통해 손에 묻는다. 이들은 손을 잘 닦으면 쉽게 제거할 수 있다.

76 EO gas 멸균
- 세포의 대사과정을 변화시켜 수술기구, 각종 플라스틱 제품 및 고무제품, 각종 카테터 및 내시경 등 열에 약하고 습기에 민감한 기구의 멸균에 사용된다.
- 신체에 독성이 높기 때문에 멸균기의 환기가 중요하며 이 가스로 멸균된 기구나 물품은 공기에 충분히 노출시킨 뒤 사용하는 것이 안전하다.

77 전동
- 대상자는 여러 가지 이유로 병원 내에서 침상을 옮기거나 또는 다른 건강기관으로 옮겨가는 경우가 있는데 이를 전동이라고 한다. 병원 내에서 전동되는 경우는 예를 들면 진단절차 후 내과병동에서 외과병동으로 또는 집중치료를 받기 위해 중환자실로 옮기거나 반대로 중환자실에서 일반병실로 옮기는 경우를 예를 들 수 있다.
- 전동 시 환자에게 옮기는 이유를 말해야 한다.
- 남아 있는 약은 전동가는 곳에 인계해 주어야 한다.
- 중간 병원비 정산은 관련 없으며 원무과에서 연락이 올거라고 설명한다.
- 의무기록지도 함께 가는 병동으로 보낸다.

78 억제대
- 팔꿈치 억제대: 주로 영아들의 팔꿈치에 적용, 소아의 정맥주사 후, 피부를 긁지 못하도록 하기 위하여
- 장갑 억제대: 피부의 문제로 긁는 것을 방지, 손과 손가락의 긁는 것을 방지, 환자의 신체에 삽입된 기구나 드레싱을 보호하기 위해
- 손목 억제대: 손과 발의 움직임을 제한하기 위해 적용함, 손목과 발목은 패드로 보호해야 함, 매듭은 클로브히치
- 자켓 억제대: 지남력의 변화가 있거나 낙상의 위험이 있는 환자에게 적용, 환의 위에 자켓을 입고 등 쪽에서 잠겨지는 억제대, 휠체어에 있거나 침대에 누어 있는 동안 적용함

79 금연 금단증상
- 불안해지거나 집중력이 떨어진다.
- 신경질적이 되거나 성미가 급해진다.
- 식욕이 증가하며 불면증을 일으킨다.

80 산소마스크 착용 시 압력에 의한 피부손상 예방법은 뼈가 돌출된 부위에 패드를 대어 주는 것이다.

81 팔꿈치를 넣어 보아 따끈한 정도가 확인되면 목욕하기 적절한 온도이다.

82 편마비가 있는 팔부터 먼저 입혀야 한다.

83 유동식의 특징
수술 후 1단계 식사로 많이 이용되며 위장관 기능 감소, 급성 감염, 고열, 구강, 인후, 식도 장애 등이 있는 환자에게 제공된다.

84 검사물 채취 후 이동방법
- 사고로 인한 검사물 손실 시 환자에게 설명한 뒤 다시 받아야 한다.
- 24시간 소변검사 시 첫 소변을 비우고 그 이후로 보는 소변을 모아서 병 속에 모아 둔다.
- 아메바성 이질 검사 시 대변은 받는 즉시 검사실로 보낸다.
- 동맥혈압 가스 분압 검사 시 채혈 후 즉시 검사실로 보낸다.

85 전신마취 수술 시 예정되어 있는 입원환자는 이동차에 눕혀 침대 난간을 올리고 이동해야 한다.

86 혈압이 낮게 측정되는 상황
- 커프 크기가 너무 넓은 경우 실제보다 혈압이 낮다.
- 팔의 높이가 심장보다 높은 경우 실제보다 혈압이 낮다.

87 위관영양 시 관이 정확하게 들어갔는지 확인하는 방법
- 관끝을 물 그릇에 넣었을 때 기포가 생기면 안된다.
- 물을 조금 넣어주었을 경우 구역질이나 구토가 일어나면 안된다.
- 제2늑간을 청진했을 경우 공기의 흐름이 들리면 안된다.
- 위관 영양을 조금 흡인해서 내용물이 나오면 다시 넣어준다.

88 백내장은 수정체의 혼탁이 있는 질병으로 외과적 수술로 인공수정체를 삽입해야 한다.

89 고압증기멸균법으로 소독한 물품의 유효기간은 14일이다.

90 이상적인 소독약의 구비조건
- 표면장력은 표면을 작게 하려고 작용하는 장력을 말한다.
- 소독약은 표면장력이 낮아야 효과적이다.
- 독성이 없어야 하고 세척에 쉽게 제거되어 잔류되지 않아야 한다.
- 값이 경제적이어야 하며 물에 잘 녹아야 한다.
- 살균 효과가 강하며 소독하려는 물품에 손상을 주지 않아야 한다.

91 치과 진료 시 간호사의 업무
- 이동기구함이 불편하지 않도록 손이 닿는 거리에 둔다.
- 진료 의사가 오른손으로 진료할 때에는 진공흡입기를 오른손으로 조정한다.
- 간호조무사는 진료 시 의사의 진료를 방해하지 않도록 치과의사와 적당한 간격을 유지해야 한다.
- 치경에 물기가 있을 경우 공기 사출기를 조정하여 공기를 뿜어 물기를 제거한다.
- 기구를 교환할 때에는 기구의 사용부위가 구강 내를 향하도록 해야 한다.

92 호흡곤란 시에는 흉강부위의 확장을 위해 반좌위를 취하는 것이 적절하다.

93 영양소의 분류
- 열량소: 탄수화물, 지방, 단백질
- 구성소: 무기질, 단백질, 지방, 물
- 조절소: 비타민, 무기질, 단백질, 물

94 유치는 태생 후 7~8주부터 형성이 되어 생후 6~7개월에 맹출이 되고 2세 반 정도가 되면 유치 20개가 모두 자라서 유치열이 형성된다.

95 부항요법이란 음압 펌프질로 관속의 공기를 빼내어 경혈상 피부표면에 흡착시켜 울혈을 하여 치료하는 치료법이다.

96 지역사회간호수단으로는 보건실 운영, 방문 및 순회, 자원 활용 및 의뢰, 집단지도, 상담 및 면접, 매체활용 등이 있다. 수행은 간호과정의 일부이다.

97 개인, 가족, 지역사회가 건강문제에 대처하는 능력을 증진시켜 건강을 위해 적합한 의사결정을 내리도록 동기를 촉진시키고 보건의료를 위한 변화를 효과적으로 가져오도록 돕는다.

98 건강관리실의 위치와 장소선정
- 주민들이 잘 아는 곳
- 교통이 편리한 곳
- 화장실, 수도시설이 이용가능한 곳

- 냉 난방과 환기장치가 적당한 곳
- 건강상담 및 건강검진 등에 비밀이 보장될 수 있는 개별적인 방을 준비하거나 휘장을 사용한다.
- 바닥은 청소하기 쉬운 딱딱한 것이어야 하고, 벽은 벽지보다는 페인트를 사용하는 것이 좋다.
- 건강관리실의 특성을 고려한다.
- 종교나 정치적 편견이 없는 곳이 좋다.

99 지역사회간호사업을 설정하는 데 있어서 가장 우선적으로 고려해야 할 요소는 지역사회의 건강요구이다.

100 이 법은 보건의료에 관한 국민의 권리·의무와 국가 및 지방자치단체의 책임을 정하고 보건의료의 수요와 공급에 관한 기본적인 사항을 규정함으로써 보건의료의 발전과 국민의 보건 및 복지의 증진에 이바지하는 것을 목적으로 한다.

101 면접방법에는 관찰, 청취, 질문, 대화, 해석하는 것 등이 있다.

102 보건의료기본법 제11조(보건의료에 관한 알 권리)
① 모든 국민은 관계 법령에서 정하는 바에 따라 국가와 지방자치단체의 보건의료시책에 관한 내용의 공개를 청구할 권리를 가진다.

103 보건의료기본법 제20조(보건의료정책심의위원회)
보건의료에 관한 주요 시책을 심의하기 위하여 보건복지부장관 소속으로 보건의료정책심의위원회(이하 "위원회"라 한다)를 둔다.

104 보건의료기본법 제37조의3 (기후변화에 따른 국민건강영향평가 등)
① 질병관리청장은 지구온난화 등 기후변화가 국민건강에 미치는 영향을 5년마다 조사·평가(이하 "기후보건영향평가"라 한다)하여 그 결과를 공표하고 정책수립의 기초자료로 활용하여야 한다.

105 보건의료기본법 제47조(건강위해원인자의 비용 부담)
국가와 지방자치단체는 국민건강에 위해를 일으키거나 일으킬 우려가 있는 물품 등을 생산·판매하는 자 등에 대하여는 관계 법령에서 정하는 바에 따라 국민건강의 보호·증진에 드는 비용을 부담하게 할 수 있다.

 6회 최종 모의고사 문제 정답 및 해설

정답

01	02	03	04	05	06	07	08	09	10
④	⑤	②	③	⑤	⑤	④	④	④	⑤
11	12	13	14	15	16	17	18	19	20
⑤	④	②	⑤	②	②	④	①	②	②
21	22	23	24	25	26	27	28	29	30
①	②	④	②	③	②	⑤	⑤	⑤	④
31	32	33	34	35	36	37	38	39	40
③	⑤	③	⑤	①	①	④	④	④	④
41	42	43	44	45	46	47	48	49	50
④	②	③	③	②	①	①	①	⑤	④
51	52	53	54	55	56	57	58	59	60
⑤	①	⑥	④	④	①	②	③	④	②
61	62	63	64	65	66	67	68	69	70
③	②	②	④	④	⑤	③	③	④	③
71	72	73	74	75	76	77	78	79	80
③	②	②	②	④	②	④	②	①	④
81	82	83	84	85	86	87	88	89	90
③	①	②	④	③	⑤	④	⑤	④	④
91	92	93	94	95	96	97	98	99	100
②	④	②	④	③	④	⑤	④	①	①
101	102	103	104	105					
④	③	④	④	④					

문제 해설

I 기초간호학

01 맥박측정 시 주로 사용하는 동맥은 요골동맥이다. 요골동맥은 요골 또는 엄지손가락이 있는 팔목 안쪽에 위치하고 있어 가장 쉽게 측정할 수 있는 부위이다.

02 **욕창발생의 위험요소**
- 외부압력
- 마찰과 응전력
- 부동
- 부적절한 영양
- 피부의 습기와 온도
- 인지기능 저하
- 노화

03 의치는 건조한 장소에 보관하고 찬물로 세척하는 것이 적절하다.

04 체온 측정 시 갑자기 높게 측정되었을 경우 다른 체온계로 다시 잰 뒤 확인하고 보고한다.

05 환자의 진단과 치료의 설명은 의료인의 몫이므로 담당의사에게 묻도록 연결시켜 주어야 한다.

06 **병원환경에서 불안감을 일으키는 원인**
- 가까운 사람들과의 격리
- 건강관리요원들이 비인간적 태도
- 병원용어의 이해부족
- 낯선 기구와 소음

07 업무가 너무 바쁘고 우선순위에 환자 간호를 해결해야 할 일이 있다면 그 상황을 설명하고 나중에 갈아주겠다고 말한 뒤 나중에 꼭 갈아주어야 한다.

08 약이 잘못 투여된 것을 알게 되면 간호사에게 즉시 보고하여 응급 조치를 취할 수 있도록 해야 한다.

09 병실 바닥이나 화장실 바닥에 고인 물은 낙상사고의 위험이 되기 때문에 얼른 닦아서 건조시켜야 한다.

10 **물품관리 시 주의사항**
- 고무제품: 장시간 열에 접촉하거나 차게 하면 고무가 상할 수 있다. 기름, 산성비누, 햇빛에 약하므로 주의한다. 고무제품은 응달에서 물기 없이 완전히 말려서 두어야 한다.
- 거즈나 솜: 거즈나 솜은 일반 의료 폐기물통에 처리한다.

11 반코마이신 내성 장구균 환자의 격리 지침 중 환자의 병실을 나서기 전에 장갑과 가운을 벗고 반드시 손을 씻는다. 손을 닦을 때는 반드시 소독제가 포함된 항균 비누를 사용하거나 항균용액으로 사용한다.

11 **고압증기 멸균법**
- 포화된 고압증기 형태의 습열로 아포를 포함한 모든 미생물을 파괴하는 물리적인 방법이다.
- 고압증기 멸균기는 120~130℃의 압력에서 약 35~45 분 동안 멸균하는 것이 효과적이다.
- 멸균 유효기간은 보통 1~2주로 한다.
- 비용이 적게 들고 사용하기 간편하여 대부분의 병원에서 이용하는 방법이다.
- 열에 약한 플라스틱, 고무제품, 내시경 등의 멸균 방법에는 적합하지 않다.
- 주로 수술용 기계나 기구, 일반기구 및 물품, 린넨류 등 열이나 습기에 견디기 쉬운 물품 등에 사용된다.

13 성인의 1일 정상소변 배출량은 보통 1,000~2,000ml이다.

14 퇴행성 관절염을 앓고 있는 대상자는 계단 오르내리기, 무릎을 꿇거나 쭈그려 앉을 경우, 장거리 걷기, 등산 등 관절을 많이 사용할수록 통증이 심해질 수 있다.

15 소변이 생성되어 외부로 배출되는 과정은 신장-요관-방광-요도의 순서이다.

16 **혈액의 기능**
- 산소와 영양분과 호르몬을 신체 각 조직에 운반하고 조직으로부터 탄산가스나 요소와 같은 노폐물을 배설기관으로 운반한다.
- 감염이나 염증이 있을 때 그 부위로 백혈구와 항체를 운반해서 미생물로부터 몸을 보호한다.
- 혈관에 상처가 있어 출혈이 될 경우에는 응고작용을 하며 지혈을 한다.
- 체온을 일정하게 조절하고 유지시켜 준다.
- 체액의 전해질 균형을 유지한다.
- 식균 작용을 통해 신체를 방어한다.
- 세포환경을 일정하게 유지시켜 준다.

17 정맥주사는 대상자의 혈관 속으로 약물이 직접 투여되기 때문에 효과가 신속하게 나타난다. 그러므로 심정지와 같은 상황에서 신속한 효과를 보고자 할 때, 다른 경로로 투여되면 조직에 대한 자극이 심한 약물을 투여할 때, 정맥주사가 주로 사용된다.

18 항생제 투여 전 알레르기 반응 여부를 알아보는 주사는 피내주사이다.

19 아스피린의 가장 주요한 부작용으로는 위장 출혈이 있다.

20 약물을 오랫동안 사용하다가 투약을 중지할 때 그 약물에 대한 갈망과 함께 심한 정신적·신체적 반응이 나타나는 것을 금단현상이라고 한다.

21 환자의 의식상태를 확인할 때 먼저 말로 물어보고 대답하게 한다.

22 암을 조기진단하는 이유는 인체의 다른 부위로 암이 전이 되는 것을 막을 수 있기 때문이다.

23 에피네프린, 아미노필린 등은 기관지의 이완과 확장을 돕는 약물이다. 이들 약물은 세기관지나 기관지의 평활근을 이완시킴으로써 기관지 경련을 감소시킨다.

24 냉온목욕은 고혈압 환자에게 상당히 위험한 관리법이다.

25 해조류에는 갑상선에 좋은 영양물질이 들어 있다.

26 염증의 4대 증상 : 발열, 발적, 종창, 통증
※ 기능장애는 5대 증상이다.

27 B형 간염의 전염 경로는 수혈, 혈액제제, 정액, 오염된 주사기나 바늘, 성교 등이다.

28 덤핑 신드롬은 주로 식후 5~30분 사이에 발생하며 어지러움, 실신, 구토, 심계항진, 발한, 복통, 창백, 설사 등의 증상이 있다. 이를 예방하기 위해서는 위를 천천히 비울 수 있게 횡와위로 조금씩 자주 식사하며 식후 20~30분 동안 누워 있고 식사와 동시에 수분이나 국물을 섭취하지 않도록 한다.

29 분만 제1기(개구기)의 증상
- 자궁수축의 간격은 점차 단축되며 지속 기간이 길어지고 동시에 강도도 차차 강해진다.
- 자궁경관 부위가 점차 짧아지면서 얇아져서 마치 종잇장처럼 된다.

30 임신 시 생리적 변화
- 심장의 부담이 늘어난다.
- 자궁의 압박으로 호흡을 짧게 한다.
- 임신 초기에는 빈뇨현상이 있다.
- 혈량이 약 30% 증가하므로 생리적 빈혈을 초래한다.
- 호르몬으로 인해 변비가 발생한다.

31 분만1기의 간호중재로는 적절한 운동 및 휴식을 취하게 하고, 배변과 배뇨, 체위, 호흡조절, 태아심음 청취, 태아 심박동수를 사정한다.

32 산후통은 산후 일주일 동안 자주 아랫배가 아픈 증상으로 자궁이 수축됨에 따라 그 속에 든 불필요한 분비물 등을 내보내고 원위치로 돌아오는 작용 때문에 발생한다.

33 아프가 점수의 평가 항목에는 피부색깔, 심박동수, 반사반응, 근 긴장도, 호흡상태 등이 있다.

34 소변 훈련은 영아기가 지난 18~24개월부터 시작한다.

35 결핵은 생균백신이고 나머지는 사균백신이다.

Ⅱ 보건간호학

36 지역사회 간호란 지역사회대상으로 간호제공 및 보건교육을 통하여 지역사회 적정기능수준의 향상에 기여하는 것을 목표로 하는 과학적인 실천이다.

37 지역사회 보건사업의 대상은 지역전체주민이다.

38 보건문제에 대해 불평을 하는 주민에게는 인내심을 가지고 끝까지 청취하는 것이 가장 적절한 태도이다.

39 지역사회 간호사업 시 가장 먼저 실시해야 하는 것은 보건 실태 파악으로 관할 지역에 관한 모든 정보를 수집해야 한다. 즉, 지역사회에 대한 정확한 실태파악은 건강문제를 확인하는 가장 중요한 요인이 된다.

40 보건간호사업의 내용은 지역사회 진단에 의해서 선정하는 것이 가장 바람직한 방법이다.

41 가족간호의 목적은 가족 건강을 유지하고 증진하는 데 있으며 무엇보다도 가족 스스로 건강관리를 할 수 있는 능력을 갖도록 하는 데 있다.

42 각자 일의 한계가 명확히 구분되어 있어야 팀의 협조도 향상된다.

43 감수성은 숙주에 침입한 병원체에 대항하여 감염이나 발병을 저지할 수 없는 상태로 질병이 발생하기 쉬운 상태를 말한다.

44 모자보건과 관련된 질환은 대부분 쉽게 예방 가능한 질환이다.

45 질병은 일단 발병되면 치료가 어려운 경향이 있으며 의료비도 증가하게 된다.

46 가족계획이란 출산시기, 간격, 자녀수를 결정하여 건강한 자녀의 출산과 양육을 하는 것이다.

47 자궁 내 장치 삽입 후에 나타나는 흔한 부작용으로는 월경량의 증가이다.

48 투베르쿨린 반응 검사 시 양성으로 나오면 결핵균에 노출된 경험이 있는 것으로 보고 직접 촬영을 해야 한다.

49 성병은 자연면역이 불가능한 질환이다.

50 보건교육 준비 시 고려해야 할 사항은 장소 및 대상자 선정, 교육내용 결정, 방법선택, 시행 후의 평가 등이다.

Ⅲ 공중간호학

51 보건교육 준비 시 가장 고려해야 할 사항에는 장소 및 대상자 결정, 교육 내용 결정, 방법의 선택, 시행 후의 평가, 피교육자의 이해 등이 있는데 이중 가장 중요하게 고려해야 할 것은 피교육자의 이해이다.

52 기온이 역전되었을 때 대기오염이 가장 잘 발생한다.

53 자동차 배기가스에 함유된 질소화합물과 탄화수소류, 냉장고나 에어컨, 스프레이에 사용되는 프레온가스 등이 강한 태양광선에 의해 광화학 반응을 일으켜 오존층의 파괴를 가져온다.

54 만성질환이 급속하게 증가하게 된 이유는 평균수명의 증가, 생활양식의 변화, 산업기술의 발달, 의학의 발달이다.

55 기초대사량이란 생명유지에 필요한 최소한의 열량을 의미한다.

56 지역사회 보건계획 시 중요한 것은 대상자와 더불어 같이 계획하는 것이다.

57 독약의 성분을 조사해서 분석하면 치료가 더 빨라 환자의 생명을 살리는데 큰 도움이 된다.

58 1948년 세계보건기구가 창설되었다.

59 단순 골절 혹은 복합 골절이 의심되는 경우 구조자는 그 이상의 손상을 방지하도록 특히 주의한다. 또한 골절 환자는 부득이한 경우를 제외하고는 부목을 대기 전에 절대 이동하지 않는다.

60 기초체온법은 아침에 깨어나서 눈 뜨자마자 누운 채로 측정해야 한다.

61 노령화 지수란 전체 인구수에 대한 50세 이상의 인구수의 비율을 의미하기 때문에 노년인구가 증가한다는 것을 의미한다.

62 2차 성비는 출생 시 성비를 의미한다.

63 직업병이란 근로자들이 그 직업에 종사함으로써 발생하는 질병을 말한다.

64 의료기관이란 의료인이 공중 또는 특정 다수인을 위하여 의료, 조산의 업을 행하는 곳을 말한다. 의원, 치과의원, 한의원, 병원, 치과병원, 한방병원, 요양병원, 종합병원, 조산원 등이 포함된다.

65 종합병원의 시설조건 중 수용할 수 있는 최저 입원환자수는 100명이다.

66 의사, 치과의사 또는 한의사는 해당 환자와 그 동거인에게 질병관리청장이 정하는 감염 방지방법 등을 지도해야 한다.

67 의료업무 종사자가 결핵환자를 진단하였을 경우 7일 이내에 관할 보건소장에게 신고해야 한다.

68 주 1회 양치 불소 용액양치에서 필요한 불소용액의 농도는 양치액의 0.2%이다.

69 전혈의 채혈은 전혈 400ml이다.

70 "제3급감염병"이란 그 발생을 계속 감시할 필요가 있어 발생 또는 유행 시 24시간 이내에 신고하여야 하는 다음 각목의 감염병을 말한다. 다만, 갑작스러운 국내 유입 또는 유행이 예견되어 긴급한 예방·관리가 필요하여 보건복지 부장관이 지정하는 감염병을 포함한다.
가. 파상풍(破傷風)
나. B형간염
다. 일본뇌염
라. C형간염
마. 말라리아
바. 레지오넬라증
사. 비브리오패혈증
아. 발진티푸스
자. 발진열(發疹熱)
차. 쯔쯔가무시증
카. 렙토스피라증
타. 브루셀라증
파. 공수병(恐水病)
하. 신증후군출혈열(腎症侯群出血熱)
거. 후천성면역결핍증(AIDS)
너. 크로이츠펠트–야콥병(CJD) 및 변종크로이츠펠트–야 콥병(vCJD)
더. 황열
러. 뎅기열
머. 큐열(Q熱)
버. 웨스트나일열
서. 라임병
어. 진드기매개뇌염
저. 유비저(類鼻疽)
처. 치쿤구니야열
커. 중증열성혈소판감소증후군(SFTS)
터. 지카바이러스 감염증

Ⅳ 실기

71 아동간호
영유아 성장과 발달
- 2~3개월 시선의 이동이 가능함
- 4개월 목을 완전히 가눔
- 5개월 뒤집기
- 7개월 앉기
- 8~9개월 기어다님

72 아동간호
모로반사: 모로반사는 신생아에 볼 수 있는 정상적인 반사로, 뇌손상을 확인하는 지표가 되며 4~5개월 경 사라진다.

73 임종 직전 가장 마지막까지 남아 있는 감각으로는 청각이다.

74 한방간호
추나요법 후 간호: 시술 후 휴식하고 안정해야 함

75 인공 호흡 시 기도를 막을 수 있는 모든 이물질을 제거하는 것이 가장 먼저 해야 할 일이다.

76 빈침상과 개방침상
- 빈침상: 신환을 위한 침상
- 개방침상: 입원환자가 잠시 자리를 비운 사이 만들어 주는 침상

77 감염예방 시 가장 중요한 교차감염을 예방하는 것은 손씻기 교육이다.

78 얼음조각은 맛이 불쾌한 물약의 불쾌감을 감소시킨다.

79 객담은 이른 아침에 폐나 기관지에 고여 있을 때 배출하는 것이 가장 적절하다.

80 깨끗한 쪽에서 더러운 쪽으로 상처소독을 해야 한다.

81 관장 시의 체위는 좌측위가 가장 이상적이다.

82 파상풍의 가장 큰 원인은 외상을 통한 파상풍균의 침투이다.

83 임신 말기 임산부에게는 나트륨이 제한되며 임신이 진행되면서 혈액량의 증가로 철분이 특히 중요하다.

84 손이나 눈 주위에 부종이 있을 경우 요검사를 통해 단백뇨의 유무를 알아봐야 한다.

85 엽산은 적혈구 생성을 위해 필요하며 결핍 시 태아의 신경계에 악영향을 미치고 태아의 성장을 지연시키기 때문에 충 분히 섭취하도록 한다.

86 임신 말기 정맥류 간호중재
- 취침 시 다리를 올리고 잔다.
- 낮에 일할 때 신축성이 있는 탄력 스타킹이나 붕대를 사용한다.
- 몸을 조이는 의복을 피하며 가볍게 걷는 운동을 한다.
- 다리를 꼬는 자세는 피하고 규칙적인 운동과 따뜻한 물로 좌욕한다.
- 장시간 오래 서 있는 것을 삼가고 굽이 낮은 신발을 신도록 한다.

87 출생 후 머리를 낮추고 고개를 옆으로 돌려 눕히는 이유는 기도의 유지 및 이물질을 제거하기 위해서이다.

88 호흡유지를 위해 머리를 낮추고 고개를 옆으로 돌려야 한다.

89 제대 부위는 감염이 발생하기 쉬운 곳이므로 75% 알코올로 잘 소독하며 그 부위에 홍반, 부종, 농성 등의 분비물이 있는지 잘 살펴보아야 한다.

90 수유 교육
- 수유 전에 기저귀를 교환해 준다.
- 유방을 바꾸어 가면서 10~20분 동안 충분히 먹인다.
- 수유 후 반드시 가볍게 아기 등을 두들겨 트림을 시켜준다.
- 수유가 끝난 뒤 유방에 남은 젖은 모두 짜내야 한다.

91 과산화수소는 산소기포를 발생시키면서 분비물을 제거하는 작용이 있다. 화농성 창상면의 소독이나 구강 내 백태 제거에 효과적

이다.

92 무수알코올보다 물이 30% 섞인 유수알코올이 살균력이 더 높다. 알코올은 세포막으로 들어가 세균을 응고시켜 없애는데 80% 이상은 세포막이 먼저 응고되어 세포 내로 들어갈 수 없고, 60% 이하는 소독력이 약하다.

93
- 표면장력은 표면을 작게 하려고 작용하는 장력을 말한다.
- 소독약은 표면장력이 낮아야 효과적이다.
- 독성이 없어야 하며 세척에 의해 쉽게 제거되어 잔류되지 않아야 한다.
- 값이 경제적이어야 하며 물에 잘 녹아야 한다.
- 살균효과가 강하며 소독하려는 물품에 손상을 주지 않아야한다.

94 멸균영역을 가로질러 손을 뻗지 않아야 한다. 그러므로 멸균된 포장은 준비하는 사람으로부터 먼 쪽을 먼저 열어야 한다. 멸균영역 주변에서 불필요한 움직임이나 공기의 흐름을 방지한다. 재채기, 기침과 지나친 대화는 삼간다.

95
- 내과적 무균술: 미생물의 수와 확산을 감소시키기 위한 방법으로 관장, 비위관 삽입 등 비침습적인 처치 등
- 외과적 무균술: 아포를 포함한 모든 미생물의 침입을 방지하는 것으로 수술부위 창상드레싱, 도뇨관 삽입 등 침습적인 처치

96 너무 빠른 속도로 주입하면 설사 또는 탈수가 나타날 수 있다.

97 코에서 귀, 귀에서 검상돌기까지의 길이를 측정한다.

98 정체관장(약물관장, 보유관장)은 치료적인 목적으로 관장 용액을 장시간 동안 장내에 머무르게 하는 관장이다.

99 너무 차거나 뜨거우면 통증이 유발되거나 점막이 손상될 수 있으므로 관장용액의 온도는 40~43℃를 유지해야 한다.

100 케겔운동(골반 저근육 강화운동)은 요실금에도 도움이 된다.

101 지역보건법 제1조(목적)
이 법은 보건소 등 지역보건의료기관의 설치·운영에 관한 사항과 보건의료 관련기관·단체와의 연계·협력을 통하여 지역보건의료기관의 기능을 효과적으로 수행하는데 필요한 사항을 규정함으로써 지역보건의료정책을 효율적으로 추진하여 지역주민의 건강 증진에 이바지함을 목적으로 한다.

102 지역보건법 제3조(국가와 지방자치단체의 책무)
① 국가 및 지방자치단체는 지역보건의료에 관한 조사·연구, 정보의 수집·관리·활용·보호, 인력의 양성·확보 및 고용안정과 자질 향상 등을 위하여 노력하여야 한다.
② 국가 및 지방자치단체는 지역보건의료 업무의 효율적 추진을 위하여 기술적·재정적 지원을 하여야 한다.
③ 국가 및 지방자치단체는 지역주민의 건강 상태에 격차가 발생하지 아니하도록 필요한 방안을 마련하여야 한다.

103 지역보건법 시행령 제2조(지역사회 건강실태조사의 방법 및 내용)
① 질병관리청장은 보건복지부장관과 협의하여 「지역보건법」이하 "법"이라 한다) 제4조 제1항에 따른 지역사회 건강실태조사(이하 "지역사회 건강실태조사"

라 한다)를 매년 지방자치단체의 장에게 협조를 요청하여 실시한다.
② 제1항에 따라 협조 요청을 받은 지방자치단체의 장은 매년 보건소(보건의료원을 포함한다. 이하 같다)를 통하여 지역주민을 대상으로 지역사회 건강실태조사를 실시하여야 한다. 이 경우 지방자치단체의 장은 지역사회 건강실태조사의 결과를 질병관리청장에게 통보하여야 한다.
③ 지역사회 건강실태조사는 표본조사를 원칙으로 하되, 필요한 경우에는 전수조사를 할 수 있다.
④ 지역사회 건강실태조사의 내용에는 다음 각 호의 사항이 포함되어야 한다.
  1. 흡연, 음주 등 건강 관련 생활습관에 관한 사항
  2. 건강검진 및 예방접종 등 질병 예방에 관한 사항
  3. 질병 및 보건의료서비스 이용 실태에 관한 사항
  4. 사고 및 중독에 관한 사항
  5. 활동의 제한 및 삶의 질에 관한 사항
  6. 그 밖에 지역사회 건강실태조사에 포함되어야 한다고 질병관리청장이 정하는 사항

104 지역보건의료법 제9조(지역보건의료계획 시행 결과의 평가)

① 제8조 제1항에 따라 지역보건의료계획을 시행한 때에는 보건복지부장관은 특별자치시·특별자치도 또는 시·도의 지역보건의료계획의 시행결과를, 시·도지사는 시·군·구(특별자치시·특별자치도는 제외한다)의 지역보건의료계획의 시행 결과를 대통령령으로 정하는 바에 따라 각각 평가할 수 있다.

105 지역보건법 제2조(정의)

이 법에서 사용하는 용어의 뜻은 다음과 같다.
  1. "지역보건의료기관"이란 지역주민의 건강을 증진하고 질병을 예방·관리하기 위하여 이 법에 따라 설치·운영하는 보건소, 보건의료원, 보건지소 및 건강생활지원센터를 말한다.

7회 최종 모의고사 문제 정답 및 해설

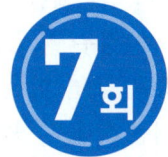

정답

01	02	03	04	05	06	07	08	09	10
③	①	①	①	④	①	③	①	②	④
11	12	13	14	15	16	17	18	19	20
③	③	⑤	②	①	⑤	⑤	④	①	②
21	22	23	24	25	26	27	28	29	30
③	②	①	④	④	③	②	①	①	②
31	32	33	34	35	36	37	38	39	40
②	①	③	②	④	②	④	①	③	⑤
41	42	43	44	45	46	47	48	49	50
①	②	④	②	④	⑤	④	③	⑤	④
51	52	53	54	55	56	57	58	59	60
②	②	④	①	②	③	③	⑤	②	⑤
61	62	63	64	65	66	67	68	69	70
④	⑤	②	③	①	③	①	⑤	②	④
71	72	73	74	75	76	77	78	79	80
①	③	④	②	②	①	⑤	④	①	②
81	82	83	84	85	86	87	88	89	90
②	①	③	④	⑤	①	②	④	①	⑤
91	92	93	94	95	96	97	98	99	100
③	③	④	②	②	④	⑤	③	②	⑤
101	102	103	104	105					
④	④	③	③	④					

문제 해설

I 기초간호학

01 같은 부위에서 혈압을 반복 측정할 때 정맥 울혈을 정상 순환상태로 회복시키기 위해 30~60초 정도의 시간 간격을 두고 측정하도록 한다.

02 표준예방지침이란 질병이나 감염 상태와는 관계없이 병원에 입원한 모든 대상자에게 적용되는 감염관리의 기본원칙을 말한다.

03 방부란 직접 세균을 죽이지 않고 세균의 생활 환경이나 서식을 불리하게 하여 유해한 미생물의 증식이나 발육을 저지한다.

04 소독이란 무생물의 표면에 있는 특정한 바이러스, 세균, 병원성 진균을 파괴하거나 비가역적으로 불활성화시킬 수 있다. 그러나 세균의 아포는 파괴하지 못한다.

05 현대의 간호가 지향하는 방향은 환자를 인격체로 보는 전인 간호이다.

06 환자가 침대에 있을 때는 난간(side rail)을 올려준다.

07 간호조무사의 태도
- 환자가 고통을 호소할 때 간호사나 의료진에게 보고하고 들어준다.
- 환자와는 공적으로 지내야 한다.
- 상냥하면서도 품위 있는 태도를 지녀야 한다.
- 노인환자에게도 이름 뒤에 님 자를 붙여야 한다.
- 환자나 보호자의 요구를 무조건 들어주면 안된다.

08 간호조무사는 독자적인 자원봉사가 아니라 자격을 갖춘 보건의료인으로 자율적인 조직체계를 통해 활동해야 한다.

09 감염병 환자 간호 후 손을 씻으려면 소독수가 들어 있는 대야의 미지근한 물에 손을 씻은 후 흐르는 물에 다시 씻는다.

10 역격리란 감염에 민감한 사람을 위해 주위 환경을 무균적으로 유지하는 것이다.

11 70~75%의 알코올이 살균력이 높다.

12 **드레싱의 목적**
- 상처를 보호하기 위해서
- 분비물 흡수를 위해서
- 상처부위를 지지하기 위해서
- 출혈을 방지하기 위해서

13 좌심실이 수축하여 대동맥 벽을 타고 압력이 흐르는데 이것을 수축기압이라고 한다.

14 배란은 일반적으로 월경 14일 전에 시작된다.

15 똑바로 누워있는 양아위 환자에게 욕창이 가장 잘 발생하는 부위는 천골부와 견갑부이다.

16 혈액 속의 헤모글로빈이 산소와 결합하여 산소를 전신으로 운반한다.

17 아나필락틱 쇼크란 비정상적인 면역반응으로 과민성 쇼크라고도 한다. 인체가 항원에 노출됨으로써 일어나는 항원 항체 반응에 의해 생명에 위협을 받게 되는 심각한 응급 상황이다.

18 니트로글리세린은 협심증의 통증 호소 시 혀 밑에 투여하는 혈관 확장제이다.

18 췌장액에 들어 있는 소화효소는 아밀라아제, 트립신, 리파아제이다. 아밀라아제는 전분을 맥아당으로 분해한다.

20 위약(placebo)란 실제 질병 증상과 무관한 약물로 심리적 효과를 이용하여 증상을 완화시키기 위해 투여하는 약물로 약물 의존성이 강한 환자들에게 투여한다.

21 연하곤란이 있는 환자가 음식물을 삼킬 때 흡인이 위험이 있다. 이 경우 청색증이 나타날 수 있는데 청색증은 입술, 피부, 손톱, 점막 등이 푸르게 변하는 상태로 혈액 내의 부적당한 가스교환으로 인한 산소 결핍 시에 나타난다.

22 기관지경 검사 직후 금식을 해야 흡인성 폐렴을 예방한다.

23 항암제 투여 시 가장 큰 부작용은 골수억압으로 조혈작용에 장애를 가져온다. 특히 백혈구의 저하로 면역력이 저하되기 때문에 감염에 노출되기 쉽다. 그러므로 감염예방이 가장 중요하다.

24 염분은 조직 속에 수분을 축적하는 성질이 있기 때문에 심장질환 환자의 부종 시 심해지기 때문에 제한해야 한다.

25 장운동이 회복되어 장마비나 장폐색 증상이 사라졌을 경우 위장관 튜브를 제거하고 음식물을 섭취하게 한다.

26 마취로 인해 구강 내 분비물이 있기 때문에 구강 내 분비물의 배출을 용이하게 하기 위해 환자의 머리를 옆으로 돌려 눕히는 것이 안전하다.

27 **충수돌기염 환자의 수술 전 간호**
- 복부에 더운 물주머니는 금기이다.
- 금식시킨다.
- 물도 먹으면 안된다.

28 뇌 손상이 있어 출혈의 위험이 있는 환자는 뇌압 상승의 위험이 있으므로 머리를 30도 올려주는 것이 적절하다.

29 여성 생식기 검사 전에 배뇨하도록 한다.

30 분만 3기는 태반의 만출기가 완료된 상태로

산후출혈 즉, 자궁출혈의 유무를 주의 깊게 관찰해야 한다.

31 **임신 시 내분비계의 변화**
- 췌장에서 인슐린 분비가 증가한다.
- 뇌하수체 후엽에서 옥시토신 분비가 증가한다.
- 뇌하수체 전엽에서 난포자극호르몬의 분비가 감소한다.
- 갑상선 호르몬이 증가하고 기초대사율이 증가한다.
- 부갑상샘 호르몬이 증가한다.

32 적색 오로는 분만 후 4~10일 정도 나온다.

33 **성장과 발달의 특징**
- 머리에서 발끝으로 발달한다.
- 몸의 중심부에서 말초로 발달한다.
- 일반적인 면에서 특수한 면으로 발달한다.
- 대천문은 양측 두정골 사이에 있으며 12~18개월에 폐쇄 된다.
- 신체의 각 부분은 각기 다른 속도로 성장한다.

34 신생아 생리적 체중감소는 3~4일부터 시작되며 체중의 5~10%가 감소된다.

35 바빈스키 반사는 발바닥의 외면을 발꿈치에서 발가락쪽으로 가볍게 간지르면 발가락을 폈다가 다시 오무리게 되는 반사로 생후 6개월 이후 서서히 사라진다.

II 보건간호학

36 지역사회 보건사업 대상의 기본 단위는 가족이다.

37 **영유아 건강관리실 설치 시 고려사항**
- 각종 위험물은 치워둔다.
- 아이들을 위한 교육 자료나 장난감이 준비되어야 한다.
- 조용한 장소를 선택해야 한다.
- 화장실 및 수도시설은 되도록 가까이에 설치한다.
- 물이 엎지러진 곳은 즉시 닦아낸다.
- 화장실은 되도록 어둡지 않도록 조명한다.

38 보건교육은 지역사회 간호업무 중 가장 포괄적이고 중요하다. 건강의 유지, 증진을 위해 건강생활에 대한 이해, 태도, 기능, 습관을 학습시키는 교육이다.

39 건강생활의 실천을 위한 스스로의 책임을 강조하는 개념이 건강증진의 철학이다.

40 대변자(옹호자)의 역할은 건강소비자인 개인, 가족, 지역사회를 대신하여 그들의 입장에서 의견을 제시함으로써 조직이나 보건의료기관으로부터 건강소비자로서의 권리를 찾을 수 있도록 지지해 준다.

41 독자적인 간단한 치료 및 예방접종 실시는 간호사의 업무이다.

42 미숙아는 감염과 체온조절에 취약하기 때문에 위 사례에서 가장 우선 시 해야 할 대상자이다.

43 지역사회 간호사업을 수행할 때는 그 지역사회 특성에 맞는 사업이어야 효과적이다.

44 **가족간호의 중요성**
- 가족은 사회의 기본적인 단위일 뿐만 아니라 개인의 건강 신념, 가치 등이 형성되는 데 영향을 끼친다.
- 가족은 환경으로서 개인의 건강에 영향을 준다.
- 가족을 간호하는 것이 개인을 간호하는

것보다 한정된 자원으로 보건사업을 함에 있어 효과적이다.
- 개인 대상자의 건강은 전체 가족 건강에 역동적인 영향을 미친다.
- 가족 단위의 접근이 개인의 건강행위에 효율적인 영향력을 행사할 수 있다.
- 가족의 생활양식은 가족 구성원의 건강과 관련된 습관, 가치, 태도에 영향을 주어 집단적 질병 발생의 원인이 된다.
- 우리나라의 경우 건강문제의 결정권이 가족에게 있다.

45 형성평가란 보건교육 시 학습자들의 이해 정도와 참여 정도 파악 및 학습자들의 수업 능력, 태도변화 정도, 학습방법 등을 확인함으로써 학습곤란의 교정, 학습행동 강화, 교육자의 학습지도 방법과 교육과정 개선을 위한 것을 목적으로 한다.

46 의료기술의 발달로 인한 수명연장은 일차보건의료 체제의 대두 배경과 무관하다.

47 보건간호사업을 지역사회에 제공하는 경우 먼저 사업대상의 요구를 파악한다.

48 예방, 치료, 재활, 건강증진을 포함한 의료가 포괄적 의료이다.

49 지역사회의 지불능력에 맞는 보건의료수가로 제공되어야 한다. 이는 국가나 지역사회가 재정적으로 부담이 가능한 방법으로 지역사회 내에서 이루어지는 것이 바람직하다.

50 지역사회 재활의 궁극적인 목표는 장애인의 사회통합으로 의료, 직업 등 사회 심리적 모든 측면의 접근이 요구된다.

Ⅲ 공중간호학

51 콘돔은 피임과 성병예방을 동시에 할 수 있는 방법이다.

52 **국민의료비 증가의 원인**
- 의료기술의 발전
- 보건의료 서비스 종사자의 임금 상승
- 재료비의 상승
- 보건의료 서비스의 고급화
- 전 국민 건강보험의 실시
- 만성질환의 급증과 노인인구의 증가
- 국민의 소득수준의 향상

53 산전 검사 시 선천성 매독 예방 검사는 혈청검사(혈액검사)로 한다.

54 결핵반응검사 결과 음성자에 대한 조치는 B.C.G 접종이다.

55 강의의 장점은 짧은 시간 내에 다수의 청중을 대상으로 많은 양의 지식전달이 가능한 점이다.

56 급성 감염병의 발생 시 방송매체가 가장 효과적인 보건교육 방법이다.

57 영양염류의 과다로 호수에 녹조류가 다량으로 번식하여 물빛이 녹색으로 변하는 등 수질이상을 초래하는 현상을 녹조현상이라고 한다. 녹조로 인해 대번성한 녹조류는 썩으면서 많은 산소를 소비하여 결과적으로 물의 용존산소량을 줄이며, 이는 녹조가 수생생물을 위협하는 주된 원인이 된다.

58 염소 소독된 물은 세균이 거의 0에 가깝게 감소되는데, 어떤 경우에는 염소 처리 얼마 후에 세균이 평상시보다 증가 하는 경우가 있다. 이를 부활현상이라고 한다.

59 치료는 예방 이후의 문제이므로 직업병 예방에 포함되지 않는다.

60 유행성이하선염
- 증상: 연하곤란, 오한, 미열, 식욕부진
- 예방: 예방접종, 손씻기, 기침예절 지키기
- 원인: mumps virus

61 윈슬로우의 공중보건학 정의
윈슬로우는 공중보건학이란 '조직적인 지역사회의 노력을 통하여 질병을 예방하고 수명을 연장시키며 신체적, 정신적 효율을 증진시키는 기술이며 과학이다'라고 정의하였다.

62 기후요소 중 인간의 체온 조절에 중요한 기온, 기습, 기류, 복사열을 온열요소라고 하며 이들에 의해 이루어진 종합적인 상태를 온열조건이라고 한다.

63 음용수의 수질기준 항목 중 분변오염의 지표는 대장균 이다.

64 결핵환자와 수유부 및 회복기 환자는 소모성 질환자이기 때문에 고단백식이를 제공해야 한다.

65 보툴리누스균 식중독은 치명률이 높으며 신경계 급성 중독 증상을 일으킨다. 통조림, 소시지 등이 원인식품이다.

66 바이러스의 특징
- 항생제에 의한 치료 효과가 작다.
- 병원체 중 크기가 가장 작다
- 전자현미경으로 관찰 가능하다.
- 박테리아, 세균 등과는 다르다.
- 발진티푸스와 결핵은 세균에 의한 감염병이다.

67 수인성 감염병의 특징
- 환자 발생률이 폭발적이다.
- 오염된 물로 인한 질병으로 장티푸스, 세균성 이질, 간염, 콜레라 등이 있다.
- 음용수 관리를 우선적으로 실시해야 한다.

68 기생충 예방법
- 육류는 익혀먹도록 한다.
- 도축장의 위생검사를 철저히 한다.
- 민물고기와 관계 있는 바다 생선을 가열, 조리해서 먹는다.
- 채소와 관계있는 기생충 질병의 예방은 야채를 흐르는 물에 5회 이상 씻어 먹는다.

69 이타이이타이란 아프다 아프다란 의미로 카드뮴의 만성중 독에 의해 신세뇨관에 병변이 일어난 질환이다. 이로 인해 재흡수 기능이 저하되고 칼슘의 기능상실과 체내 칼슘의 불균형을 일으켜 골연화증을 일으킨다.

70 간병비는 건강보험에서 제공하는 혜택이 아니다.

IV 실기

71 편마비 환자 돕기
- 편마비 환자가 보조지팡이를 사용하거나 스스로 이동 시 보조자는 환자의 불편한 쪽에 서도록 한다.
- 보조자가 환자를 부축하여 함께 이동 시에는 보조자는 환자의 건강한 쪽에서 보조하도록 한다.
- 침대에서 휠체어로 이동 시 휠체어는 환자의 건강한 쪽에 둔다.
- 보조지팡이를 사용하는 경우: 지팡이 → 환측 다리 → 건강한 다리 순서로 이동

72 간호관리
간호조무사 업무범위: 대상자의 진단명, 치료예후 등은 담당 의사로부터 설명 듣도록 한다.

73 잠혈검사의 제한 음식: 붉은색 야채, 육류, 철분제제 등(잠혈검사 결과 위양성을 나타낼 수 있기 때문)

74 **분변매복**
- 배출되지 않은 변이 직장에 끼어 배출되지 못하는 현상
- 관장으로도 실패하면 집게손가락에 윤활제를 바른 후 항문 속으로 삽입하여 제거한다(Finger Enema).

75 저혈당증상: 어지러움, 두통, 식은땀, 허기짐

76 보건교육의 특성: 보건교육 후에는 평가를 통해 학습의 효과를 반드시 확인하도록 한다.

77 장기부동의 영향: 욕창, 근육위축, 흡인성 폐렴, 생활기능 장애, 심리적 의존성 증가

78 무의식 환자 체위: 무의식 환자나 구강 내 분비물이 있는 대상자는 목을 옆으로 한 앙와위를 유지시킨다. 분비물 배출을 쉽게 하고 기도흡인을 예방해주는 체위이다.

79 부정: 죽음을 인정하지 않는 단계

80
- 얼음주머니의 적용 목적: 체온 하강, 혈관 수축, 타박상이나 염좌 부위의 부종 및 통증 완화
- 냉요법 금기: 혈액순환에 문제가 있는 환자, 개방된 상처 부위, 빈혈환자, 감각장애 등

81 **군집독**
- 원인: 밀폐된 공간에 많은 인원이 모여 있으면 산소가 부족
- 증상: 오심, 구토, 어지러움, 권태감
- 해결: 충분한 환기

82 투약사고: 투약실수나 사고가 발생했을 경우 즉시 내용과 상태를 보고한다.

83 변비 대상자 간호: 섬유질, 수분섭취 권장, 장마사지, 운동, 약물요법, 관장

84 혈변: 혈변의 색이 적색일 경우 하부위장관 출혈, 혈변의 색이 검을 경우 상부위장관출혈을 의심해 볼 수 있다.

85 ① 아스피린
- 해열과 진통에 효과적인 비마약성 진통제
- 출혈의 요인을 가지고 있는 대상자에게 신중히 투여

② 아세트아미노펜(Acetaminophen, Tylenol)
- 진통, 해열제로 쓰인다.
- 아스피린과 대치하여 사용된다.

86 치경: 보이지 않는 깊은 곳을 반사시켜 보이게 하는 기구

87 **염좌**
- 인대가 늘어난 상태
- 안정을 취해 주고 얼음찜질, 압박붕대를 이용하여 고정, 환측 상승

88 **눈에 이물질이 들어갔을 때**
- 깨끗한 물로 여러 번 세척
- 손으로 비비지 말고 중화하지 않음

89 장갑억제대: 가려운 곳을 긁는 지속적인 행동을 막기 위해서 손과 손가락의 움직임을 제한할 수 있는 장갑억제대를 적용한다.

90 손씻기: 감염예방의 기본이고 가장 중요한 사항

91 신생아의 제대절단부위, 눈, 피부 등은 가장 감염되기 쉬운 부위이다.

92 상아질
- 법랑질의 충격을 흡수하여 신경을 보호하는 완충지대이다.
- 치아 내부의 구성요소 중 가장 많이 차지하는 치아조직이다.
- 상아질의 신경섬유는 지각이 예민하여 만약 상아질이 구강 내에 노출되면 통증을 느끼게 된다.

93 환자의 간단한 잇몸치료 및 치석제거는 치위생사의 업무 이다.

94 경혈은 신체표면에 있는 뜸, 부항, 침 치료의 자극점으로서 경락상에 있어서 침을 놓거나 뜸을 뜨기에 적당한 자리이다.

95 수욕요법의 치료적 작용
- 자극과 진정
- 혈액 정화 및 혈액순환 촉진
- 해독과 중화작용
- 산 염기의 조화

96 정상대변과 발한 등은 수분을 측정하기 어려워 배설량에 포함시키지 않는다.

97 요추천자 후에는 척수액 유출을 방지하기 위해 앙와위를 취해준다.

98 슬흉위는 직장이나 대장검사, 월경통 완화, 태아위치 교정을 위해 적합한 체위이다.

99 목발 사용 시 체중은 손과 손목에 지지하고 시선을 앞을 보고 체중이 액와에 실리지 않도록 주의한다.

100 관절을 고정시킬 수 있는 붕대법은 8자대이다.

101 지역보건법 시행령 제13조(보건소장)
③ 보건소장은 시장·군수·구청장의 지휘·감독을 받아 보건소의 업무를 관장하고 소속 공무원을 지휘·감독하며, 관할 보건지소, 건강생활지원센터 및 「농어촌 등 보건의료를 위한 특별조치법」 제2조 제4호에 따른 보건진료

102 지역보건법 시행령 제13조(보건소장)
③ 보건소장은 시장·군수·구청장의 지휘·감독을 받아 보건소의 업무를 관장하고 소속 공무원을 지휘·감독하며, 관할 보건지소, 건강생활지원센터 및 「농어촌 등 보건의료를 위한 특별조치법」 제2조 제4호에 따른 보건진료

103 지역보건법 제10조(보건소의 설치)
① 지역주민의 건강을 증진하고 질병을 예방·관리하기 위하여 시·군·구에 1개소의 보건소(보건의료원을 포함한다. 이하 같다)를 설치한다. 다만, 시·군·구의 인구가 30만 명을 초과하는 등 지역주민의 보건의료를 위하여 특별히 필요하다고 인정되는 경우에는 대통령령으로 정하는 기준에 따라 해당 지방자치단체의 조례로 보건소를 추가로 설치할 수 있다.

104 혈액관리업무를 할 수 있는 자
- 의료법에 따른 의료기관
- 대한적십자조직법에 따른 대한 적십자사
- 보건복지부령으로 정하는 혈액제제 제조업자

105 지역보건법 제11조(보건소의 기능 및 업무)
① 보건소는 해당 지방자치단체의 관할 구역에서 다음 각 호의 기능 및 업무를 수행한다.
1. 건강 친화적인 지역사회 여건의 조성
2. 지역보건의료정책의 기획, 조사·연구 및 평가

3. 보건의료인 및 「보건의료기본법」 제3조 제4호에 따른 보건의료기관 등에 대한 지도·관리·육성과 국민보건 향상을 위한 지도·관리
4. 보건의료 관련기관·단체, 학교, 직장 등과의 협력체계 구축
5. 지역주민의 건강증진 및 질병예방·관리를 위한 다음 각 목의 지역보건의료서비스의 제공
   가. 국민건강증진·구강건강·영양관리사업 및 보건교육
   나. 감염병의 예방 및 관리
   다. 모성과 영유아의 건강유지·증진
   라. 여성·노인·장애인 등 보건의료 취약계층의 건강유지·증진
   마. 정신건강증진 및 생명존중에 관한 사항
   바. 지역주민에 대한 진료, 건강검진 및 만성질환 등의 질병관리에 관한 사항
   사. 가정 및 사회복지시설 등을 방문하여 행하는 보건의료 및 건강관리사업
   아. 난임의 예방 및 관리

 8회 최종 모의고사 문제 정답 및 해설

정답

01	02	03	04	05	06	07	08	09	10
③	⑤	④	①	①	④	①	②	①	⑤
11	12	13	14	15	16	17	18	19	20
①	②	③	④	③	①	③	①	④	③
21	22	23	24	25	26	27	28	29	30
②	①	④	⑤	②	③	③	③	④	②
31	32	33	34	35	36	37	38	39	40
④	④	②	④	④	②	②	②	③	⑤
41	42	43	44	45	46	47	48	49	50
⑤	④	⑤	①	①	②	③	④	②	③
51	52	53	54	55	56	57	58	59	60
④	⑤	④	①	⑤	④	④	⑤	⑤	①
61	62	63	64	65	66	67	68	69	70
③	②	③	④	①	③	④	③	⑤	③
71	72	73	74	75	76	77	78	79	80
③	⑤	⑤	①	③	②	④	③	①	④
81	82	83	84	85	86	87	88	89	90
①	①	⑤	①	④	①	①	③	⑤	⑤
91	92	93	94	95	96	97	98	99	100
⑤	④	②	③	③	⑤	①	①	①	④
101	102	103	104	105					
④	①	④	②	①					

문제 해설

Ⅰ 기초간호학

01 환자에게 간호 및 처치에 대한 자세한 설명은 불안감을 제거하고 신뢰를 형성하는 적절한 방법이다.

02 요골맥박이 불규칙할 경우 심첨 부위에서 1분간 측정하여 비교한다.

03 복부진찰을 하기 위한 적절한 체위는 똑바로 눕고 무릎을 세우는 배횡와위가 가장 적절하다.

04 정체관장은 용액이 장내에 장시간 머물게 하기 위한 관장법이다.

05 간호조무사의 직업적 태도와 업무로는 성실, 책임완수, 간호사 보조, 시간엄수 등이며 환자치료는 의사의 임무이다.

06 업무상 물품이 파손되었을 경우 즉시 간호사에게 사실대로 보고한 뒤 조치를 취해야 한다.

07 업무상 알게 된 환자의 비밀은 다른 사람에게 절대 누설하면 안된다.

08 주사업무는 간호사의 업무이다.

09 멸균은 아포를 포함한 모든 미생물을 사멸시키는 것이다.

10 모르핀이나 데메롤 등의 마약성 진통제는 호흡을 느리고 깊게 변화시킨다.

11 쿠스마울 호흡이란 호흡리듬은 규칙적이나 비정상적으로 깊고 호흡수가 증가하는 것이 특징이다. 케톤성 당뇨병 혼수 시 나타나며 과일냄새가 나는 것이 특징이다.

12 우심방이 최고로 이완되었을 때 압력으로 심장의 수축과 수축 사이에 휴식기 혈압은 이완기 혈압이다.

13 외호흡이란 폐의 폐의 폐포와 순환 혈액 사이의 산소와 탄산가스의 교환을 말한다.

14 체온조절 중추는 뇌의 시상하부에 위치하고 있다.

15 표피-진피-피하조직-근육의 순서로 피부층이 형성되어 있다.

16 인슐린은 췌장에서 분비되어 혈당량을 감소시키고 부족하면 당뇨를 일으키는 호르몬이다.

17 약효가 빠른 약물 투여방법으로는 정맥-근육-피하-구강 의 순이다.

18 골막은 뼈의 외면을 덮고 있는 결합조직으로 된 얇은 막으로 뼈를 보호하고 혈관, 림프관, 신경을 통과시키는 바탕을 제공하며 근육이나 힘줄이 붙는 자리를 마련하고 골절 시에 뼈를 재생시키는 중요한 역할을 한다.

19 인체는 세포와 세포사이물질, 체액의 세 가지 성분으로 구성되어 있으며 이 중에서도 살아 있는 것은 세포이다.

20 **분절운동**
- 수축과 이완이 일정한 거리를 두고 아래로 향하여 일어 나기 때문에 음식물을 아래로 내려 보내는 작용에 적합하다.
- 장의 내용물이 각각 몇 개의 분절로 나뉜 뒤 각 분절의 중간부가 잘록하게 되고 내용물은 반씩으로 나뉘어 각각 이웃의 반과 함께 섞여 하나의 분절이 된다. 이런 반복 작용이 분절운동이다.

21 고압증기 멸균법(autoclave)
- 120℃의 고온을 이용하여 가장 이상적인 물리적 멸균방법이다.
- 병원에서 가장 많이 쓰이고 보통 20~30분간의 짧은 시간이 소요된다.
- 독성이 없고 습열이 침투되어 모든 병원균과 아포를 포함한 모든 미생물을 사멸시킨다.
- 외과용 수술 기구나 주사기, 방포, 가운, 면직류, 거즈, 도뇨세트, 세척용구, 스테인레스 곡반, 드레싱 세트, 린넨류, 직물 등이 사용된다.

22 **복수천자 시 주의사항**
- 방광이나 장관의 손상을 막기 위해 시행 전에 환자에게 배설하고 도뇨하게 한다.
- 무균적으로 시행하며 시행 전후에 복부 둘레를 측정하여 비교한다.
- 환자의 체위를 적절히 유지하도록 도와준다.
- 좌위나 반좌위를 취하는 것이 좋다.
- 천자 시 나타날 수 있는 쇼크 증상을 관찰한다.

23 소변 배양 검사는 무균적인 방법으로 도뇨하여 시험관에 받아야 한다. 일반적인 소변 검사와는 검사과정이 다르다.

24 환상지통이란 이미 절단해서 상실한 팔다리가 아직 있는 것처럼 느끼고 그곳에 통증을 느끼는 것을 호소할 때 환상지통이라고 한다.

25 유방절제술 환자의 재활운동에는 줄 올리기, 브래지어 잠그기, 손으로 벽 기어오르기, 머리빗기 등이 있다.

26 **폐경기 여성의 골다공증 예방법**
- 칼슘을 섭취하여 칼슘 부족에 의한 골다공증을 예방한다.
- 호르몬 요법을 의사 지시하에 투여한다 (에스트로겐)
- 적절한 체중을 유지한다.
- 체중부하운동을 한다(걷기 운동)
- 칼시토닌과 비타민 D를 섭취하도록 한다.

27 전신마취 수술 환자의 주요 합병증으로 부동으로 인한 폐합 병증과 장폐색 등이므로 수술 후 대부분 하루가 지나기 전에 조금씩이라도 운동을 시작하게 한다.

28 만성 폐쇄성 폐질환(COPD) 환자에게 고농도의 산소를 투여하게 될 경우 호흡계를 점차적으로 억제하여 이산화탄소 중독증, 혹은 사망을 불러일으킬 수 있다.

29 에스트로겐은 증식된 자궁내막에 수정란이 착상되게 도와 준다.

30 임부가 힘을 주어 복압을 높여야 하는 시기는 분만 2기이다.

31 **분만 제2기에 아두나 제대의 압박으로 나타나는 태아 위험 증상**
- 태아의 심음이 불규칙하다.
- 양수에 태변이 섞여 있다.
- 자궁 수축의 회복기가 30~60초 이상 지연된다.
- 태아의 심박동에 변이성과 다양성이 없다.

32 신생아의 생리적 체중감소는 생후 3~4일부터 시작되어 체중의 5~10%에 해당하는 체중감소가 시작되는 것을 말하며 생후 8~9일에 회복된다.

33 좌욕의 목적은 회음절개 부위의 상처 치유와 오로 배출에 효과적이며 염증을 감소시키고 혈액순환을 촉진시킨다.

34 **영아의 성장과 발달**
- 출생 직후 신생아는 하루 16~20시간 잠을 잔다.
- 생후 4~5개월부터 옹알이를 시작한다.
- 1년이 되면 체중이 3배로 증가한다.
- 생후 6개월이면 도움 없이 혼자 앉는다.
- 영아기 동안 시각, 청각, 미각이 발달한다.

35 신생아는 체중보다 체표면적이 넓고 수분교환율이 높으며 세포외액이 차지하는 비율이 높다. 또한 신장이 미성숙하여 신장을 유지할 만큼 소변을 충분히 농축할 수 없다. 이러한 이유로 성인보다 탈수가 잘 발생한다.

II 보건간호학

36 영아사망률은 연간 출생아 수 1000명 당 생후 1세 미만 사망아 수의 비율로 나타내며, 국가별 보건지표 및 지역사회의 건강상태나 모자보건사업 수준을 평가할 때 가장 많이 이용된다. 한 국가의 보건상태를 나타내주는 가장 중요한 지표로써 사회 경제적 요인의 개선 및 모자보건사업을 강화함으로써 감 소시킬 수 있는 지표이다.

37 보건복지부는 국민의 건강과 보건, 복지, 사회보장 등 삶의 질 제고를 위한 정책 및 사무를 관장하며, 방역, 위생 등을 실시하고 국민의 건강과 복지수준 향상에 관한 정책 수행 주무부처로 전 국민을 대상으로 한 사회통합적 역할을 담당 하는 곳이다.

38 **우리나라 보건소의 문제점**
- 보건행정조직의 이원화
- 전문인력 확보 미흡
- 보건의료서비스 기능의 포괄성 미흡
- 환경위생 문제에 따른 대응력 미흡
- 국민건강 요구 변화에 따른 대응력 미흡
- 행정 단위별 보건소의 설치로 지역주민의 접근이 쉽지 않음

39 **WHO의 주요 기능**
- 회원국에 대한 의약품 공급
- 보건분야 연구의 수행 및 증진
- 국제적인 보건사업의 조정 및 지휘
- 회원국에 대한 기술지원 및 자료의 제공
- 유엔 요청 시 보건 서비스 강화를 위한 지원
- 유엔 요청 시 특정 집단에 대한 보건 서비스와 시설의 제공 및 지원

- 유행병, 풍토병, 기타 질병의 근절을 위한 노력
- 각종 국제보건문제에 대한 협의, 규제 및 권고안 제안
- 보건 분야 연구의 수행 및 증진
- 보건의료 및 전문가 교육, 훈련 기준 개발
- 식품, 약품, 생물학적 제재에 대한 국제적인 표준의 설정

40 보건소의 업무
1. 건강 친화적인 지역사회 여건의 조성
2. 지역보건의료정책의 기획, 조사·연구 및 평가
3. 보건의료인 및 보건의료기관 등에 대한 지도·관리·육성과 국민보건 향상을 위한 지도·관리
4. 보건의료 관련기관·단체, 학교, 직장 등과의 협력체계 구축
5. 지역주민의 건강증진 및 질병예방·관리를 위한 다음 각목의 지역보건의료서비스의 제공
   - 국민건강증진·구강건강·영양관리사업 및 보건교육
   - 감염병의 예방 및 관리
   - 모성과 영유아의 건강유지·증진
   - 여성·노인·장애인 등 보건의료 취약계층의 건강유지·증진
   - 정신건강증진 및 생명존중에 관한 사항
   - 지역주민에 대한 진료, 건강검진 및 만성질환 등의 질병 관리에 관한 사항
   - 가정 및 사회복지시설 등을 방문하여 행하는 보건의료 사업

41 간호조무사가 업무 수행 중 사고를 예방하기 위한 방법
- 대상자에 대한 철저한 관찰
- 자신의 직무한계에 대한 인식
- 의문이 있을 시 감독자와 의논
- 업무상 이상상태의 발견 시 즉시 보고

42 가정에서 신생아의 방 온도로 가장 적절한 것은 23~25℃ 이다.

43 보건진료 전담공무원은 의료 취약 지역에서 의료 행위를 하기 위하여 보건진료소에 근무하는 사람을 말한다.

44 보건소장은 행정적으로 시장, 군수, 구청장의 지휘와 감독을 받아 보건소의 업무를 관장하고 소속 공무원을 지휘 감독하며 관할 보건지소와 보건진료소의 직원 및 업무에 대해서도 감독한다.

45 보험적용 시 소비자의 의료수요는 전액 자기부담의 경우에 비해 크게 증가함으로써 도덕적 해이가 발생한다. 의료수요량이 증가하는 것은 소비자부담의 가격이 해당 재화의 한계생산비용보다 낮기 때문이다. 소비자가 의료서비스에 더욱 많이 의존하면서 금연이나 가벼운 운동 등 건강증진을 위한 자기 노력을 게을리 하면 장기적으로 도덕적 해이가 발생한다.

46 암검진 대상이 되는 암에는 위암, 유방암, 자궁경부암, 간 암, 대장암, 폐암 6종류이다.

47 도입연도 순서: 산재보험(1964) → 의료보험(1977) → 국민연금(1988) → 고용보험(1995) → 건강보험(2000)

48 자본적 투자비중이 높으므로 투자 결정에 고도의 전문성이 요구된다. 막대한 시설투자를 하여야 하나, 투자회수율은 대체로 낮은 편이다.

49 ⓒ 한국산업안전보건공단 – 고용노동부 유관기관 ⓒ 보건소 – 시·군·구 보건행

정조직

50 일차보건의료의 접근방법
　㉠ 질병예방에 중점을 둔다.
　㉡ 적절한 기술과 인력을 사용한다.
　㉢ 쉽게 이용 가능해야 한다.
　㉣ 지역사회가 쉽게 받아들일 수 있는 방법으로 사업이 제공되어야 한다.
　㉤ 지역사회의 적극적인 참여가 이루어져야 한다.
　㉥ 건강을 위해 관련분야의 상호협력이 이루어져야 한다.
　㉦ 지역사회 지불능력에 맞는 보건의료수가로 사업이 제공 되어야 한다.
　㉧ 자조, 자립정신을 바탕으로 한다.
　㉨ 지역사회 특성에 맞는 보건사업을 추진하고 지역사회개 발에도 역점을 두어야 한다.

Ⅲ 공중간호학

51 인구란 어떤 특정 시간에 일정 지역에 거주하고 있는 사람의 집단을 의미한다.

52 종형은 정지형으로 출생률, 사망률이 다 낮아서 정체인구가 되는 단계이다. 0~14세 인구가 65세 이상 인구의 2배 가 된다.

53 경구피임제의 금기 대상자
　• 현재 임신중일 때
　• 내분비 질환이 있는 여성
　• 암, 신장, 심장, 알레르기성 질환자
　• 현재 간 질환을 앓거나 과거에 앓았던 여성
　• 임신 황달을 앓았던 여성

54 보건소 간호조무사의 업무 내용
　• 보건소의 환경정리와 물품 청구 및 관리 보조
　• 환자의 치료나 상담 요구 시 간호사나 의사에게 의뢰
　• 객담수집 및 결핵 치료 중인 환자의 계속적인 관리
　• 예방접종 중요성 교육 및 환자 관리
　• 영유아의 정기적인 신체검사 장려
　• 임산부 산전관리 중요성 교육 및 관리
　• 지역사회의 환경위생 관찰 및 보건 계몽활동을 보조
　• 가정기록, 개인기록표 등을 정리, 보관
　• 보건증서 작성에 협조
　• 통제자료 작성 시 보조
　• 가정방문 및 모자보건사업에의 참여

55 지역사회 간호과정으로 사정-진단-계획-수행-평가의 순서로 진행된다.

56 가정방문이 상황에 적합하고 실제적이며 효율적인 보건교육을 실시할 수 있다.

57 손상된 피부가 오염되었을 경우 신속하게 처치를 하지 않으면 상처 감염의 위험성이 매우 높다.

58 일차보건의료의 대두 배경
　• 치료중심의 의료
　• 의료인력의 전문화
　• 의료의 불균형
　• 종합병원 중심의 의료
　• 인간의 기본권을 보장하기 위해
　• 비전염성 질환의 양상

59 의식이 없는 질식 환자의 경우에는 대상자를 바닥에 눕히고 골반위치에 걸터 앉아 손깍지를 끼고 손뒤꿈치를 이용해 45도 상방으로 밀쳐 올린다.

60 보건관리 분야에는 인구보건, 가족보건, 모자보건, 보건행정, 보건영양, 학교보건, 보건교육, 보건통계 등이 있다.

61 보건의료전달체계란 의료를 필요로 하는 사람들에게 질적, 양적으로 적정한 의료를 효과적, 효율적으로 제공하는 것과 관련된 체계 또는 제도를 말한다.

62 실내 공기오염의 지표는 이산화탄소이다. 공기 중 0.03%를 차지하는 이산화탄소는 무색, 무취의 가스로 약산성을 나타내며 실내 공기의 오탁도 판정기준으로 사용되며 일반적으로 0.1%이다.

63 라돈은 환기가 안 되는 밀폐된 공간에 잘 축적되며 사람에 따라 자연방사능 노출량이 크게 달라지게 하는 중요한 요인으로 미국의 역학조사에서는 담배에 이어 폐암의 두 번째 원인으로 지목하고 있다.

64 살모넬라 식중독의 잠복기는 18~48시간으로 설사, 복통, 발열, 구역, 구토, 현기증이 주증상이다. 저온살균법으로 사멸되며 6~8월에 주로 발병한다.

65 부패란 단백질 식품에 미생물이 증식하는 것이다.

66 장티푸스의 주된 전파경로는 환자나 보균자의 대소변에 의해 오염된 음식물이다.

67 장염비브리오 식중독은 생선회, 어패류를 날로 먹은 뒤 설사, 복통, 구토를 일으키며 권태감이나 발열증상을 보인다.

68 감자눈에 있는 솔라닌이 원인 독소로 복통, 허탈, 현기증, 의식장애를 일으킨다.

69 공공부조란 공적부조라고 하며 국가가 보험료 부담능력이 없는 저소득층에게 생활보장과 의료보장을 실시하는 것을 말한다. 공공부조의 의료보장으로 의료급여가 있다.

70 의료보장은 갑작스런 질병 발생 시 의료비 부담을 감소시키고 의료가 필요한 사람에게 적절한 의료서비스를 제공하기 위함이다.

Ⅳ 실기

71 혈압계로 혈압 측정 시 주로 상완동맥을 이용한다.

72 통증이 심하면 혈압도 올라갈 수 있으나 조절된 통증은 혈압을 내린다.

73 **약물보관법**
- 유효기간이 지난 것은 약국에 반납한다.
- 기름 종류의 약품은 10℃ 전후로 보관한다.
- 연고제, 소독제 등은 다른 약장의 칸막이에 따로 둔다.
- 액체 종류의 약물은 증발되기 때문에 뚜껑을 닫아 보관한다.

74 척추손상이 의심되는 환자는 몸을 똑바로 눕히고 구급대원이 올 때까지 기다려야 한다.

75 파울러체위는 45도로 침상을 올리는 체위로 흉부를 넓게 해주고 호흡을 용이하게 한다.

76 무의식환자, 전신마취하의 수술예정환자, 투약 거부 환자, 금식환자 모두 경구투약이 불가능하다.

77 젖어 있는 드레싱 세트는 일단 오염되었다고 생각하고 새것으로 교체해야 한다.

78 수집된 검사물은 바로 검사실로 보내야 한다.

79 위관 영양 시 좌위나 반좌위를 취하도록 해야 한다.

80 변기를 따뜻하게 하면 항문 괄약근이 이완이 되어 배변이 수월해진다.

81 수술 후 절대안정은 무기폐와 장마비를 일으킨다.

82 재가서비스를 받고 있는 노인이 독감예방접종을 요청할 경우 보건소로 연계하도록 한다.

83 결핵 치료를 위한 화학요법을 실시하고 있는 환자에게는 약 복용의 중요성, 약명 및 용량, 복용 시간 및 용법, 부작용 등에 대해 설명해 주고, 아침에 일어나서 식전 공복 시에 약을 복용하도록 교육시킨다.

84 회음부 절개부위의 감염을 예방하기 위해 피부준비를 한다.

85 콘돔은 피임효과가 확실하며, 인체에 해가 없고 성병 예방에 가장 효과적이어서 신혼부부에게 권장되고 있다.

86 백혈병 치료를 받는 환아의 가장 중요한 간호중재는 감염의 예방이다. 항상 마스크를 쓰고 다니고 사람 많은 곳은 피해야 한다.

87 발에 부종이 생길 수 있으므로 약간 여유 있는 신발이 적절하다.

88 너무 뜨거운 목욕은 노인의 피부를 상하게 하고 화상을 입을 우려가 있다.

89 노화의 신체적 변화
- 기초대사량 감소
- 수면의 감소
- 혈관 저항 증가
- 기침반사 및 호흡능력 감소
- 심박출량과 심박동수 감소
- 면역능력 감소
- 동맥경화증 증가, 혈압의 증가

90 요실금은 케겔 운동으로 골반강근육운동을 강화시키고 일정한 간격으로 변기를 대준다. 하지만 더 심해지거나 욕창이 발생했을 경우에는 정체 도뇨관을 삽입해야 한다.

91
- 구강 내 세균에 의해 검체가 오염되는 것을 방지하기 위해 가래 뱉기 전에 입을 물로 씻어낸다(치약 사용은 금지).
- 객담은 밤새 농축된 것을 아침에 뱉는 것이 좋다.

92
- 정맥신우촬영(IVP): 조영제를 정맥으로 주입하고 X-선을 이용하여 신장, 신우, 요관, 방광의 상태를 확인하기 위한 검사이다.
- 방광 내에 조영제가 희석되는 것을 방지하기 위해 12~24시간 수액을 제한한다.
- 신장은 후복막장기이므로 대변으로 가려지는 부위가 없도록 관장이 필요하다.

93 상부위장관촬영(UGI): 조영제인 바륨을 삼킨 후 X-ray를 투과하여 식도, 위, 십이지장의 폐쇄와 염증 등의 병변을 보기 위한 검사
- 검사 전 8시간 금식 필요
- 조영제인 바륨은 인체에 흡수되지 않고 변으로 배출되나 변비를 유발할 수 있어 수분섭취 권장.

94
- 위에 구멍이 뚫린 상태를 위천공이라고 한다.
- 위 천공이 발생하면 즉시 위의 구멍을 막는 응급 수술이 필요하다.(∴ 갑자기 일어나는 상복부 통증, 오한, 출혈 등의 증상이 나타나는 경우 즉시 의사에게 알려야 한다.)
- 위 내시경 후에는 인후통과 목에 약간의 출혈이 있을 수 있다.

95
- 기생충 대변검사: 기생충의 알이나 충체 등이 존재하는 지 확인하기 위한 검사이다.

- 아메바(기생충)는 외부온도에 예민하기 때문에 정확한 검사를 위해 배변 후 30분 이내에 검사해야 한다(대변 받는 즉시 검사실로 보냄).

96 정기검사: 신체발달상황 검사, 신체능력 검사, 건강검진, 건강조사를 시행

97 기금은 국가가 특정한 목적을 위하여 특정한 자금을 신축적으로 운용할 필요가 있을 때에 한하여 법률로써 설치하는 것으로 국가재정으로 좁은 의미의 예산은 아니지만, 통합 예산에는 포함된다. 보건복지부 소관기금은 3가지가 있는데, 국민연금기금, 국민건강증진기금, 응급의료기금이 그것이다.

98 5가지 하위 구성요소(WHO)
㉠ 보건의료자원의 개발(Development of health Resources) → 보건의료자원
㉡ 자원의 조직적 배치(Organized Arrangment of Resources) → 보건의료조직
㉢ 보건의료서비스의 제공(Delivery of Health Care) → 보건의료서비스
㉣ 경제적 지원(Economic Support) → 보건의료재정
㉤ 보건의료관리(Management)

99 보건소와 보건지소의 설치 및 운영은 「지역보건법」에 의하고, 보건진료소의 설치 및 운영은 「농어촌 등 보건의료를 위한 특별조치법」에 의한다.

100 국민건강증진법 제4조(국민건강증진종합계획의 수립)
① 보건복지부장관은 제5조의 규정에 따른 국민건강증진정책심의위원회의 심의를 거쳐 국민건강증진종합계획(이하 "종합계획"이라 한다)을 5년마다 수립하여야 한다. 이 경우 미리 관계중앙행정기관의 장과 협의를 거쳐야 한다.
② 종합계획에 포함되어야 할 사항은 다음과 같다.
1. 국민건강증진의 기본목표 및 추진방향
2. 국민건강증진을 위한 주요 추진과제 및 추진방법
3. 국민건강증진에 관한 인력의 관리 및 소요재원의 조달방안
4. 제22조의 규정에 따른 국민건강증진기금의 운용방안
4의2. 아동·여성·노인·장애인 등 건강취약 집단이나 계층에 대한 건강증진 지원방안
5. 국민건강증진 관련 통계 및 정보의 관리 방안
6. 그 밖에 국민건강증진을 위하여 필요한 사항

국민건강증진법 제4조의2(실행계획의 수립 등)
① 보건복지부장관, 관계중앙행정기관의 장, 특별시장·광역시장·특별자치시장·도지사·특별자치도지사(이하 "시·도지사"라 한다) 및 시장·군수·구청장(자치구의 구청장에 한한다. 이하 같다)은 종합계획을 기초로 하여 소관 주요시책의 실행계획(이하 "실행계획"이라 한다)을 매년 수립·시행하여야 한다.
② 국가는 실행계획의 시행에 필요한 비용의 전부 또는 일부를 지방자치단체에 보조할 수 있다.

101 국민건강증진법 제6조(건강친화 환경 조성 및 건강생활의 지원 등)
① 국가 및 지방자치단체는 건강친화 환경을 조성하고, 국민이 건강생활을 실천할 수 있도록 지원하여야 한다.
② 국가는 혼인과 가정생활을 보호하기 위

하여 혼인전에 혼인 당사자의 건강을 확인하도록 권장하여야 한다.

③ 제2항의 규정에 의한 건강확인의 내용 및 절차에 관하여 필요한 사항은 보건복지부령으로 정한다.

국민건강증진법 시행규칙 제3조(건강확인의 내용 및 절차)

① 「국민건강증진법」(이하 "법"이라 한다) 제6조 제3항의 규정에 의한 건강확인의 내용은 다음 각호의 질환으로서 보건복지부장관이 정하는 질환으로 한다.
  1. 자녀에게 건강상 현저한 장애를 줄 수 있는 유전성질환
  2. 혼인당사자 또는 그 가족에게 건강상 현저한 장애를 줄 수 있는 전염성질환

102 정책의 효과나 편익이 모든 사람에게 공정하게 배분되었는가를 분석하는 기준은 형평성이고, 적정성은 가치 있는 결과의 성취가 문제를 어느 정도 해결해 주었느냐의 평가이다. 즉, 문제의 해결 정도를 의미한다.

103 국민건강증진법 제5조의3(한국건강증진개발원의 설립 및 운영)

① 보건복지부장관은 제22조에 따른 국민건강증진기금의 효율적인 운영과 국민건강증진사업의 원활한 추진을 위하여 필요한 정책 수립의 지원과 사업평가 등의 업무를 수행할 수 있도록 한국건강증진개발원(이하 이 조에서 "개발원"이라 한다)을 설립한다.

104 국민건강증진법 제7조(광고의 금지 등)

① 보건복지부장관 또는 시·도지사는 국민건강의식을 잘못 이끄는 광고를 한 자에 대하여 그 내용의 변경 등 시정을 요구하거나 금지를 명할 수 있다.

105 국민건강증진법 (금연 및 절주운동등)

① 국가 및 지방자치단체는 국민에게 담배의 직접흡연 또는 간접흡연과 과다한 음주가 국민건강에 해롭다는 것을 교육·홍보하여야 한다.

② 국가 및 지방자치단체는 금연 및 절주에 관한 조사·연구를 하는 법인 또는 단체를 지원할 수 있다.

③ 삭제

④ 「주류 면허 등에 관한 법률」에 의하여 주류제조의 면허를 받은 자 또는 주류를 수입하여 판매하는 자는 대통령령이 정하는 주류의 판매용 용기에 과다한 음주는 건강에 해롭다는 내용, 음주운전은 자신과 다른 사람의 생명을 위태롭게 할 수 있다는 내용과 임신 중 음주음주는 태아의 건강을 해칠 수 있다는 내용의 경고문구 또는 경고그림을 표기하여야 한다.

⑤ 삭제

⑥ 제4항에 따른 경고문구 또는 경고그림의 표시내용, 방법 등에 관하여 필요한 사항은 보건복지부령으로 정한다.

 최종 모의고사 문제 정답 및 해설

정답

01	02	03	04	05	06	07	08	09	10
②	①	①	④	⑤	④	②	④	①	④
11	12	13	14	15	16	17	18	19	20
⑤	④	④	④	④	⑤	②	①	①	⑤
21	22	23	24	25	26	27	28	29	30
④	⑤	①	⑤	①	②	⑤	③	③	①
31	32	33	34	35	36	37	38	39	40
④	⑤	④	④	⑤	④	③	⑤	⑤	③
41	42	43	44	45	46	47	48	49	50
③	①	①	②	③	①	①	③	③	②
51	52	53	54	55	56	57	58	59	60
③	①	②	②	④	③	⑤	④	④	①
61	62	63	64	65	66	67	68	69	70
②	②	④	③	②	④	②	②	①	③
71	72	73	74	75	76	77	78	79	80
④	④	④	⑤	②	①	②	④	③	④
81	82	83	84	85	86	87	88	89	90
②	④	③	⑤	⑤	①	④	②	③	③
91	92	93	94	95	96	97	98	99	100
②	③	④	①	⑤	⑤	④	①	②	①
101	102	103	104	105					
①	④	③	④	②					

문제 해설

Ⅰ 기초간호학

01 호흡 활력증후 측정 시 환자가 인식하지 않도록 측정해야 한다.

02 전인간호란 육체, 감정, 정신의 일체를 간호하는 것이며 이를 달성하기 위해 간호의 3대 요소인 지식, 기술, 사랑의 조화로운 습득이 요구된다. 전인간호가 요구되는 이유는 다음과 같다.
- 교육적 간호요구의 충족을 위해서
- 전인격적 간호요구의 충족을 위해서
- 육체적 간호요구의 충족을 위해서
- 정신, 심리, 정서 및 영적 간호요구의 충족을 위해서

03 전담간호는 간호사가 전 시간을 대상자의 전체 간호에 대한 책임을 지는 간호전달방법으로 24시간 간호를 통해 입원환자를 도와주고 타 부서와도 협업하여 전인간호가 수행되도록 하는 간호전달방법이다.

04 설명 및 동의 의무는 의료행위에 대한 환자의 자율성 원칙을 존중하는 것으로 환자의 자기 결정권을 보호하는 것이다. 수술이나 어떤 검사를 할 때 환자나 보호자에게 설명하고 동의를 구해야 한다.

05 간호조무사가 환자에게 심리적으로 안정을 주기 위한 최선의 일은 정숙하고 신뢰성있는 태도이다.

06 간호조무사 복장이 꼭 흰색일 필요는 없다.

07 근무시간에 대한 관리는 병동 수간호사의 업무이기 때문에 근무시간을 변경하고자 할 때는 빨리 병동 수간호사에게 사유를 설명하고 근무시간을 변경한다.

08 각종 검사물을 직접 채취하는 것은 의료인, 임상병리사의 업무이다.

09 응급환자 발생 시 신속히 후송하기 위해서 응급의료체계가 필요하다.

10 방부란 직접 세균을 죽이지 않고 세균의 생활환경을 불리하게 만들어 증식이나 발육을 저지시키는 것을 말한다.

11 아나필락시스는 항원 항체 면역반응이 원인이 되어 발생되는 급격한 전신 반응으로 원인물질에는 혈청, 페니실린, 벌 침, 땅콩이다.

12 대퇴골은 인체의 뼈 가운데 가장 강하고 무거운 뼈이다. 뼈가 돌출되어 조직 손상이 있을 경우 멸균 거즈로 상처를 덮어주고 긴 견인부목을 사용하여 고정한다.

13 심장은 관상동맥을 통해 혈액을 공급받는다.

14 식균작용을 하는 것은 백혈구이고 혈액응고에 관여하는 것은 혈소판이다.

15 평활근은 자율신경에 의해 지배되는 불수의근으로 주로 내장의 벽을 구성하고 있다. 횡문근이라고도 한다. 소화관, 방광, 혈관 등 내장의 벽들을 구성한다.

16 **내분비선과 호르몬**
- 뇌하수체 후엽: 항이뇨호르몬
- 뇌하수체 전엽: 갑상선 자극호르몬
- 갑상선: 티록신
- 부신피질: 염류코르티코드, 당류코르티코이드, 안드로겐
- 난소: 프로게스테론

17 타액에는 효소인 프티알린이 있고 전분을 말타아제로 분해 한다.

18 약물의 치료적인 목적으로 사용했는데 원하지 않은 작용이 나타나는 것을 부작용이라고 한다.

19 내과적 무균술은 감염 회로를 차단하여 병원체의 수와 전파를 줄이는 방법이다. 내과적 무균법이 적용되는 경우는 비위관 삽입, 관장액 주입, 배액관 비우기, 직장 튜브 삽입, 장루 교환, 귀 점적 투여, 역격리 시

20 요추천자 시 올바른 체위는 제3~4 요추 사이 간격을 최대로 넓히기 위해 측와위로 누운 후 새우등 자세를 하고 가능한 한 턱을 향하여 무릎을 붙이고 등을 굴곡시킨다.

21 당뇨병 환자는 발간호가 가장 주의할 점이다.

22 발지지대(foot board)는 족저굴곡의 예방을 위한 침상 보조기구이다.

23 **좌욕의 목적**
- 회음부의 염증 감소 및 울혈 예방
- 골반강 내의 충혈 및 염증 완화
- 자연배뇨를 도움
- 염증 부위의 혈류 증진으로 인한 상처 치유
- 소염작용

24 배뇨곤란이 있을 경우 우선적으로 자연배뇨를 유도하도록 한다.

25 측와위는 무의식 환자의 구강 내 분비물의 배액을 촉진하고 관장, 항문 검사 시에 적절한 자세를 유지하게 한다.

26 등척성 운동이란 관절을 움직이지 않고 특정 근육을 강화시키는 운동으로 부동적인 환자의 다리에 석고붕대를 했을 때 손상된 다리의 근육 힘을 유지하도록 돕는다.

27 휠체어에 잠금장치를 하지 않고 옮길 경우 미끄러져 낙상의 위험이 있다.

28 갑상선 절제술의 큰 합병증이 후두신경 손상이므로 손상여부를 확인하기 위해 말을 시켜본다.

29 태반 만출 후 태반을 검사하는 이유는 태반 결손 조직 여부 및 태반 잔여물을 측정하기 위함이다.

30 6~8주간인 산욕기 동안 산모의 신체적 변화
- 산후통은 초산부보다 경산부가 더 심하다.
- 분만 후 10일 ~ 3주 정도이면 백색 오로가 배출된다.
- 자궁은 초산부가 더 빨리 복구된다.
- 수유부는 비수유부보다 산욕기간이 짧다.
- 회음절개 부위의 상처치유를 위해 좌욕을 시행한다.

31 유두 주위가 갈라져 심한 통증이 수반되는 것이 유두 균열이다. 특히 분만 후 첫 주 동안에 많이 발생하며 이때는 24~48시간 동안 수유를 금한 후 상처가 나을 때까지 3시간 마다 규칙적으로 젖을 짜낸다. 바셀린이 섞인 비타민 A, D 연고를 바르면 상처가 치유된다.

32 분만 후 자궁의 수축 정도를 관찰하기 위해서는 자궁 저부의 단단한 정도 확인과 배꼽에서 많이 올라가지 않은 상태를 확인해야 한다. 자궁이 제대로 수축하지 않으면 출혈이 계속된다.

33 수유 방법이 불완전할 경우 흡인성 폐렴이 초래된다.

34 신생아 목욕 시 주의사항
- 매일 같은 시간에 목욕시킨다.
- 목욕 시 태지는 모두 제거하지 않는다.
- 목욕 순서는 머리에서 다리 방향으로 한다.
- 수유를 하기 전에 목욕을 시킨다.
- 40℃ 전후의 물을 이용하고 10분 이내로 끝낸다.

35 보육기 내에서 고농도의 산소를 장기간 투여했을 경우 미숙아에게 망막증이 발생할 수 있으므로 산소 공급 시 가장 최소한의 산소를 투여하도록 해야 한다.

Ⅱ 보건간호학

36 적정기능 수준의 향상이란 지역사회가 그들의 문제를 스스로 해결할 수 있는 능력을 개발하여 적정 수준을 향상시키는 것이다. 즉, 자신의 건강관리 기능 수준을 향상시킨다는 의미이다.

37 지역사회 간호사업의 원칙
- 지역의 요구를 반영하고 사업의 평가를 사업의 전 과정에서 시행한다.
- 업무 지침을 준수하고 정확한 보고서 작성과 관련 법령을 고려한다.
- 사업 기간 및 소요 인력과 예산범위를 결정한다.
- 지역사회 주민들의 적극적인 참여가 요구된다.
- 지역사회 내의 여러 단체를 이용한다.
- 사업은 그 지역 전체에 침투되어야 한다.

38 지역사회 간호사업이 실패하는 주요 원인은 그 지역사회의 사회 풍습에 대한 인식부족으로 간호사업을 실시하고자 할 때는 그 지역에 대한 철저한 사회·문화적 조사가 필요하다.

39 건강증진이란 건강잠재력의 개발과 발휘를 통한 건강 수준의 향상이다.

40 가족간호는 가족에게 제공되어야 하기 때문에 간호서비스에 대한 요구는 개인이나 가족의 필요에 기초를 둔다. 또한 간호계획은 가족과 함께 세우는 것이 바람직하다.

41 치료적 상담을 시행하는 것은 의료인의 업무이다.

42 가족 보건사업의 목적은 가족의 건강을 유지·증진하는 데 있으며, 무엇보다도 가족 스스로 건강관리를 할 수 있는 능력을 갖도

록 하는 데 있다.

43 억압이란 불안에 대한 1차적인 방어기제로 극도로 위협적이고 고통스러운 생각이나 경험을 의식에서 제외시키는 정신적 과정이다.

44 ㉠ 보건의료시설 이용 측면에서 볼 때 외래환자는 1차 의료 기관, 입원 및 수술이 필요한 환자는 가장 경쟁력 있는 3차 의료기관에서 담당하는 것이 효율적이지만, 우리나라의 경우 의료기관의 기능 중복으로 인해 협력보다는 무분별한 경쟁으로 의료자원의 과다, 중복투자, 지역별 불균형 등 자원이용의 비효율성을 초래하고 있다는 점이다.
㉡ 지역별 의료기관 수 및 병상수는 우리나라의 경우 매우 불균형적으로 배치되어 있다.

45 보건의료기관의 평가인증은 의료기관평가인증원의 업무와 기능에 해당한다.
보건소의 기능 및 업무(지역보건법 제11조 제1항)
1. 건강 친화적인 지역사회 여건의 조성
2. 지역보건의료정책의 기획, 조사·연구 및 평가
3. 보건의료인 및 보건의료기본법 제3조 제4호에 따른 보건의료기관 등에 대한 지도·관리·육성과 국민보건 향상을 위한 지도·관리
4. 보건의료 관련기관·단체, 학교, 직장 등과의 협력체계 구축
5. 지역주민의 건강증진 및 질병예방·관리를 위한 다음 각 목의 지역보건의료서비스의 제공
  가. 국민건강증진·구강건강·영양관리사업 및 보건교육
  나. 감염병의 예방 및 관리
  다. 모성과 영유아의 건강유지·증진
  라. 여성·노인·장애인 등 보건의료 취약계층의 건강유지·증진
  마. 정신건강증진 및 생명존중에 관한 사항
  바. 지역주민에 대한 진료, 건강검진 및 만성질환 등의 질병관리에 관한 사항
  사. 가정 및 사회복지시설 등을 방문하여 행하는 보건의료 및 건강관리사업

46 **정책평가의 기준**
㉠ 능률성(Efficiency): 투입에 대한 산출(내부기준)
㉡ 효과성(Effectiveness): 정책목표의 달성정도(정책성공 여부를 판단하는 제1기준)
㉢ 대응성(Responsiveness): 수익자 요구에 얼마나 적절히 대응했느냐의 정도(수혜자의 만족도를 평가하는 기준)
㉣ 만족도(Satisfaction): 주민에 대한 요구·지지를 어느 정도 확보하였느냐 하는 정도(외부기준)
㉤ 형평성(Equity): 정책의 효과나 편익이 모든 사람에게 공정하게 배분되었는가를 분석하는 기준
㉥ 민주성 및 참여성: 정책의 정당성 확보에 중요한 밑거름 정성(Adequacy): 가치 있는 결과의 성취가 문제를 어느 정도 해결해 주었느냐의 평가이다. 즉, 문제의 해결 정도를 뜻한다.

47 **의료보장의 목표**
㉠ 의료비로 인한 가정경제의 파탄 방지
㉡ 의료혜택의 균등분배
㉢ 국민의료의 효과성과 능률성 제고
㉣ 국민의료비로 증가 억제

48 필요(need)는 건강을 보장하기 위하여 특정 기간에 사람들이 이용해야 한다고 의료전문가가 판단한 의료서비스의 양을 말한다.

49 1885년: 한국 최초의 서양식 병원인 광혜원 설립

50 조직 원리의 구분
- 통솔범위의 원리는 한 사람이 감독할 수 있는 부하의 수가 적절해야 한다는 원리이다.

Ⅲ 공중간호학

51 대변자(옹호자)의 역할은 개인, 가족, 지역사회를 대신하여 그들의 입장에서 의견을 제시함으로써 조직이나 보건의료기관으로부터 건강 소비자로서의 권리를 찾을 수 있도록 지지해 주는 것이다.

52 보건소 간호조무사의 업무 내용
- 보건소의 환경정리와 물품 청구 및 관리 보조
- 환자가 치료나 상담 요구시 간호사나 의사에게 의뢰
- 객담 수집 및 결핵 치료중인 환자의 계속적인 관리
- 예방접종의 중요성 교육 및 환자관리
- 영유아의 정기적인 신체검사 장려
- 임산부 산전관리 중요성 교육 및 관리
- 지역사회의 환경위생 관찰 및 보건 계몽활동을 보조
- 가정기록, 개인기록표 등을 정리 및 보관
- 보건증서 작성에 협조
- 통계자료 작성 시 이를 보조
- 가정방문 및 모자보건사업에의 참여

53 가정방문의 궁극적 목적으로는 가정의 실정에 맞는 서비스 제공과 가족을 단위로 한 건강관리에 목적이 있다.

54 가정방문은 상황에 가장 적합한 실제적이며 효율적인 보건 교육을 실시할 수 있는 방법으로써 지역사회 간호활동 중 가장 많은 비중을 차지하고 있다. 가족을 단위로 한 건강관리 및 가정의 실정에 맞는 서비스를 하는 데 그 목적이 있다.

55 폐결핵은 비말감염으로 기침이나 재채기를 통해 감염된다.

56 시범의 가장 큰 장점은 실무 적용이 용이하다는 점이다.

57 열에 노출되어 체온조절 중추에 손상을 초래하는 질환을 열사병이라고 한다.

58 피부가 긁힌 상태를 찰과상이라고 한다.

59 1차 보건의료의 주체는 지역사회 주민이다.

60 1차보건의료는 정부가 중심이 아닌 지역사회가 중심이 되어야 한다.

61 공중보건학의 범위
- 환경보건 분야: 환경위생, 식품위생, 환경보건과 환경오염, 산업보건
- 질병관리 분야: 역학, 감염병 관리, 기생충 질병관리, 만성질병관리
- 보건관리 분야: 인구보건, 가족보건, 모자보건, 보건행정, 보건영양, 학교보건, 보건교육, 보건통계
- 의료보장제도 분야: 국민건강보험제도, 의료급여제도, 산업재해보상보험제도

62 보건소 국민건강증진 사업
- 보건교육 및 건강상담
- 영양관리

- 구강 건강의 관리
- 질병의 조기발견을 위한 검진 및 처방
- 지역사회의 보건문제에 관한 조사 및 연구
- 기타 건강교실의 운영 등 건강증진사업에 관한 사항

63 병원력이란 병원체가 감염된 숙주에게 현성 질병을 일으키는 능력을 말한다.

64 금연 건강생활 실천사업
- 흡연예방교육, 금연 교육 프로그램 개발
- 금연 홍보
- 금연 클리닉
- 금연 상담전화 정착
- 흡연 규제 강화
- 공공건물의 담배 자판기 제거
- 금연시설 확충
- 흡연율 모니터링 체계 구축

65 일차적 예방이란 건강한 개인을 대상으로 질병이나 특정 건강 문제가 발생하기 이전에 질병을 예방하는 것을 의미한다. 지역사회에 이러한 일차적 예방이 대두된 이유는 건강 행위의 중요성이 증가되었기 때문이다. 일차적 예방활동에는 예방접종, 산전간호, 건강유지, 질병예방, 건강증진, 보건교육, 환경위생 개선, 개인청결 유지 등이 있다.

66 이차적 예방이란 질병의 초기인 사람들을 가능한 한 빨리 찾아내고 적절한 치료를 받도록 함으로써 질병을 조기에 차단하여 원래의 건강상태를 찾도록 하는 방법이다. 조기발견 및 조기치료가 이차적 예방에 속한다. 예를 들면 결핵의 발견 및 조기치료를 위해 흉부 X-Ray 검진을 하거나 당뇨 병환자의 철저한 식이요법이 이차적 예방에 속한다.

67 바이러스 감염병의 종류
- 인플루엔자, 간염(A, B, C 형 간염), 일본뇌염, 천연두, 홍역, 풍진, 수두, 유행성 이하선염, 폴리오, 광견병, 앵무병, 뉴캐슬병, 림프구성 맥락수막염, 묘소병 등이 있다.

68 군집독이란 일정한 공간에 다수인이 밀집되어 있거나 산소가 불충분한 실내에 장시간 밀폐되어 있을 때 실내 환기가 불량하여 정상 공기 성분의 화학적 조성이 변화되어 이로 인해 두통, 불쾌감, 권태, 현기증, 구토 등의 신체 증상을 초래하는 것을 말한다. 예방과 처치로는 실내환기가 가장 중요하다.

69 포름알데히드는 새집증후군을 일으키는 대표적인 실내 오염 물질로 눈과 코의 자극, 어지럼증, 피부질환 등을 일으킨다.

70 온실효과를 초래하는 주된 물질은 이산화탄소이며 이 외에 메탄, 염화불화탄소, 아산화질소 등이 있다. 온실효과로 인해 지구온난화, 해수면 상승, 엘니뇨 현상 등이 야기된다.

Ⅳ 실기

71 대장에 속하는 부위는 공장, 결장(상행결장, 횡행결장, 하행결장, S상 결장), 직장이다.

72 HIV감염의 위험요인은 오염된 혈액이나 바늘, HIV양성모체, 감염자와의 성관계 등이다.

73 인슐린 투여 후 나타나는 저혈당 증상으로는 빈맥, 혼돈, 두통, 발한 등이다.

74 출혈이 심한 부상자일 경우 즉시 출혈을 막고 소독된 거즈나 깨끗한 헝겊을 두껍게 접어서 상처 바로 위에 대고 붕대를 단단히 감

는다. 즉 출혈부위 압박, 지혈대 사용, 수액 공급이 필요하다.

75 **산 또는 화학약품으로 인한 화상의 처치법**
- 가능한 한 빠른 시간 안에 모든 산, 알칼리, 부식성 제제를 다량의 물로 닦아내는 것이 중요하다.
- 산이나 알칼리 물질에 접촉한 후 3분 이내에 실질적인 피부손상이 진행되므로 이들 화학물에 접촉한 후 1~2분 이내에 물을 부어 화학물질을 씻어 내면 조직손상을 최소화할 수 있다.
- 물 세척은 가능한 한 20분 이상 오래 한다
- 수압을 가능한 한 낮게 유지하고 호스나 수도꼭지를 사용하여 장시간에 걸쳐 물 세척한다.
- 절대로 화학물질을 중화시키려고 하면 안 된다.

76 열경련은 수분과 전해질의 불균형으로 발생한 것으로 먼저 0.9%의 생리식염수를 마시게 한 뒤 서늘한 곳에 눕히고 쉬게 한다. 수분을 공급하고 얼른 119를 불러 병원으로 이송한다.

77 **골절 시 부목사용의 목적**
- 부러진 뼈를 움직이지 않도록 한다.
- 부러진 뼈에 의한 신경자극을 줄여 통증 유발을 감소시킨다.
- 근육, 신경, 혈관 등의 더 이상의 손상을 방지하고 혈액 순환을 증대시킨다.

78 **동상 응급처치**
- 궤양이 생겼을 경우 파상풍 주사를 맞도록 한다.
- 하지 손상 시는 걷지 못하도록 한다.
- 조이는 옷을 풀어주고 호흡상태에 따라 인공호흡을 한다.
- 마사지를 피하고 침해된 부위는 상승시킨다.
- 동상 걸린 부위를 체온으로 따뜻하게 해 준다.
- 귀나 코, 안면 등은 따뜻한 손을 얹어 피부색깔과 감각이 돌아올 때까지 계속 놓아 둔다.
- 따뜻한 물을 사용할 수 있다.
- 건조한 열이나 전열구 등에 의한 방사열을 사용하는 것은 피한다.
- 동상부위를 즉시 38~40℃ 정도의 따뜻한 물에 20~40 분간 담근다.
- 젖은 의복을 벗기고 따뜻한 담요로 몸 전체를 감싸 준다.

79 더운물주머니로 인한 화상이 가장 조심해야 할 부분이므로 더운물주머니의 새는 곳을 조사하기 위해 거꾸로 들고 흔들어 본다.

80 환자의 머리를 뒤로 젖히는 것은 혀를 뒤로 당김으로써 혀가 기도를 폐쇄시키는 것을 막아 기도를 개방하기 위해서이다.

81 **일산화탄소 중독 시 응급처치**
- 중독 장소에서 밖으로 옮겨 신선한 공기를 마시게 한다.
- 고압산소탱크를 이용하여 100% 산소를 공급하는 데 이는 혈액 내 일산화탄소 헤모글로빈이 줄어들고 호흡이 정상으로 회복될 때까지 계속한다.
- 인공호흡 실시, 혈압과 체온 유지, 뇌부종 감소를 위해 만니톨을 투여한다.

82 영아인 경우 상완동맥에서 소아 및 성인의 경우 경동맥에서 촉진한다.

83 **가진통의 특성**
- 통증이 매우 불규칙적이다.
- 걸어다니면 통증이 없어지는 경우가 있다.

84 초산부일 경우 자궁경관이 완전히 개대되었을 경우 분만실로 옮기고, 경산부는 자궁경관이 6~8cm 정도 개대되었을 때 분만실로 옮긴다.

85 회음절개술은 태아 머리가 질 밖을 통해 외부로 배출되기 시작할 때, 즉 아두 만출 시에 시행하는 것으로 회음열상을 방지하기 위함이다.

86 분만 후에는 며칠 동안 혈액 응고인자와 섬유소원이 활성화되어 있으므로 부동은 혈전증을 유발시킬 수 있다. 그러므로 산후 운동과 조기 이상을 적극적으로 권장해야 한다.

87 파상풍 환아 간호는 특히 호흡상태를 주의 깊게 관찰하고 경련 발생을 줄이기 위해 방안을 어둡게 하여 호흡근의 마비를 예방하도록 한다.

88 38℃이상의 영아인 경우 2℃ 낮은 미온수로 15~20분 동안 닦아준다.

89 소아는 성인에 비해 급성적으로 탈수가 오기 쉽다. 이때는 수분과 전해질 공급이 필요하여 우선 정맥주사를 실시한다.

90 ※ 해설이 없습니다.

91 사지가 늘어진 상태로 반응이 없는 것을 발견하면 즉시 아기의 호흡을 확인하고 간호사를 호출해야 한다.

92 불소용액 양치에 필요한 불소용액의 농도는 매일 1회 양치하는 경우에는 양치액의 0.05%로 하고, 주 1회 양치하는 경우에는 양치액의 0.2%로 한다.

93 일반적으로 치아에는 삼차신경이 분포되어 있다.

94 치아우식증을 감소시키는 요인으로 타액점성 감소, 타액분비 증가, 저작운동 증가, 타액 당질 감소, 적절한 불소 농도 등이 있다.

95 침시술을 받는 환자의 간호
- 환자상태를 관찰하여 현훈 시 의사에게 알린다.
- 유침 시간 동안 환자의 체위를 일정하게 유지시킨다.
- 발침 후 알콜솜으로 침공부위를 닦고 출혈 시 멈출 때까지 누른다.
- 발치 후 남은 침이 없는지 살핀다.

96 수기요법은 기혈의 조화, 경락의 소통, 신진대사 촉진, 저항력 증진, 국부혈액순환, 영양상태의 개선, 관절운동범위의 개선, 관절 주위 조직의 이완 등의 효과를 갖고 있다.

97 차창 밖 조사는 자동차를 타고 가면서 생활상, 환경상을 신속히 볼 수 있다.

98 지역사회 간호대상은 지역사회 전체이다.

99 정신질환자는 결격사유에 해당하며 취소에 해당한다.

100
- 피라미드형(후진국, 저개발국형): 다산다사형
- 종형(선진국형): 소산소사형
- 항아리형(감퇴형, 일부선진국형): 출생률과 사망률이 낮아지면서 사망률이 더 낮아지는 단계
- 별형: 도시형(유입형) 인구구조
- 호로형: 농촌형(유출형) 인구구조

101 국민건강증진법 제16조(국민건강영양조사 등)
① 질병관리청장은 보건복지부장관과 협의하여 국민의 건강상태·식품섭취·식생활조사등 국민의 건강과 영양에 관한 조사(이하 "국민건강영양조사"라 한다)를 정기적으로 실시한다.
② 특별시·광역시 및 도에는 국민건강영양

조사와 영양에 관한 지도업무를 행하게 하기 위한 공무원을 두어야 한다.
③ 국민건강영양조사를 행하는 공무원은 그 권한을 나타내는 증표를 관계인에게 내보여야 한다.
④ 국민건강영양조사의 내용 및 방법, 그 밖에 국민건강영양조사와 영양에 관한 지도에 관하여 필요한 사항은 대통령령으로 정한다.

102 감염병의 예방 및 관리에 관한 법률 제2조(정의)
제2급감염병이란 전파가능성을 고려하여 발생 또는 유행 시 24시간 이내에 신고하여야 하고, 격리가 필요한 다음 각 목의 감염병을 말한다. 다만, 갑작스러운 국내 유입 또는 유행이 예견되어 긴급한 예방·관리가 필요하여 질병관리청장이 보건복지부장관과 협의하여 지정하는 감염병을 포함한다.

103 감염병의 예방 및 관리에 관한 법률 제12조(그 밖의 신고의무자)
① 다음 각 호의 어느 하나에 해당하는 사람은 제1급감염병부터 제3급감염병까지에 해당하는 감염병 중 보건복지부령으로 정하는 감염병이 발생한 경우에는 의사, 치과의사 또는 한의사의 진단이나 검안을 요구하거나 해당 주소지를 관할하는 보건소장에게 신고하여야 한다.
  1. 일반가정에서는 세대를 같이하는 세대주. 다만, 세대주가 부재 중인 경우에는 그 세대원
  2. 학교, 사회복지시설, 병원, 관공서, 회사, 공연장, 예배장소, 선박·항공기·열차 등 운송수단, 각종 사무소·사업소, 음식점, 숙박업소 또는 그 밖에 여러 사람이 모이는 장소로서 보건복지부령으로 정하는 장소의 관리인, 경영자 또는 대표자
  3. 「약사법」에 따른 약사·한약사 및 약국개설자
② 제1항에 따른 신고의무자가 아니더라도 감염병환자등 또는 감염병으로 인한 사망자로 의심되는 사람을 발견하면 보건소장에게 알려야 한다.
③ 제1항에 따른 신고의 방법과 기간 및 제2항에 따른 통보의 방법과 절차 등에 관하여 필요한 사항은 보건복지부령으로 정한다.

104 감염병의 예방 및 관리에 관한 법률 제2조(정의)
3. "제2급감염병"이란 전파가능성을 고려하여 발생 또는 유행 시 24시간 이내에 신고하여야 하고, 격리가 필요한 다음 각 목의 감염병을 말한다. 다만, 갑작스러운 국내 유입 또는 유행이 예견되어 긴급한 예방·관리가 필요하여 질병관리청장이 보건복지부장관과 협의하여 지정하는 감염병을 포함한다.
  가. 결핵(結核)　　나. 수두(水痘)
  다. 홍역(紅疫)　　라. 콜레라
  마. 장티푸스　　　바. 파라티푸스
  사. 세균성이질
  아. 장출혈성대장균감염증
  자. A형간염
  차. 백일해(百日咳)
  카. 유행성이하선염(流行性耳下腺炎)
  타. 풍진(風疹)
  파. 폴리오
  하. 수막구균 감염증
  거. b형헤모필루스인플루엔자
  너. 폐렴구균 감염증
  더. 한센병

러. 성홍열
머. 반코마이신내성황색포도알균(VRSA) 감염증
버. 카바페넴내성장내세균목(CRE) 감염증
서. E형간염

감염병의 예방 및 관리에 관한 법률 제11조(의사 등의 신고)

① 의사, 치과의사 또는 한의사는 다음 각 호의 어느 하나에 해당하는 사실(제16조 제6항에 따라 표본감시 대상이 되는 제4급감염병으로 인한 경우는 제외한다)이 있으면 소속 의료기관의 장에게 보고하여야 하고, 해당 환자와 그 동거인에게 질병관리청장이 정하는 감염 방지 방법 등을 지도하여야 한다. 다만, 의료기관에 소속되지 아니한 의사, 치과의사 또는 한의사는 그 사실을 관할 보건소장에게 신고하여야 한다.
 1. 감염병환자등을 진단하거나 그 사체를 검안(檢案)한 경우
 2. 예방접종 후 이상반응자를 진단하거나 그 사체를 검안한 경우
 3. 감염병환자등이 제1급감염병부터 제3급감염병까지에 해당하는 감염병으로 사망한 경우
 4. 감염병환자로 의심되는 사람이 감염병병원체 검사를 거부하는 경우
② 제16조의2에 따른 감염병병원체 확인기관의 소속 직원은 실험실 검사 등을 통하여 보건복지부령으로 정하는 감염병환자등을 발견한 경우 그 사실을 그 기관의 장에게 보고하여야 한다.
③ 제1항 및 제2항에 따라 보고를 받은 의료기관의 장 및 제16조의2에 따른 감염병병원체 확인기관의 장은 제1급감염병의 경우에는 즉시, 제2급감염병 및 제3급감염병의 경우에는 24시간 이내에, 제4급감염병의 경우에는 7일 이내에 질병관리청장 또는 관할 보건소장에게 신고하여야 한다.

105 감염병의 예방 및 관리에 관한 법률 제2조(정의)
 4. "제3급감염병"이란 그 발생을 계속 감시할 필요가 있어 발생 또는 유행 시 24시간 이내에 신고하여야 하는 다음 각 목의 감염병을 말한다. 다만, 갑작스러운 국내 유입 또는 유행이 예견되어 긴급한 예방·관리가 필요하여 질병관리청장이 보건복지부장관과 협의하여 지정하는 감염병을 포함한다.
가. 파상풍(破傷風) 나. B형간염
다. 일본뇌염   라. C형간염
마. 말라리아   바. 레지오넬라증
사. 비브리오패혈증 아. 발진티푸스
자. 발진열(發疹熱) 차. 쯔쯔가무시증
카. 렙토스피라증 타. 브루셀라증
파. 공수병(恐水病)
하. 신증후군출혈열(腎症侯群出血熱)
거. 후천성면역결핍증(AIDS)
너. 크로이츠펠트-야콥병(CJD) 및 변종크로이츠펠트-야콥병(vCJD)
더. 황열
러. 뎅기열
머. 큐열(Q熱)
버. 웨스트나일열
서. 라임병
어. 진드기매개뇌염
저. 유비저(類鼻疽)
처. 치쿤구니야열
커. 중증열성혈소판감소증후군(SFTS)
터. 지카바이러스 감염증

10회 최종 모의고사 문제 정답 및 해설

정답

01	02	03	04	05	06	07	08	09	10
②	①	①	④	②	①	②	⑤	⑤	③
11	12	13	14	15	16	17	18	19	20
⑤	②	⑤	③	③	②	②	①	①	⑤
21	22	23	24	25	26	27	28	29	30
④	③	⑤	①	②	④	⑤	②	④	③
31	32	33	34	35	36	37	38	39	40
③	①	⑤	②	②	①	⑤	①	③	⑤
41	42	43	44	45	46	47	48	49	50
②	③	②	④	①	④	①	⑤	④	①
51	52	53	54	55	56	57	58	59	60
③	②	③	①	②	③	②	①	①	④
61	62	63	64	65	66	67	68	69	70
①	①	①	④	②	②	⑤	③	④	⑤
71	72	73	74	75	76	77	78	79	80
①	⑤	⑤	⑤	⑤	④	①	⑤	①	①
81	82	83	84	85	86	87	88	89	90
③	②	①	④	⑤	④	④	①	①	⑤
91	92	93	94	95	96	97	98	99	100
③	②	③	①	④	⑤	④	④	③	④
101	102	103	104	105					
③	④	③	①	④					

문제 해설

Ⅰ 기초간호학

01 과산화수소는 산소기포를 발생시키면서 분비물을 제거하는 작용이 있다. 또한 화농성 창상면의 소독이나 구강 내 백태 제거에 효과적이다.

02 골다공증 노인에게는 칼슘과 비타민 D 등의 영양소를 공급해야 한다.

03 멸균품이 젖은 멸균품과 접촉한 경우, 오염된 물품이 접촉한 경우, 멸균된 물품이 젖어 있는 경우, 소독된 물품이 접촉한 경우는 멸균 상태로 간주할 수 없다.

04 호흡곤란이 있는 환자는 상체를 높여주는 반좌위나 좌위를 취해 주어 흉강을 넓혀주어야 한다.

05 임산부가 다리에 쥐가 나고 근육이 마비되었을 경우 다리를 펴고 족배굴곡을 하면 근육이 이완된다.

06 아토피 피부염의 가장 큰 문제는 가려움증이기 때문에 소양증을 완화시키는 데 집중을 해야 한다. 처방된 목욕법과 식이요법, 연고나 약품 등을 적절하게 사용해야 한다.

07 심폐소생술이 잘 되고 있는가를 확인하는 방법은 환자의 가슴이 오르락 내리락 해야 한다.

08 유치도뇨관의 요로감염 방지를 하는 방법 중 가장 중요한 것은 소변주머니가 방광보다 낮게 위치하여 역행성 감염을 예방해야 하며 침대 난간에 고정시킨다.

09 부동 노인 환자가 유치도뇨관 제거 후 갑자기 실금을 하기 시작했을 때 시간에 맞춰 규칙적으로 변기를 대어준다.

10 항생제는 투약 시 주사 전에 피부 반응 검사를 하여 이상이 없는지 확인하고 일정한 시간마다 투여하는 이유는 혈중 농도를 일정하게 유지하게 위함이다.

11 수술 후 환자 침대에 고무포를 깔아주는 이유는 구토 시 토물로 침구가 더러워지지 않도록 하기 위함이다.

12 자연 분만 후 퇴원하는 산모에게 교육할 내용 중 중요한 것이 회음부 간호이다. 좌욕을 하면서 회음부 상처를 치유해야 한다.

13 태아적아구증
- Rh·여성이 Rh+인 남성을 만나 Rh+ 태아를 임신했을 경우 모체 내에 Rh·항체가 생기게 된다.
- 이 항체가 태아를 공격하여 태아 적아구증이 발생한다.

14 비수유부 유방 울혈 시 간호중재
- 탄력붕대나 복대로 유방을 묶어 준다.
- 유즙을 짜내서는 안된다.
- 유두 자극을 피해야 한다.
- 유방에 얼음주머니를 대어 준다.
- 가벼운 진통제를 사용한다.

15 정신보건법의 목적
- 정신질환의 예방과 정신질환자의 의료 및 사회 복귀에 관해 필요한 사항을 규정함으로써 국민의 정신건강증진에 이바지함을 목적으로 한다.

16 정신적, 신체적 스트레스가 심할 경우 교감신경의 자극으로 체온이 상승된다.

17
- 주관적 자료 : 대상자에 의해서만 지각되는 정보 예 : 소양감, 통증, 현기증
- 객관적 자료 : 타인도 관찰하거나 확인할 수 있는 정보 예 : 환자에 대한 관찰, 검사 결과 등

18 뇌의 시상하부: 인체의 기능을 촉진하거나 억제하는 자율 신경계 중추로서 체온을 조절한다.

19
- 요골동맥 : 맥박 측정 시
- 상완동맥 : 혈압 측정 시

20 결손맥박은 비효율적인 심장 수축 상태를 나타내는 것으로 심첨맥박과 요골맥박수는 차이가 있다.

21 호흡은 수의적으로 조절이 가능하며 여자는 흉식호흡, 남자는 복식호흡을 한다.

22 출혈이 있으면 혈액 소실로 혈압은 떨어지고, 산소량이 감소되므로 부족한 산소량을 보충하기 위해 호흡은 증가한다.

23
- 혈압계의 커프는 팔이나 대퇴 부위의 약 2/3를 덮는 정도의 크기를 사용한다.
- 커프가 팔 둘레보다 좁으면 혈압이 실제보다 높게 측정된다.
- 커프가 팔 둘레보다 넓으면 혈압이 실제보다 낮게 측정된다.

24 순환혈량이 증가하면 혈압이 상승된다.

25
- 일반적인 신체검진의 순서: 시진 → 촉진 → 타진 → 청진
- 복부검진 순서: 시진 → 청진 → 타진 → 촉진(촉진으로 연동운동이 발생할 수 있어 청진을 먼저하고 촉진함)

26
- 검사는 24시간 동안 생성된 소변량을 근거로 계산되므로 실수로 중간에 소변을 버리게 되는 경우 검체를 다시 모아야 한다.
- 24시간 수집검사 : 첫 소변은 버리고, 24시간 지난 후 마지막 소변까지 모아야 한다. → 방광을 완전히 비우고 검사를 시작하는 것이다.

27
- 구강 내 세균에 의해 검체가 오염되는 것을 방지하기 위해 가래 뱉기 전에 입을 물로 씻어낸다(치약 사용은 금지).
- 객담은 밤새 농축된 것을 아침에 뱉는 것

이 좋다.

28 상부위장관촬영(UGI): 조영제인 바륨을 삼킨 후 X-ray를 투과하여 식도, 위, 십이지장의 폐쇄와 염증 등의 병변을 보기 위한 검사
- 검사 전 8시간 금식 필요
- 조영제인 바륨은 인체에 흡수되지 않고 변으로 배출되나 변비를 유발할 수 있어 수분섭취 권장.

29
- 정맥신우촬영(IVP): 조영제를 정맥으로 주입하고 X-선을 이용하여 신장, 신우, 요관, 방광의 상태를 확인하기 위한 검사이다.
- 방광 내에 조영제가 희석되는 것을 방지하기 위해 12~24시간 수액을 제한한다.
- 신장은 후복막장기이므로 대변으로 가려지는 부위가 없도록 관장이 필요하다.

30
- 위에 구멍이 뚫린 상태를 위천공이라고 한다.
- 위 천공이 발생하면 즉시 위의 구멍을 막는 응급 수술이 필요하다.(∵ 갑자기 일어나는 상복부 통증, 오한, 출혈 등의 증상이 나타나는 경우 즉시 의사에게 알려야 한다.)
- 위 내시경 후에는 인후통과 목에 약간의 출혈이 있을 수 있다.

31
- 기생충 대변검사 : 기생충의 알이나 충체 등이 존재하는지 확인하기 위한 검사이다.
- 아메바(기생충)는 외부온도에 예민하기 때문에 정확한 검사를 위해 배변 후 30분 이내에 검사해야 한다(대변 받는 즉시 검사실로 보냄).

32 침습적인 검사를 하는 경우에도 외과적 무균술을 적용한다.

33
- 요추천자 후 뇌척수액 누출로 두통이 발생할 수 있으므로 약 5~10시간 동안 앙와위 자세로 안정을 취해준다.
- 상실된 뇌척수액을 보충하기 위해 수액요법, 수분섭취를 권장한다.
- 뇌척수액은 실온보관한다.

34 교차감염이란 한 환자의 병원균이 의료인의 손이나 병원 기구를 통해 다른 환자에게 감염되는 것이다.

35 오염된 부분에서 청결한 부분을 오염시키는 것을 막기 위해 청결한 부위를 가장 먼저 소독한다.

Ⅱ 보건간호학

36 시범교육은 일방적 지식 전달이 아닌 실체 물품을 준비해 교육하는 방법이다.

37 강의: 학습자들에게 단 시간에 많은 양의 지식을 전달할 수 있다. 비용과 시간이 적게 들고 교육자 중심으로 진행되므로 모두가 참여할 수 있도록 교육자의 노력이 필요하다.

38 분단토의: 참여자 전체를 수 개의 분단으로 나누어 토의 시킨 후 전체에서 의견을 종합하는 방법이다.

39 보건교육의 목적은 스스로가 건강문제를 해결할 수 있는 능력을 갖추도록 하는 것이다.

40 보건교육관은 보건교육을 전공한 사람으로 여러 가지 방법으로 보건사업을 대중들에게 이해시키고 연구하는 요원이다.

41 **가족의 포괄적 간호가 가능함**
- 실제 가정환경에서 자료를 수집함으로써 간호를 제공하고 정확한 간호진단을 내릴 수 있다.

- 가정방문으로 친밀감을 유도하여 관계 형성이 용이하다.
- 보건교육 시 가정에서의 물건을 이용하므로 실천에 옮기기 쉽다.
- 움직이지 못하는 대상자에게 간호 제공이 가능하다.
- 대상자들은 시간과 비용을 절감할 수 있다.
- 포괄적인 간호제공이 가능하다.

42 종교 및 정치와 관련이 없는 지역으로 선정해야 한다.

43 공공부조에는 국민기초생활보장과 의료급여가 있다.

44 양질의 보건의료의 요건: 보건의료의 효율성, 환자의 의료 기관에의 접근성, 의료의 질, 보건의료의 계속성

45 **자유방임형**
- 자유기업형이라고도 하며, 의료 이용자가 의료인이나 의료기관을 이용함에 있어 최대한의 자유가 허용되며, 정부 간섭은 제한된 형태이다.

46 **사회보장형 의료체계의 장점**
- 보건의료서비스의 균등한 이용 보장
- 자유경쟁으로 인한 자원낭비의 방지
- 예방을 중요시하는 경향
- 의료이용가 의료비의 통제 기능
- 공공재로서의 보건의료개념의 구현

47 우리나라 건강보험의 진료보수 지불방법으로 주로 이용되는 보수지불제도는 행위별 수가제이다.

48 포괄수가제 실시는 국민의료비의 감소 원인이다.

49 보건의료서비스의 사회·경제적 특성 중에서 소비자 지식 부족, 정보비대칭 → 소비자는 질병에 대한 지식이 없고 의사 등 제공자에 의존, 비합리적인 소비를 한다.

50 보건의료서비스는 공급의 독점성과 비탄력성(경쟁제한)을 가지며, 소비자의 지식부족으로 오는 정보의 비대칭성을 갖는다.

III 공중간호학

51 기온역전: 하층부의 온도보다 상층부의 온도가 올라가는 현상으로 대기오염의 원인이 된다.

52 군집독: 밀폐된 공간에서 환기 부족으로 두통, 어지러움, 구토 등의 증상이 나타난다.

53 아황산가스(SO): 산성비의 원인

54
- 독소형 식중독: 보톨리누스, 웰치균, 포도상구균
- 감염형 식중독: 비브리오, 살모넬라, 아리조나, 장구균, 여시니아

55 CO_2(이산화탄소): 대기 중 0.03% 차지, 실내공기 오염의 기준, 군집독 원인

56 버섯·무스카린

57 살모넬라증은 장내세균으로 대장균과 비슷하다. 위생적이지 못한 식품에 번식한다.

58 플랑크톤의 이상 증식으로 발생하는 현상, DO는 낮아지고 BOD는 높아진다.

59
- 공기오염의 단점을 가진 폐기물 관리법: 소각법
- 수질오염의 단점을 가진 폐기물 관리법: 매립법

60 기온역전: 상층부의 기온이 높은 경우, 대기오염의 원인

61 산성비의 원인은 아황산가스(SO)
- 공기 중의 오염물질이 수증기와 만나 비로 내리는 현상이다.
- 농작물은 물론 동식물과 사람에게까지 좋지 않은 영향을 미친다.

62
- 독소형 식중독: 보툴리누스, 웰치균, 포도상구균
- 감염형 식중독: 살모넬라증, 여시니아, 장구균, 비브리오

63 학교의 장
- 학교환경위생 및 식품위생의 유지, 학생과 교직원에 대한 건강검사
- 등교중지, 학생 및 교직원의 보건관리, 예방접종 완료여부의 검사
- 치료 및 예방조치, 학생의 안전관리, 휴교 조치

64 모든 직업에서 일하는 근로자들의 육체적, 정신적 및 사회적 건강을 최고로 유지, 증진, 질병예방, 근로자의 적합한 작업환경에 배치하여 작업능률 및 생산성을 향상시킨다.

65
- 일반건강검진: 모든 근로자에 대하여 일정한 주기로 실시하는 검진
- 특수건강검진: 유해인자 노출에 의한 작업성 질환을 찾아 내어 관리 또는 신속히 자료를 하기 위한 검진
- 배치 전 건강검진: 배치하기 전에 부서업무에 적합성 평가하기 위한 검진
- 수시건강검진: 특수건강검진 대상 업무로 인한 직업성 건 강장해를 의심, 의학적 소견이 있는 자에게 실시
- 임시건강검진: 유해인자에 의해 질병의 이환, 질병 발생 원인 등을 확인하기 위해 실시

66 대치: 덜 유해한 물질로 대신 사용하는 것 (물질의 변경, 시 설변경, 작업환경 개선 등)

67 보건복지부장관의 면허를 받는 의료인은 간호사, 의사, 한 의사, 조산사, 치과의사 총 5종이다.

68 의료인은 3회의 범위 안에서 제한

69 병원급: 30 병상 이상, 종합병원급: 100 병상 이상

70 예방대책
- 가정, 직장, 학교에서의 생활조건을 개선하고 건강생활을 할 수 있도록 하여 건강상태를 증진시키는 것이다.
- 예방접종, 혼경관리, 안전관리 등 특수 대책을 강구하는 것으로 건강을 저해하는 요소를 제거하는 것이 중요하다.

Ⅳ 실기

71 무의식 대장자의 체위는 앙와위이며 흡인의 위험이 예측될 경우 고개는 옆으로 한다.

72 표면이 긁힌 정도의 상처: 찰과상

73 절단부위는 깨끗해서 싸서 밀봉한 후 얼음용기에 넣어 운반한다(섭씨4도)

74 사람에 의한 교상은 봉합하지 않는다.

75 화학물질에 의한 화상 처지원칙
- 신속히 흐르는 물에 세척하여 물질을 제거한다.
- 옷에 묻은 물질은 손으로 만지지 말고 가위로 잘라 버린다.
- 중화제를 사용하지 않는다.
- 원인 물질을 알기 위해 물질용기를 챙겨 병원에 가져간다.
- 물질이 눈에 들어갔을 경우 흐르는 물로 30분 이상 세척 한다(낮은 수압이용).
- 물로 세척되지 않는 불수용성 물질은 알

코올이나 도수 높은 술을 사용하여 환부를 세척한다.

76
- 동상부위에 압력을 주지 않도록 한다(마사지 X)
- 동상부위는 심장보다 높게 거상하고 따뜻한 곳으로 이동시킨다.
- 대상자의 체온은 서서히 상승시키도록 한다.

77 마른 옷으로 갈아입혀 입고 있던 옷이 체온을 떨어뜨리지 않게 한다.

78 머리를 상승시켜 뇌압상승을 예방한다.

79 지혈대 적용 시 주의사항
- 직접압박이나 지압법으로 출혈이 멎지 않을 경우 사용한다.
- 지혈대 적용 시간이 길어질 경우 말초부분의 괴사로 절단의 위험이 있다.
- 지혈대를 제거하는 것은 의사의 판단으로 의사가 풀도록 한다.
- 20분마다 풀어 휴식을 주고 다시 적용한다.
- 출혈부위를 심장보다 높인다.
- 지혈대는 상처 가깝게 묶는다.

80 구토 시 대상자의 머리를 옆으로 하는 것은 기도로 흡인되는 것을 예방하기 위해서다.

81 환자의 관장 체위는 심스 포지션으로 해야 한다.

82 습도유지를 위해 젖은 거즈로 기관절개 삽입구를 덮어주고 분비물의 액화를 위해 가습기를 제공할 수 있다.

83 족저 굴곡
- 족저굴곡은 근육이 약화되어 발목을 들지 못하고 발등을 몸 쪽으로 당기지 못하며 발이 아래로 떨어지는 증상이다.
- 원인은 근육의 이상이나 신경의 압박 또는 손상 등이며 윗 침구의 지속적인 압박은 족저굴곡을 초래할 수 있으므로 대상자의 발을 자연스럽게 유지하고 윗 침구의 무게를 받지 않도록 발지지대를 해주는 것이 좋다.

84 교감신경 자극 시 신체의 변화
- 동공의 확대
- 눈물샘의 분비 억제
- 섬모체 근육 수축
- 침샘의 분비 억제, 땀샘의 분비 촉진
- 소화관 연동운동 억제
- 심장 박동 빨라짐
- 기관지 확장
- 방광 이완
- 조임근 수축
- 혈관의 수축

85 호르몬
- 우리 몸의 한 부분에서 분비되어 혈액을 타고 표적기관으로 이동하는 일종의 화학물질이다.
- 인체의 발육과 성장 및 생체의 내부 환경을 조절하고 스트레스와 감염에 반응하여 생식에 영향을 미친다.

86 연동운동
- 수축과 이완이 일정한 거리를 두고 아래로 향하여 일어난다.
- 음식물을 아래로 내려보내는 작용을 한다.
- 물리적 소화작용에 해당된다.

87 관장액 주입 시 환자가 복통을 호소한다면 관장 용액 주입을 즉시 중단하고 보고하는 것이 적절하다.

88 요로감염을 예방하기 위해 회음부 위생을 유지하며 도뇨관을 잠그지 않도록 해야 한다.

89 부동 시 비뇨기계의 생리적 변화
- 신우 내에 소변의 정체
- 신장결석의 형성
- 소변정체
- 배뇨횟수 감소
- 잔뇨량 증가

90 무거운 물건이나 환자 이동 시 자세
- 양 발을 약간 벌려 기저면을 넓히고 무게중심을 낮추어 기저면에 가까이 한다.
- 물건을 들어 올리거나 움직일 때에는 엉덩이와 배의 근육을 이용한다.
- 무거운 물체를 들어 올릴 때 허리를 펴고 무릎을 구부린다.
- 물체를 잡아당기거나 밀 때 체중을 이용한다.
- 허리 높이에서 일을 하며 침대를 이 수준에 맞추도록 한다.

91 소변백은 항상 방광보다 아래에 위치하도록 하여 소변이 방광으로 역류되지 않도록 한다.

92 자비소독
- 끓는 물속에 넣어 소독하는 것이다.
- 아포를 가진 세균과 일부 바이러스는 제거할 수 있다.
- 상아, 고무제품은 열에 민감하여 자비소독에 부적합하다.

93 베타딘은 창상, 감염피부, 수술부위, 수술 전 피부소독 등에 주로 쓰이며 손소독제로도 사용한다.

94
- 에틸렌옥사이드 E·O gas: 냉멸균으로 열에 약한 기구에 적당하다.
- 고무제품, 내시경, 각종 카테터, 세밀한 수술기구 등에 적합하다.

95
- 알코올은 소독효과가 좋아 피부소독에 많이 사용하지만 피부를 건조하게 하여 상처회복 과정을 방해하며 자극적이므로 개방성 상처에는 적용하지 않는다.
- 0.9% 생리식염수는 신체 체액의 농도와 동일하게 만들어져 삼투변화를 일으키지 않기 때문에 상처 세척에 많이 사용한다.

96 공공재란 보건의료의 소비과정에서 모든 국민이 배제되어서는 안된다는 재화로서의 특징을 말한다.

97 임의 적용인 경우에는 역선택 현상이 발생한다.

98 1989.7.1. – 도시지역의료보험 실시(제도 도입 후 12년 만에 전국민의료보험 실시)

99 본인이 부담하는 의료비에 대한 보상금은 요양급여의 범위에 속하지 않는다.

100 도덕적 해이(Moral Hazard)에 의해 의료비가 상승하는 것을 막기 위해 소비자들로 하여금 진료비의 일부분을 부담하는 제도가 본인일부부담제이다. 그러나 본인부담은 저소득층의 필수적 의료 이용을 차단하는 문제를 안고 있다.

101 검역법 제2조(정의)
1. "검역감염병"이란 다음 각 목의 어느 하나에 해당하는 것을 말한다.
   가. 콜레라
   나. 페스트
   다. 황열
   라. 중증 급성호흡기 증후군(SARS)
   마. 동물인플루엔자 인체감염증
   바. 신종인플루엔자
   사. 중동 호흡기 증후군(MERS)
   아. 에볼라바이러스병
   자. 가목에서 아목까지의 것 외의 감염병으로서 외국에서 발생하여 국내로 들어올 우려가 있거나 우리나라에서 발생하여 외국으로 번질 우려가 있어 질병관리청장이 긴급 검역조치가 필

요하다고 인정하여 고시하는 감염병

102 역법 제2조(정의)
이 법에서 사용하는 용어의 뜻은 다음과 같다.
2. "운송수단"이란 선박, 항공기, 열차 또는 자동차를 말한다.
2의2. "운송수단의 장"이란 운송수단을 운행·조종하는 사람이나 운행·조종의 책임자 또는 운송수단의 소유자를 말한다.

103 검역법 제10조(검역 장소)
① 질병관리청장은 관계 중앙행정기관의 장과 협의하여 검역 장소를 정한다.

104 검역법 제2조(정의)
3. "검역감염병 환자"란 검역감염병 병원체가 인체에 침입하여 증상을 나타내는 사람으로서 의사, 치과의사 또는 한의사의 진단 및 검사를 통하여 확인된 사람을 말한다.
4. "검역감염병 의사환자"란 검역감염병 병원체가 인체에 침입한 것으로 의심되나 검역감염병 환자로 확인되기 전 단계에 있는 사람을 말한다.
5. "검역감염병 접촉자"란 검역감염병 환자, 검역감염병 의사환자 및 병원체 보유자(이하 "검역감염병 환자등"이라 한다)와 접촉하거나 접촉이 의심되는 사람을 말한다.
6. "감염병 매개체"란 공중보건에 위해한 감염성 병원체를 전파할 수 있는 설치류나 해충으로서 보건복지부령으로 정하는 것을 말한다.

105 검역법 제10조(검역 장소)
① 질병관리청장은 관계 중앙행정기관의 장과 협의하여 검역 장소를 정한다.
② 검역을 받으려는 출입국자 및 운송수단은 검역 장소에 도착하여 검역조사를 받아야 한다. 다만, 검역 장소에서 검역조사를 받기 어렵거나 검역조사가 완료되기 어려운 경우 보건복지부령으로 정하는 검역구역에서 검역조사를 받을 수 있다.
③ 제2항에도 불구하고 다음 각 호의 어느 하나에 해당하는 경우는 검역소장이 정하는 장소에서 검역조사를 받을 수 있다.
  1. 나포, 귀순, 조난 및 응급환자 발생 등 부득이한 경우
  2. 날씨나 그 밖의 부득이한 사유로 보건복지부령으로 정하는 경우

검역법 시행규칙 제5조(검역 장소 등)
③ 법 제10조 제3항 제2호에서 "보건복지부령으로 정하는 경우"란 다음 각 호의 경우를 말한다.
  1. 날씨가 나빠 검역 장소에서 검역을 하기 어려운 경우
  2. 조수(潮水) 간만(干滿)의 차 또는 파고(波高)로 검역 장소에서 검역을 하기 어려운 경우
  3. 운송수단이 고장 등으로 검역 장소에 정박·착륙 또는 도착할 수 없는 경우
  4. 검역관이 검역 장소로 이동할 수단이 없어 검역 장소에서 검역을 하기 어려운 경우
  5. 삭제
  6. 삭제
  7. 화물의 긴급 하역(荷役) 등 선박이 도착하는 즉시 신속한 검역이 필요한 경우
  8. 그 밖에 제1호부터 제7호까지의 경우에 준하는 부득이한 사유가 있다고 검역소장이 인정하는 경우

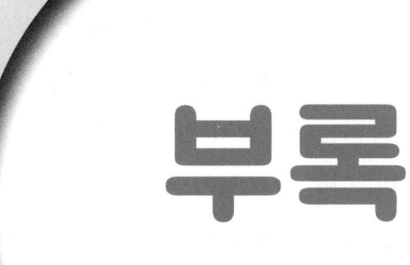

부록

간/호/조/무/사

1 기본간호
2 성인간호

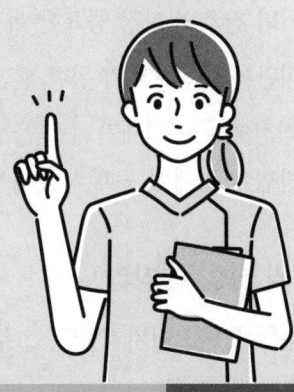

1. 기본 간호

01 병원 환경 조성 돕기

병실 환경

① **온도:** 환자의 상태에 따라 쾌적하다고 느끼는 온도가 대체로 20~22℃이다. 밤에는 침구를 사용하므로 18℃가 적당하며, 26℃ 이상의 높은 실내 온도는 에너지 소모량을 증가시키고 혈관을 이완시켜 땀이 나므로 감기에 걸리기 쉽다.

② **바닥:** 소음이 안위를 방해하므로 대부분의 복도나 작업실 바닥은 카페트가 깔려 있다.

③ **벽:** 파란색이나 연한 자주색 또는 연녹색의 벽지 색깔이 안위감을 증진시킨다고 하여 의료기관에서는 병실이나 기타 공간을 이런 색감으로 연출하고 있다.

④ **환기:** 먼지와 세균이 없는 신선한 공기는 환자들에게 상쾌함을 주며, 공기의 유통은 피부 표면의 모세혈관을 자극하여 순환 및 호흡을 자극하므로 자주 환기를 시킨다. 환기 시에 바람이 환자에게 직접 닿지 않도록 한다.

⑤ **습도:** 습도는 40~60%가 적절하지만 호흡기계 질환(예 감기, 기관지염, 기관지천식 등)을 앓는 환자들은 습도가 좀 더 높은 것이 편안하다.

휴식과 수면을 위한 간호

① 편안한 환경을 제공하고 취침 습관을 유지시킨다.
② 조용하고 안정된 어두운 환경을 만들어준다.
③ 심호흡을 통해 긴장 해소 및 이완을 돕는다.
④ 취침 전 우유를 마시게 한다.
⑤ 치즈 같은 단백질 식이를 준다.
⑥ 저녁 간호의 가장 중요한 목적은 환자를 숙면시키는 것이다.
⑦ 이완을 촉진시키기 위한 편안한 체위와 등 마사지를 돕는다.
⑧ 진정제나 수면제가 수면을 유도하기 위해 사용되기도 한다. 이러한 약물의 사용은 다른 방법이 실패했을 때 사용해야 하며 반드시 의사의 지시에 따른다.

병실에서의 낙상 예방법

① 바닥에 미끄러지지 않는 고무가 달린 슬리퍼를 신게 한다.

② 병실은 정리 정돈을 잘 하며, 특히 발밑의 전선·기구 등을 치운다.

③ 통 목욕이나 샤워 시 미끄럽지 않도록 매트를 깐다.

④ 욕실, 화장실, 복도를 걸을 때 난간을 잡고 가게 한다.

⑤ 혼돈된 대상자나 불안정한 대상자 또는 보호자가 없는 대상자는 침대 난간(side rail)을 설치하여 떨어지지 않게 한다.

⑥ 대상자의 이동 능력을 철저히 사정하여

⑦ 입원 환자에게 병실 안내 및 콜벨 사용법을 알려 준다.

의료기관별 화재 대피 요령

① **병원 화재 시 대피**: 일단 병원에서 화재가 발생하면 그 사실을 알린 후 화재실의 환자를 우선 적으로 대피시킨다. 병원 화재 시 대피시켜야 할 순서는 내원객 → 거동 가능 환자 → 경증 환자 → 중증 환자 → 직원 순이다. 일반 시설과는 다르게 병원에서 화재가 나면 거동 불능 환자를 먼저 대피시키려다 더 많은 사람이 위험해질 수 있기 때문에 확실히 살 수 있는 거동 환자부터 살리는 것이 생존률을 높이기 위한 최소한의 방법이며 병원 규정상 구조원칙이다.

② **요양병원 화재 시 대피**
- 각 병동 책임자의 지시에 따름
- 우선 환자에게 방연마스크 또는 방진마스크 착용
- 단독 행동이 불가능한 중환자를 우선순위로 대피
- 대치 출구 및 구조대를 활용하여 대피
- 자체 피난 유도 우선순위에 따라 대피

물품관리의 중요성

병원 자산은 대부분이 물품으로 구성되어 있다. 병원에서는 이들 물품을 사용하거나 소비함으로써 진료 활동이 수행되고 있으며, 물품을 얼마만큼 효율적으로 관리하느냐의 여부는 병원의 기본 목표인 진료 활동의 효율성 여부를 좌우하게 된다. 특히 진료를 위해서는 많은 고가의 의료장비와 물품이 소요되므로 물품 관리의 효율화가 요구된다.

환자의 퇴원 시 확인 사항

환자의 퇴원 결정은 의사의 책임이므로 퇴원 지시가 있는지 확인한다. 만일 환자가 의사의 동의 없이 퇴원하는 경우에는 동의서를 받았는지 확인한다.

02 간호기록과 간호계획의 기록 돕기

의료기록의 요건

① 정확해야 한다.
② 간단하고 명료해야 한다.
③ 판독 가능해야 한다.
④ 신속성이 있어야 한다.
⑤ 비밀 보장이 되어야 한다.

SOAP 간호기록

① **S(subject data):** 주관적 자료로서 대상자의 말을 그대로 기록하는 것
② **O(object data):** 객관적 자료로서 간호사가 관찰한 내용을 기록하는 것
③ **A(assessment):** 사정으로, 주관적 자료와 객관적 자료를 분석한 후에 진단을 내리거나 대상자의 문제를 기록하는 것
④ **P(planning):** 계획으로, 사정에서 제시된 진단이나 문제를 해결하기 위한 간호중재를 기록하는 것

전자의무기록(EMR)

병원에서 환자를 진료하기 위해서는 다양한 진료의 기록지가 필요하다. 의사가 기록하는 의무기록 뿐 아니라 각종 검사에 발생하는 검사기록지 등 다양한 종이 형태의 서식지가 있다. 이것을 전산화(디지털화)하는 것을 전자의무기록이라고 한다.

03 활력 징후 돕기

체온의 분류

① **심부 체온:** 두개골, 흉곽, 복강, 골반강과 같은 인체의 심부 조직 온도이며 상대적으로 일정하게 유지된다.
② **표면 체온:** 피부, 피하조직, 지방의 온도이며 심부 체온과는 대조적으로 환경에 영향을 받아 오르고 내린다. 표면 체온이 33℃ 이하로 떨어지면 체온 조절 기능이 소실되고 25℃ 이하로 떨어지면 사망에 이르게 된다.

고막체온의 특징

① 고막 및 이도는 체온조절중추가 있는 시상하부와 동일한 동맥으로부터 혈액 공급을 받고 있어 정확한 심부 온도 측정을 위한 가장 좋은 부위이다.
② 측정이 용이하고 빠르면 측정 시간도 짧아 효과적일 뿐만 아니라 구강이나 점막의 접근을 통해 일어날 수 있는 세균이나 오염의 전파를 예방하고, 음식 섭취 여부에 영향을 받지 않는다.
③ 피와 뇌척수액과 같은 귀 분비물이 있을 경우 고막 체온을 금한다.

구강 내에서 수은 체온계가 파손되었을 경우

① 즉시 수간호사에게 보고하며, 수은을 삼켰을 때는 계란 흰자를 먹여 중독을 예방한다.
② 수은이 손에 닿지 않게 조심스럽게 모은 후 병원의 폐기물 처리 절차에 따라 처리한다.

직장 체온의 특징

① 구강이나 액와 체온 측정이 불가능 할 때 주로 사용된다.
② 둔부의 노출로 인하여 불안감을 가져다 줄 수 있다.
③ 직장은 동일한 대상자에게 같은 체온계로 체온을 쟀을 때 가장 높은 체온측정치가 나오는 부위 이다.

맥박의 증가와 감소 요인

① **맥박의 증가 요인:** 운동, 음식의 섭취, 흥분, 공포, 체온의 상승(발열), 심장질환이나 갑상선 장애, 저혈압, 체위(서 있는 경우에 상승), 연령이 적은 경우(성인보다 소아에서 맥박수 증가), 교 감신경의 자극, 스트레스, 출혈(혈액 소실), 급성 통증, 약물(아트로핀이나 에피네프린)
② **맥박의 감소 요인:** 부교감 신경(미주신경)의 자극, 연령의 증가, 수면, 저체온, 약물(디기탈리스), 고혈압, 자세(앉아 있는 자세) 등

호흡에 변화를 주는 요인

① **연령, 성별:** 나이가 어리면 호흡이 대체로 빠르고, 여성은 남성보다 약간 빠른 경향이 있다.
② **운동:** 근육 운동은 일시적으로 호흡수를 증가시킨다.
③ **소화:** 음식물을 소화시키는 동안 호흡수가 약간 증가한다.
④ **감정:** 쇼크, 공포나 정신적 흥분은 대체로 호흡수를 증가시킨다.

⑤ **약품:** 모르핀, 데메롤 등은 호흡을 느리고 깊게 하며, 카페인과 아트로핀은 호흡을 자극하므로 빠르고 얕은 숨을 쉬게 한다.

⑥ **체온:** 체온이 증가(발열)하면 호흡이 증가한다.

⑦ **출혈:** 혈액이 감소되면 혈액 내의 산소가 감소되고 이산화탄소가 증가되어 호흡은 증가한다.

⑧ **쇼크:** 복부 큰 동맥이 울혈되며, 호흡은 증가한다.

⑨ **기압:** 낮은 기압에서는 산소의 양이 부족해지므로 호흡이 증가한다.

⑩ **신진대사율:** 신진대사율이 증가하면 호흡이 증가한다.

⑪ **통증:** 통증이 심할 경우 호흡이 증가한다.

혈압 측정 시 주의사항

밤 2~3시에 혈압이 가장 낮고 오전 5시에 상승하기 시작해 오전 11시가 되면 최고점에 이른다. 오후 3~4시에 혈압이 조금 올랐다가 저녁부터 잠잘 때 까지 서서히 떨어진다.

① **상완동맥:** 커프의 줄이 두 개 있는 곳의 중앙이 상완동맥 위에 위치해야 한다. 상박에서 혈압을 가장 많이 측정하므로 상완동맥(상박동맥)이 가장 많이 사용된다.

② **슬와동맥:** 대퇴 혈압 측정 시 슬와 동맥에 청진기를 댄다.

자동 혈압 측정기의 장점

자동 혈압 측정기는 혈압을 자동으로 측정하기 위한 것으로, 중환자나 불안정한 환자, 침습적인 절차 수행 시나 수행 후와 같이 자주 혈압을 측정해야 하거나 혈압 모니터링이 필요한 치료시에 사용할 수 있다.

① 사용이 편리하다.

② 청진기를 사용할 필요가 없다.

③ 혈압을 필요 시 15초마다 정확하게 자주 기록할 수 있다.

④ 잦은 간격으로 반복해서 혈압을 재야 할 경우 효율적이다.

기립성 저혈압

기립성 저혈압은 수축기 혈압이 20~30mmHg이상, 이완기 혈압이 10~20mmHg이상 하강하는 변화를 의미한다. 기립성 저혈압은 갑자기 일어섰을 때 허약감이나 기절을 일으키는 것이며 오랫 동안 부동이나 말초정맥의 정체, 항고혈압제 사용으로 나타날 수 있고, 천천히 움직임으로써 예방이 가능하다.

04 건강사정 보조

복부진찰의 방법

① 진찰 전에 방광을 비우고 실내를 따뜻하게 한다.
② 복부 진찰 시에는 문진, 시진, 청진, 타진, 촉진 순서로 하는데 이는 타진과 촉진에 의해 장운동과 장음의 변화를 줄 수 있기 때문이다.
③ 대상자는 다리를 약간 구부린 앙와위로 누인 후 검진 방법과 이완 방법에 대해 설명 후 복부 전체를 노출하여 사정한다.

촉진의 특징

① 촉진은 신체에 대한 자세한 검진을 위해 손을 이용하여 측정하는 방법이다.
② 주로 온도, 촉감, 습도, 유연성, 피부결, 탄력성 등을 촉진한다.

타진의 종류

① **직접 타진**: 한 손의 손가락으로 신체 부위를 가볍게 두드리는 방법으로 대개 민감한 부위를 사정할 때 사용한다.
② **간접 타진**: 양손을 이용하여 한 손의 손가락을 타진하고자 하는 부위에 놓고 다른 한 손의 손가락으로 먼저 손의 손가락 위를 가볍게 치는 방법이다.

청진의 특징

① 청진기의 판막형은 정상 폐음, 심음, 장음과 같은 고음을 구별하기 위해서 사용된다.
② 청진기의 종형은 비정상적인 심맥 관계의 소리같이 저음을 구별하기 위해서 사용된다.

주관적 자료와 객관적 자료

① **주관적 자료**: 증상(symptom)과 유사한 의미로 대상자 자신만이 경험할 수 있고 대상자 자신에게만 분명하게 나타난다. 직접적으로 측정하거나 관찰할 수 없으며 환자에 의해서만 확인되고 설명될 수 있다. 주관적인 자료는 대상자들의 신체적 감각, 감정, 가치, 신념, 태도와 건강 상태에 대한 개인적 지각 등을 포함한다.
② **객관적 자료**: 징후(sign)라고도 할 수 있으며 타인도 관찰하거나 확인 할 수 있다. 환자에 대한 관찰, 신체 검진 또는 임상 진단 검사를 통해서 수집되는 것이 일반적이다.

05 감염 관리와 무균술 돕기

병원 감염(nosocomial infection)

병원 감염이란 의료 기관에서 건강을 돕는 행위를 통해 획득한 감염을 의미한다.

① **내인성 감염**: 대상자의 저항력이 감소되었을 때 주로 발생하여 구강이나 장에 정착하고 있는 세균 등이 과성장하여 감염을 일으키는 것을 말한다.

② **외인성 감염**: 환자 자신 이외의 외부에서 균이 들어와 발생하는 감염을 말한다. 처치나 검사 등에 사용하는 각종 물품이나 병원환경, 의료인의 손에 의해 감염되는 것이다.
   예) 도뇨관 삽입을 통해 요로 감염 등과 같이 치료적, 진단적 과정에서 발생한 감염

감염관리체계와 프로그램의 기본 원칙

① 감염의 예방과 관리하는 모든 의료기관에서 우선적으로 이루어져야 한다.
② 의료기관에 적합한 감염관리 조직과 체계를 갖추고, 감염관리 책임자는 감염전파의 위험을 파악하고 발생위험을 감소시킬 수 있는 시스템을 운영한다.
③ 감염관리 조직과 구성은 병원의 규모와 진료특성에 대한 운영원칙은 다르지 않다.
④ 의료기관의 장은 감염관리 프로그램에 대하여 전반적인 책임을 진다.
⑤ 의료기관의 모든 직원은 환자와 직원에게 안전한 환경을 제공해야 하는 책임이 있다.
⑥ 감염관리 프로그램의 원활한 운영을 위하여 의료기관은 감염관리 전문가를 확보하고 필요한 행정적 지원을 한다.
⑦ 감염관리 프로그램 및 감염관리 규정과 지침은 환자안전을 우선적으로 고려한다.
⑧ 의료기관은 감염관리를 위한 적합한 시설과 환경(예) 손위생을 위한 시설, 환자 침상 간 적합한 거리 확보, 병상 규모에 따른 격리시설 확보 등)을 갖춘다.

반코마이신내성장알균(VRE)

① 반코마이신내성장알균(VRE)은 반코마이신에까지 내성을 보이는 장알균으로, 이 내성균에 감염되면 쓸 수 있는 항생제가 지극히 제한된다.
② VRE는 메티실린내성황색포도알균(MRSA)과는 달리 환경에 대한 적응력이 상해서 주 서식 장소를 벗어나도 수일 내지 수주간 살 수 있는 것이 특성이다.
③ VRE는 선천적으로 항균제에 대한 내성을 많이 가지고 있으나 후천적으로는 여러 항균제에 대하여 내성을 획득하게 되며, 특히 반코마이신내성을 가진 장알균이 병원 감염에 매우 심각하다.

④ VRE는 병원성은 약하나, 면역력이 저하된 환자에서 특히 담도염, 패혈증, 심내막염, 뇌수막염과 같은 심각한 감염을 초래할 수 있다.

⑤ VRE의 특성상 환경 적응력이 강하므로 환자가 사용한 기구, 의료기, 환경에 대한 철저한 소독과 멸균이 중요하다.

⑥ VRE 환자가 의료 기관 간 이동이 있을 때는 관련 정보를 제공하여 다른 의료 기관에서도 감염 관리 지침이 지켜질 수 있도록 해야 한다.

소독 및 멸균과 관련된 용어 정의

① **멸균**: 아포를 포함한 모든 미생물(병원성 및 비병원성균)을 전부 사멸 예 외과 수술용 기구, 심장 또는 요로 카테터, 주삿바늘, 정맥주사용 수액, 몸에 삽입하는 물질 등

② **소독**: 전염성 병균을 죽이는 방법으로, 병원성 미생물을 사멸시킨다. 세균의 아포는 사멸시키지 못함

③ **방부제**: 직접 세균을 죽이지 않고 세균의 생활 환경이나 서식을 불리하게 하여 유해한 미생물의 증식이나 발육을 저지한다. 예 붕산수

④ **무균**: 감염되지 않은 상태로 병원성 미생물이 없는 상태

⑤ **감염**: 질병을 일으킬 수 있는 미생물이 숙주에 침입해 증식하는 상태

⑥ **살균**: 세균을 죽이는 것

⑦ **정균**: 세균의 성장, 번식을 억제하는 것

⑧ **면역**: 미생물의 침입에 대한 인체의 저항력

소독과 멸균의 적용 원칙

① **고위험 기구**: 세균의 아포를 포함한 어떠한 미생물이라도 존재하지 않아야 하며, 멸균 상태로 구매하거나 의료기관 내에서 매 사용 시마다 멸균처리 후 사용한다.

② **준위험 기구**: 모든 미생물이 존재하지 않아야 하지만 일부 세균의 아포는 허용된다. 매 사용 시마다 높은 수준 소독 또는 멸균을 시행한다.

③ **비위험 기구**: 점막에 사용하지 않는 기구(물품)로 대부분의 영양성 세균을 사멸할 수 있는 소독을 적용한다. 이러한 기구는 의료종사자의 손을 오염시키거나 의료기구와의 접촉을 통해 이차적으로 감염을 유발할 수 있으므로 매 환자 사이마다 또는 주기적으로 소독한다.

고압증기 멸균법의 특징

① 품명과 날짜를 방포 겉에 기입하고 멸균 표시지를 방포에 붙이는데, 멸균이 잘 된 꾸러미의 멸균 표시지는 검은색의 선이 나타난다.

② 물건들을 차곡차곡 채우지 않고 증기가 침투할 수 있게 쌓는다.

③ 겸자는 끝을 벌려서 싸고, 날이 날카로운 기구는 날이 무뎌지는 것을 방지하기 위해 끝을 거즈로 싸거나 기구를 완전히 거즈에 싸서 넣는다.

④ 물이 고일 수 있는 기구는 거꾸로 놓아 물이 고이지 않게 한다.

⑤ 감염병 환자의 입원 시 가지고 온 물품이나 의류는 고압증기 멸균 소독법으로 소독 후 봉투에 넣어 보관한다.

⑥ 고압증기 멸균기에서 멸균된 소독품 일체는 보통 14일간(약 1~2주) 유효하므로 2주가 지나면 사용하지 않았어도 다시 소독해야 한다.

⑦ 고압증기 멸균기를 사용하지 않을 때는 습기로 인해 녹스는 것을 방지하기 위해 완전히 잠그지 않는다.

⑧ 뚜껑이 있는 것은 약간 열어 둔 채 싸서 넣는다.

외과적 무균술의 원칙

① 멸균 물품은 품목과 분류하여 보관한다.

② 멸균 영역 내에서 사용되는 모든 물품은 무균적이어야 한다.

③ 멸균 물품이 멸균되지 않은 물품과 접촉하면 오염된 것이다.

④ 멸균 물품이 시야에서 벗어난 것은 오염된 것으로 간주한다.

⑤ 멸균 물품도 공기 속의 미생물에 장시간 노출되면 오염되었다고 간주한다.

⑥ 멸균 영역의 가장자리는 균이 있다고 간주한다.

⑦ 피부는 멸균이 될 수 없고 균이 있다고 간주한다.

⑧ 습기는 모세관 현상으로 멸균 물품을 오염시킨다. 즉, 멸균된 거즈에 습기가 스며들었을 때는 오염된 것으로 본다.

⑨ 수술실에서 소독 가운을 입은 사람끼리 통과할 때는 서로의 손과 가운의 앞면이 불결해지지 않도록 서로 등을 향하게 하고 지나간다.

⑩ 손 씻기를 할 때 손끝을 팔꿈치보다 높게 한다.

⑪ 가운의 앞면 중 허리 아래나 뒷면, 소독포의 외면은 오염된 것이다.

⑫ 개봉한 흔적이 있거나 멸균 유효기간이 지난 것은 오염된 것이다.

⑬ 멸균 표시지의 색 변화가 불분명한 경우 오염된 것으로 간주한다.

⑭ 소독포를 폈을 때 가장자리에서 늘어진 부분은 오염된 것이다.

외과적 손 씻기

손은 상지에서 가장 깨끗한 부위이다.

① 팔꿈치가 항상 아래로 가도록 한다.

② 원형 동작으로 닦는다.

③ 2~5분 정도 손소독제를 이용하거나 향균비누와 물을 사용하여 손을 씻는다.

④ 손 씻기를 마친 후는 어떠한 경우에도 손으로 수도꼭지를 만지지 않는다.

⑤ 무균술을 위하여 손을 씻을 때는 발이나 다리로 조절되는 수도꼭지 시설이 필요하다.

⑥ 수술실에 들어가기 전 비누를 사용해 팔꿈치 위까지 닦는다.

⑦ 흐르는 물로 행구고 멸균 타월로 닦는다.

⑧ 손을 닦은 후 가슴 이하로 내리지 않는다.

내과적 손 씻기

① 비누 거품이나 물이 유니폼에 튀지 않도록 한다.

② 손을 씻은 후에는 수도꼭지를 손으로 직접 만지지 않도록 하고 만져야 할 경우 타월로 감싼 후 만져야 한다.

③ 손을 씻는 동안 물이 팔에서 전박으로 흐르도록 한다.(세균이 팔에 오염되지 않도록 손을 팔꿈치 아래에 둔다.)

④ 30초~1분 이상 흐르는 물에서 문지르며 비누 거품을 충분히 낸다.(비누로 거의 모든 단기균 제거)

⑤ 가장 오염된 부분으로 여기는 손톱 밑이나 손가락 사이를 주의 깊게 씻으며 손톱으로 긁지 않는다.

⑥ 타월로 손을 닦을 때에는 손가락에서 손목 쪽으로 닦고 한 번 사용한 종이 수건은 버린다.

교차 감염 방지를 위한 주의 사항

교차 감염이란 어떤 증상을 가지고 이미 병원에 입원한 사람에게 2차 감염병이 부가되는 것, 즉 환자의 병원균이 다른 환자에게 옮겨지는 것이다.

① 간호하기 전후 30초~1분 이상 흐르는 물에 손을 씻거나 손 소독제로 10~15초간 씻는다.
② 손톱 밑을 조심해서 씻는다.
③ 손에 상처가 있을 때 반드시 소독액을 바른 후 장갑을 끼고 간호한다.
④ 간호 처치 시에는 고무장갑이나 멸균 장갑을 착용한다.
⑤ 환자의 질병의 특성을 이해하고 전염의 가능성에 대해 고려한다.
⑥ 분비물이나 드레싱 등을 위생적으로 처리한다.

격리 시 간호

① 주사바늘로 인한 상해 및 감염을 방지하기 위해 뚜껑은 다시 덮지 않는다.
② 가능한 한 일회용품을 사용하고, 비일회용품의 경우에는 이중 포장을 해야 한다.
③ 외부 공기 유입으로 감염이 될 수 있기 때문에 문을 닫아 두어 공기 순환을 없애야 한다.
④ 환자 자신의 감정을 긍정적으로 표현하도록 도와줌으로써 격리에 대한 무섭고 외로운 감정을 최소화하도록 한다.

격리실 밖에 걸어 둔 가운의 사용

격리실 밖에 걸어 둔 가운은 오염된 면(가운의 바깥 면)이 밖으로 노출되지 않도록 함으로써 일반 환경을 보호하게 한다. 가운에서 깨끗하다고 간주하는 부분은 가운의 안쪽 면과 목 부분이며 가운을 입을 때는 목 끈을 먼저 매고 허리끈을 맨다. 반대로 풀 때는 허리끈을 먼저 풀고 손을 씻은 후 목 끈을 푼다.

N95 마스크의 착용 방법

① 착용 전에 호흡기의 위, 아래 고무줄을 늘인다.
② 손에 호흡기를 올려 놓고 손가락 끝을 코 부문에 올려 놓는다.
③ 턱 아래부터 콧등까지 호흡기로 감싼다. 위쪽의 고무줄은 머리 위쪽에, 아래쪽 고무줄은 귀 아래 목 쪽으로 위치하도록 한다.
④ 콧 등 주변에 떠 있는 부분을 코 부분의 철사를 눌러서 잘 고정한다. 이 때 두 손가락을 사용하여 양쪽의 철사가 동시에 잘 고정되도록 한다.
⑤ 적절히 착용되었는지 확인한다. 숨을 들이마실 때 호흡기가 안쪽으로 들어갔다가 내쉬면 턱 쪽으로 공기가 나가면 잘 착용된 것이다.
⑥ 호흡기 벗을 때 호흡기를 손으로 잡고 고무줄을 먼저 뺀 뒤에 벗는다.

06 검사 돕기

복수와 복수천자

① 복수천자는 복강에서 복수를 제거하는 시술이다.

② 정상적으로 복막에서는 복막과 조직이 접촉될 때 그 사이에 마찰을 감소시키고 윤활 작용을 하는 액체를 생성하며, 이 액체는 복막 내 림프관을 통해 흡수되지만 간경화의 경우 많은 양의 액체가 복강 내에 모이게 되는데 이러한 상태를 복수라고 한다.

③ 1회 최대 배액 요량은 1500mL이며 천천히 배액시킴으로써 순환 혈량 감소로 인한 쇼크를 예방 한다.

요추천자의 특징

① 요추천자는 척수의 지주막하강에 바늘을 삽입하여 뇌척수액을 채취하는 것이다.

② 뇌척수액은 성인의 경우 150mL로 무색 투명하며 소량의 단백질, 당, 염소, 나트륨, 칼륨으로 구성되어 있다.

③ 검사 시행 전에 대·소변을 하게 한다.

④ 뇌척수액은 검사실로 이송할 때까지 실온에 보관한다.

대장 내시경을 시행할 수 있는 경우

① 40~50대 이후 대장암의 선별검사

② 위장관 출혈 또는 대변 잠혈 검사 시 양성

③ 출혈을 의심하게 되는 짜장과 유사한 검은색 대변

④ 철 결핍성 빈혈

⑤ 원인이 불분명한 대변 습관의 변화

⑥ 설명되지 않는 변비나 지속적인 설사

⑦ 체중 감소를 동반한 복부 증상

⑧ 대장에 발생하는 종양이나 암 등이 의심스러운 경우

⑨ 대장 용종이 의심될 때

⑩ 가족 중에 대장/직장 종양 등의 환자가 있는 경우

⑪ 대장 조영술이나 복부 컴퓨터 단층 촬영에서 이상 소견

⑫ 과거에 대장 용종이나 대장암이 있던 경우
⑬ 설명되지 않는 만성 복통

침상 정리의 목적

① 환자를 편안하게 안정시키고, 병원 감염의 기회를 줄이기 위함이다.
② 퇴원 후 병실을 청결히 하는 목적은 새로운 환자를 위하여 주위를 깨끗이 하여 질병의 전염을 방지하기 위함이다.

크래들 침상 만들기의 목적

① 윗침구를 무겁게 느끼는 환자에게 사용하기 위함이다.
② 윗침구의 무게가 환자에게 가해지지 않도록 하기 위함이다.
③ 피부나 개방 상처가 심한 환자, 화상 환자에게 주로 사용한다.

발지지대의 특징

① 발지지대는 나무나 플라스틱으로 만들어진 편편한 판으로 침대의 발치에 놓는다.
② 환자가 침대에 누워 있는 동안 자연스러운 체위를 유지할 수 있도록 발을 지지해 주는데 만약 발을 적절하게 지지하지 않으면 족저굴곡이 되어 다리 근육과 건이 영구적으로 짧아진다.

08 개인위생 돕기

침상 목욕 시 주의사항

① 프라이버시를 지켜 주며, 보온과 피로를 느끼지 않게 유의하고, 차가움을 느끼지 않게 순서대로 빨리 진행한다.
② 혈액순환을 돕기 위해 혈행에 따라 말초에서 중추로 닦으며 금기가 아니면 관절 범위 운동을 실시하여 근육의 수축을 방지하고 순환을 증진시킨다.
③ 목욕 동안 환자가 원하는 대로 편안한 체위를 취하도록 도와준다.
④ 환자가 오른쪽에 정맥주사를 맞을 경우 침상 목욕 시 왼쪽 환의부터 벗기도록 한다.
⑤ 척수 손상 환자 목욕 시에는 목욕 담요를 덮은 채로 환의를 벗긴다.

열이 많은 환자의 간호

① 열이 많은 환자는 수분 대사 평형을 유지하기 위해 하루 3000~3500mL의 수분이 필요하다.
② 전신적인 휴식, 서늘한 환경 유지(실내 온도를 약간 낮게 유지), 냉요법 등을 적용한다.

통목욕 방법

① 목욕통에 약 43℃ 정도의 물을 반쯤 채운다. 치료적 목욕인 경우 처방된 약물을 섞는다.
② 대부분의 환자들은 통목욕 시 도움이 필요 없으나 등을 씻는 데는 필요하다. 도움이 필요할 때 신호하는 법을 알려주고 5분마다 환자를 체크한다.
③ 환자가 도움을 청하면 목욕통 속에 들어가고 나오는 것, 목욕하는 동안 앉아 있는 것을 도와주고 목욕통에 들어가거나 나올 때 미끄러지거나 넘어지는 것을 보호한다.
④ 환자의 등을 씻어 주고 밖으로 나오게 한다.
⑤ 파우더, 로션, 탈취제 등 위생용품을 사용하도록 환자를 도와준다. 파우더는 조금씩 써야 하는 데 그것은 파우더가 신체에 축적되기 때문이다.
⑥ 머리, 구강, 손톱 간호를 제공하고 환의를 새것으로 입힌다.
⑦ 목욕 동안 사정한 내용이나 새로운 문제나 기존의 문제가 바뀐 것을 기록한다. 일상목욕은 기록하지 않아도 된다.

특수 구강간호

① 특수 구간 간호 시에 흡인을 예방하기 위해 상반신을 약간 올리든지, 침대 머리를 낮추고 옆으로 눕힌다. 또한 의식 없는 환자에게는 질식 예방을 위해 구강으로 음료수나 약물을 주지 않도록 한다.
② 잇몸이 상했을 때는 칫솔 대신 면봉이나 압설자를 준비한 구강 간호약에 적셔 치아의 안팎, 혀와 잇몸, 볼 안쪽을 닦아준다.
③ 입가의 물기를 닦고 구강 점막이 마르지 않도록 입술에 글리세린이나 바세린 크림, 미네랄 오일을 발라 주거나 거즈에 물을 적셔 입술에 대어 준다.

09 식사 돕기

위관 삽입 환자에 대한 간호

① 위관이 위내에 있으면 분문괄약근의 기능이 저하되어 위식도 역류의 위험이 증가하므로 머리를 상승시키는 자세를 취해 준다.
② 분비물과 가스 제거 시 위관 끝에 튜브를 이어 빈병에 꽂아 배액하거나 간헐적 흡인기에 연결한다.
③ 위관 삽입 환자는 구강 간호와 비강 간호를 자주 한다.
④ 위관이 흔들리거나 빠지지 않게 비강 위쪽에 반창고로 고정한다.
⑤ 비정상적인 폐음, 기침, 호흡곤란 등은 흡인을 의미한다.
⑥ 지속적인 영양 공급 시에는 영양액과 세트를 24시간 마다 교환해주고, 4시간 마다 영양공급을 중재해 잔류량을 확인한 후 30~60mL의 물을 공급한다. 이는 위관 영양이 위장 내로 지속해서 주입되는지 확인하고 위관이 막히는 것을 방지하기 위해서이다.
⑦ 위관 삽입 중 구역질이 일어나면 구역질이 멈출 수 있도록 잠깐 쉬게 하고 입으로 짧은 호흡을 하도록 한다.

위관 영양 대상자

① 무의식 환자
② 구개파열이 있는 영아
③ 식도에 이상이 있는 환자
④ 구강에 큰 상처가 있는 환자

위관의 삽입 방법 및 영양방법

튜브를 냉장고에 넣어 약간 강직하게 준비하고 튜브의 끈 부분에 윤활제를 발라 비강 점막의 손상을 예방한다.
① 삽입 길이는 코에서 귀, 귀에서 검상돌기의 길이만큼 삽입한다.
② 가능하면 환자는 앉은 자세에서 삽입한다.
③ 환자에게 위관을 삽입할 때에는 턱을 내리고 자주 삼키라고 알려 준다.

10 배변 돕기

규칙적인 배변을 위한 간호

① 사적인 분위기에 침해받지 않도록 배려한다.
② 고섬유질 식품과 2000~3000cc의 수분을 섭취하도록 한다.
③ 정기적인 운동으로 복부와 회음부의 근육을 강화시킨다.
④ 금기가 아니면 쭈그리고 앉는 자세를 취한다.
⑤ 규칙적인 시간에 배변하도록 한다.
⑥ 복부마사지를 해준다.

구풍관장

가스로 인한 팽만을 완화시킨다. 마그네슘 30mL, 글리세린 60mL, 물 90mL의 MGW 용액을 사용한다.

배설 문제

① **변비**: 단단하고 건조한 변이 배출되는 것으로, 분변의 통과가 어렵거나 지연되는 상태
② **설사**: 수분이 많이 함유된 변을 배출하고 배변의 횟수가 잦은 것
③ **분변 매복**: 변비가 해결되지 않아 단단한 변이 직장에 끼어서 배출되지 않는 현상
④ **변실금**: 가스 배출과 대변을 조절하는 항문 괄약근의 수의적인 능력이 소실되어 나타나는 것
⑤ **치질**: 직장 내면의 정맥이 이완되고 울혈되어 발생하는 것
⑥ **고창**: 장내 가스가 과도하게 차 있어 장이 늘어나고 팽창하게 되는 것

분변 매복

① 분변 매복은 직장의 주름에 있는 딱딱한 덩어리를 말하는 것으로 대변이 오래 직장에서 머물거나 대변 물질이 축적될 때 발생한다.
② 분변 매복이란 변의는 있으나 배변을 할 수 없고 직장에 통증을 느끼며 식욕 부진, 복부 팽만감이 있고 더 나아가 오심, 구토까지 발생할 수 있다.
③ 관장으로도 실패하면 집게손가락에 윤활제를 바른 후 항문 속으로 삽입하여 제거한다.

인공항문 세척법

세척법이란 정해진 시간대에 규칙적으로 별도의 관장 기구를 이용하여 적당량의 물을 직접 장 내로 주입함으로 대장 내에 보관된 변을 인위적으로 배출시키는 방법이다. 세척법은 규칙적 배변을 인위적으로 유도할 수 있어 수시로 있을 변 처리의 불편함으로부터 자유로울 수 있고, 기구 사용에 있어 기구 착용을 하지 않거나 줄일 수 있어 활동의 편이성과 아울러 경제적 부담을 줄일 수 있다.

11 배뇨 돕기

여성의 수술 전 유치 도뇨 시 무균법

① 음순을 벌린 엄지와 검지는 오염된 것으로 간주하여 도뇨관이 삽입될 때까지 움직이지 않는다.
② 손 씻기는 손을 팔꿈치보다 아래로 내려 내과적 손 씻기를 한다.
③ 소독포를 열 때는 간호조무사가 서 있는 반대 먼 쪽부터 먼저 연다.
④ 용액병은 너무 높지 않게 들고 용액이 용기 바깥에 튀어나가지 않게 따른다.
⑤ 소변액은 역류에 의한 감염을 막기 위해 침상보다 낮게 위치한다.

요실금 환자의 간호

① 배뇨를 다시 조절하도록 돕는다.
② 심리적 치료 및 적절한 골반 근육 운동(케겔 운동)을 하게 한다.
③ 피부 자극에 의해 생기는 욕창 등 2차적인 합병증을 예방한다.
④ 회음부를 자주 공기에 노출시켜 준다.
⑤ 요의가 없더라도 규칙적으로 소변을 보게 한다.
⑥ 방광을 확실히 비우도록 배뇨 후 허리를 앞으로 구부리게 한다.

12 체위유지 돕기

체위로 인한 기형 방지를 위한 간호 중재

1일 3~4회 이상 관절 가동 범위 운동, 욕창 방지를 위한 규칙적인 간격으로 체위 변경(2시간마다), 해부학적 체위에 가까운 신체 선열을 유지, 대상자의 자세에 따라 특별 부위에 지지 기구(허리와 대퇴 사이에 대전자 두루마리 적용, 손에 손 두루마리 적용 등) 사용

체위와 관련된 욕창 호발 부위

① 파울러씨 체위와 관련된 욕창 호발 부위: 뒤꿈치, 극상돌기(목에서 허리까지의 정중면에서 만져지는 뼈 부분으로, 여러 인대와 근육이 붙음), 천골, 좌골, 견갑골
② 복위와 관련된 욕창 호발 부위: 발가락, 무릎, 남자의 생식기, 여자의 유방, 어깨의 견봉돌기, 볼 때기

체위 변경의 목적

① 욕창 예방
② 강직 예방
③ 경축 예방
④ 정상 범위(full range of motion)
⑤ 근육의 위축 예방
⑥ 순환의 증진
⑦ 뼈의 광물질 소실을 막기 위함

13 운동과 이동 돕기

운동의 효과

① **운동의 생리적 효과**: 심장 기능의 향상, 산소 섭취 능력의 향상, 혈압 감소, 신진 대사율의 증가, 수명의 연장, 질병에 대한 면역력 증대, 혈액순환 증진, 욕창 예방, 소화와 배설 촉진, 근육의 크기, 강도, 힘의 증가
② **운동의 심리적 효과**: 스트레스 극복 능력의 향상, 자아존중감 향상, 만성적 우울증의 해소

등척성 운동과 골다공증

골다공증의 체중부하운동에는 등장성 운동, 등척성 운동이 모두 포함되지만 골다공증은 골절에 취약하기 때문에 부상 위험이 있는 운동은 피해야 한다. 따라서 등장성 운동은 근육 수축운동으로 근육의 크기를 키워주기는 하지만 부상의 위험이 따르게 되고, 등척성 운동은 근육 수축운동을 근력이 약한 부위에 근육을 강화시켜 주고 부상의 위험이 거의 없기 때문에 주로 골다공증 운동으로 권장한다.

운동의 장점

① 근육이 강화되고, 뼈의 견고성이 잘 유지된다.

② 심리적 이완과 안녕감을 증진시킨다.

③ 식욕이 좋아지고 음식물의 소화와 배설이 잘 된다.

④ 호흡기계의 분비물 축적을 막는다.

⑤ 심장 기능이 증가한다.

⑥ 대사 작용이 활발해지고 지방축적이 줄어든다.

무거운 물건이나 환자 이동 시 자세

① 양 발을 약간 벌려 기저면을 넓히고 무게중심을 낮추어 기저면에 가까이 한다.

② 등을 펴고 무릎을 구부린다.

③ 운반하려는 목적물에서 30cm 가량 떨어진 곳에 선다.

④ 중력이 맞서서 일하지 않도록 한다. 물건을 들어 올려서 운반하는 것보다 밀고 끌고 미끄러지게 하는 것이 힘이 덜 든다.

⑤ 물체를 신체에 가까이 함으로써 팔 근육의 긴장을 감소시킨다.

환자 이동 시 주의사항

① 이동차이 진행 방향으로 환자의 다리가 놓이게 하며 응급처치 기술이 능숙한 사람이 머리쪽에 선다.

② 갑자기 회전, 급출발하지 않도록 하며 침대 난간을 반드시 올려주어 이동 중의 낙상을 예방한다.

③ 침상을 떠나기 전 하지 정맥울혈로 인한 체위성 저혈압의 징후와 신호가 있는지 관찰한다.

④ 바닥에 미끄러지지 않는 안전한 신발을 신도록 한다.

⑤ 환자가 불안정하다면 이동 또는 보행 벨트를 사용한다. 벨트는 안전하게 환자의 허리둘레를 잡아 끌게 해야 쓰러짐을 막을 수 있다.

환자 이동 시 주의점

① 침상을 떠나기 전에 기립성 저혈압의 징후와 신호가 있는지 관찰한다.

② 바닥에 미끄러지지 않는 안전한 신발을 신도록 한다.

③ 환자가 불안정하다면 이동 또는 보행 벨트를 사용한다. 벨트는 안전하게 환자의 허리 둘레를 잡아 끌게 해야 쓰러지는 것을 막을 수 있다.

④ 보행 중 환자가 어지럼증을 호소할 경우 간호조무사는 즉시 환자를 의자에 앉도록 하여 안정을 취하게 한다.

목발 보행 시 유의점

① 목발 보행 시 보조자는 환자의 힘이 있는 건강한 쪽 옆이나 바로 뒤에서 보조해야 환자가 안정감을 느끼게 된다.

② 목발 보행 시 보조자는 목발 고무의 접지점에 자신의 발을 대주어 미끄러지지 않게 해주기 위해 환자와 반대편 다리로 보행한다.

편마비 환자 옷 갈아입히는 원칙

편마비 환자의 옷을 벗을 때는 건강한 쪽부터 벗고, 옷을 입을 때는 불편한 쪽부터 입힌다.

14 억제대 적용 돕기

억제대 사용의 지침

① 억제대의 사용 목적에 어긋나지 않으면서 가능한 한 움직임을 최대화시켜야 한다.

② 일시적으로 억제대를 풀 경우에는 환자를 혼자 두지 않는다.

③ 억제대는 낙상이나 손상예방에 필수적이지 않다. 억제대 사용 목적을 설명하고 억제대에 적응하도록 도와주어야 한다.

억제대 사용 시 주의점

① 대상자의 움직임을 가능한 적게 제한한다. 즉, 한쪽 팔만 억제할 필요가 있을 때, 전신을 억제하지 않도록 하여 기능적 장애가 일어나지 않도록 해야 한다.

② 억제대를 다른 사람에게 보이지 않도록 한다. 대상자나 방문객들은 억제대 사용을 이해하면서도 놀라게 되므로 잘 보이지 않을수록 편안하게 느낀다.

③ 쉽게 교환할 수 있어야 한다. 더러워졌을 때는 교환해 준다.

④ 특정 대상자에게 안전해야 한다. 신체적 움직임으로 인해서 자해가 되지 않도록 안전해야 한다.

⑤ 사지 억제 시에는 매듭을 잘한다. 즉, 잡아당겼을 때 조여지지 않도록 클로브 히치를 사용한다.
⑥ 장갑 억제대는 대상자의 신체에 삽입되어 있는 기구나 드레싱을 보호할 목적으로 사용한다.

억제대의 부작용

장기적으로 억제대를 사용할 경우 순환장애, 관절강직, 욕창의 위험 외에도 부동으로 인한 변비, 근육 긴장도 저하, 요정체 등의 부작용이 나타날 수도 있으므로 장기적으로 억제대의 필요성을 재평가하여 억제대 사용 기간을 최소화한다.

신체 억제대 사용 동의서 작성 시 유의사항

① 환자의 인지능력이 저하되어 환자 본인에게 동의를 받는 것이 불가능할 경우, 보호자에게 동의를 구하되 보호자가 서명하게 된 사유를 반드시 기재한다.
② 보호자가 원거리에 위치하여 동의서 작성이 어려운 경우, 1일 내(24시간)구두로 동의를 받고 7일 내 서면 동의로 전환해야 한다.
③ 신체 억제대 사용 이유가 바뀌는 경우에도 환자나 보호자에게 충분히 설명하고 동의서를 다시 받아야 한다.

15 더운 것과 찬 것의 적용 돕기

열 적응

열 적응 시에는 무엇보다도 자주 피부관찰을 하여 부작용을 확인해야 한다.
① **열 적용의 단점**: 모세혈관의 투과성을 증진시켜 세포 외액과 혈장 단백질 같은 물질들이 모세 혈관벽을 통과하고 화농의 경우 부종을 증가시킨다.
② 염증에 대해서는 혈류를 증가시켜 식균작용을 활발히 하게 하고 치유에 필요한 영양분을 공급하며 진통제 효과가 있다.
③ 염증 과정에서 형성된 잔여물과 상처 부스러기의 제거를 증가시킨다.
④ 열 요법은 급성 염증이 있을 경우에는 사용하지 않으나 비급성 또는 만성 관절염, 치질일 경우에는 유용하다.
⑤ 건열과 습열을 이용한 여러 개의 열요법이 사용되나 습열이 건열보다 침투력이 좋다.
⑥ 열 램프 치료 시에는 5분마다 피부를 관찰하도록 한다.

냉요법의 적응

① 종창으로 인한 통증에는 냉요법을 적용한다.

② 비출혈 시에는 혈관 수축을 위해 냉요법을 실시해야 한다.

③ 염좌 직후 부종을 예방하기 위해서도 냉 적용을 한다.

온・냉 적용 시 주의사항

① 신경 감각 손상을 지닌 사람들은 열이나 냉 적용 시 조직 손상을 느낄 수 없어 화상이나 동상의 위험이 크다.

② 순환장애・말초혈관의 질환, 당뇨병이나 출혈성의 심장 쇠약을 지닌 사람들은 열 적용으로 조직 손상의 위험이 있다.

③ 개방 상처 주변의 조직들은 열과 추위에 더 민감하다.

④ 국소 통증 부위에는 냉・온 요법 모두 적용 가능하지만 외상 후 첫 24시간 이내에는 냉요법을 한다.

16 섭취량과 배설량 측정 돕기

수분과 전해질, 산・염기 불균형의 교정

① 수분과 전해질, 산・염기 불균형을 교정하기 위해서는 매일 체중을 측정하고, 섭취・배설량을 측정하며 활력징후, 소변의 비중과 pH 측정, 혈청 전해질 수치, 헤모글로빈과 헤마토크릿을 사정한다.

② 불균형의 원인을 교정하기 위한 식이 계획과 처방에 대한 투약, 정맥 요법을 관찰하여야 한다.

수분 섭취량과 배설량의 측정이 필요한 경우

① 수술 후 금식 상태로 정맥 주입 시

② 금식을 하고 있거나 정맥 수액을 주입받는 경우

③ 유치 도뇨관을 가지고 있는 경우

④ 비위관 흡인과 같은 특수한 배액이나 흡인의 설치 시

⑤ 뇌압 하강제, 강심제, 배뇨량 증가 약품을 사용한 경우

⑥ 수분 소실이 과도해서 섭취가 필요한 경우

⑦ 수분 정체가 심해서 수분 제한이 요구되는 경우

⑧ 필요한 수분량을 섭취하지 못하는 경우

수분 섭취량과 배설량의 측정법

입원 환자에게서 수분 섭취량과 배설량을 측정하는 것은 필수적이다. 보통 수분 섭취량과 배설량은 24시간 단위로 측정하며 전체량을 통하여 수분 균형에 관한 정보를 얻을 수 있다. 수분 섭취량에는 구강, 정맥, 비위관, 위루를 통한 공급이 포함된다. 수분 배설량에는 보통 소변과 위 흡인에서 나오는 것과 같은 배액량이 포함된다.

17 습도 유지 및 산소 호흡 돕기

호흡 장애가 있는 환자에게 시행할 수 있는 간호방법

① 체위변경
② 심호흡 및 호흡운동
③ 기침
④ 증기흡입
⑤ 기도유지 및 환자의 불안감 해소
⑥ 적절한 습도 유지
⑦ 흡인법 및 산호흡입 등

비강 카테터 사용 시 유의점

① 비강 카테터는 산소가 계속 주입됨으로써 후두 자극으로 인한 후두 궤양이 발생할 수 있다(카 테터 삽입 비공을 8시간 마다 교체함으로써 예방)

② 카테터가 인두 깊이 삽입된 상태에서 6L/분 이상의 속도로 산소가 흡입될 때 복부 팽만이 나타난다.(카테터의 적절한 위치 내 삽입으로 예방됨)

비강 캐뉼라의 장점

① 비강 캐뉼라는 대상자에게 적용하기 쉽고, 대상자가 편안해 하기 때문에 가장 많이 사용하는 방법이다.

② 비강 캐뉼라는 산소를 비교적 낮은 농도(23~44%)와 속도(2~6L/분)으로 공급한다. 높은 농도와 속도로 주입할 수는 있으나 분당 6L 이상은 환자가 산소를 삼키게 되어 비강과 인두 점막을 자극하는 경향이 있다.

동맥혈 가스 분석

① 동맥혈 가스분석은 폐의 동맥혈 산화능력, 폐환기 능력과 산·염기 균형에 대한 객관적인 정보를 제공하므로 저산소증, 과탄산혈증 혹은 산·염기 불균형이 의심될 때 시행된다.

② 동맥혈 가스 분석은 동맥혈액을 채취해야 하기 때문에 일반적으로 비침습적·지속적 관찰이 가능한 맥박산소계측기를 많이 사용한다.

18 기도흡인과 기관 절개 간호돕기

기도 흡인의 방법

① 성인의 흡인압은 100~120mmHg, 아동은 95~110mmHg, 영아는 50~95mmHg를 유지한다.

② 멸균적으로 카테터를 주입한다.

③ 흡입 전후에는 충분한 산소 공급을 하여 저산소증을 예방한다.

④ 일반적으로 8시간 마다 카테터와 용액을 교환한다.

⑤ 호흡관란 환자의 체위는 상반신을 높여 주는 것(반좌위)이 좋다.

⑥ 카테터 삽입 중에는 흡인이 되지 않도록 한다.

⑦ 카테터를 회전시키며 뼈 내 조직 손상을 최소화한다.

기관 절개 흡인 시 주의 사항

① 실리콘 절개관은 커프의 공기를 정기적으로 빼서 기관벽의 혈액순환을 도모한다.

② 매일 내관을 뽑아 세척·소독하여 다시 삽입한다.

③ 내관은 빼서 과산화수소수에 몇 분간 담가 둔 후 흐르는 물에 솔로 안팎을 씻은 후 재질에 따라 자비소독이나 고압증기멸균 또는 E.O 가스 멸균한다.

④ 기관 절개관에 젖은 거즈를 덮어 가습과 먼지 흡착의 역할을 할 수 있게 한다.

⑤ 실내 습도를 충분히 유지하여 기관 내 점막의 건조를 막는다.

⑥ 흡인 카테터와 멸균수는 정기적으로 교환하며 흡인 시에는 멸균술을 사용한다.

기관 절개의 간호

① 중환자실에서 보조 호흡을 하고 있는 경우 호흡기에 감염이 많아지는데, 녹농균이 가장 많고 포도상구균, 대장균 등의 균이 흔히 객담에서 발견된다고 한다.

② 균의 검출빈도는 기관 절개술을 받은 후 3일에 가장 높으며 시간이 지날수록 혼합감염이 많아진다고 한다.
③ 기관 내 삽관이나 기관절개관을 가지고 있는 환자를 보호하기 위해서도 외부와의 격리, 의료 요원의 손씻기, 환자의 영양관리, 기구의 소독 및 관리를 통한 예방이 중요하다.
④ 기관절개관 삽입구는 젖은 거즈로 덮어주어 습도를 유지시키고 먼지흡착작용을 하게 한다.

19 상처 간호 돕기

창상 감염 예방을 위한 드레싱 준비

오염된 피부 손상은 적합한 처치를 신속히 수행하지 않음으로 인해서 감염의 위험이 매우 높아진다.

① 드레싱 전후에 반드시 손을 씻는다.
② 조명을 밝게 한다.
③ 드레싱 세트는 각 환자마다 별도로 사용한다.
④ 철저한 멸균술을 지킨다.
⑤ 오염물질이 닿지 않게 한다.
⑥ 빠진 물품이 없이 순서대로 준비한다.
⑦ 멸균 드레싱 세트는 드레싱 직전에 열어서 사용한다.
⑧ 소독제는 상처에 30초 이상 적용하고 멸균된 마른 거즈로 닦거나 공기 중에 건조시킨다.
⑨ 드레싱 세트에 혈액이나 점액이 묻게 되면 가장 먼저 찬물로 헹군 다음 더운 비눗물로 씻는다.

상처 소독 및 관리

① 드레싱을 하는 동안 무균술을 실시해야 함은 기억해야 할 사항이다. 특히, 실시 전·후의 철저한 손 씻기 수행을 엄격하게 지켜야 한다. 드레싱을 얼마나 자주 교환해야 하는가에 대한 기준은 없고 배액의 양, 상처의 특성, 의사의 선택에 다라 다르나 관례적으로 수술 후 24~48시간 내에 의사가 처음으로 드레싱을 교환한다.
② 상처 오염은 습기가 있는 매개체를 통해 일어나므로 수술 후 24시간 이내에 드레싱이 흠뻑 젖었다면 추가로 덧대어 준다.

욕창의 발생 원인

병리적인 원인은 주로 체중에 의한 압박(압력)으로 혈관이 붕괴되는 데 있다. 궤양이 일어나며 괴사로 발전한다. 두 가지 주된 원인은 혈관을 누르는 외부압박과 혈관을 손상시키는 마찰력과 응전력이다.

욕창발생 기전

① 지속적인 압력이 가장 중요한 욕창 발생 요인이지만 영양이 불량하거나 탈수와 같은 피부 상태일 때 발생 위험이 더 높아진다.
② 피부에 압력이 가해져 모세혈관이 폐쇄됨으로써 허혈이 유발된다.
③ 짧은 시간의 높은 압박보다 장시간의 낮은 압박에 더 잘 일어난다.
④ 국소적 압력보다 넓은 부분 위의 압력이 피부 손상을 덜 받는다.

욕창 증상 발현의 과정

국소빈혈 → 발적 → 열감 → 궤양 → 괴사 → 조직탈락

20 골절 간호 돕기

석고 붕대 환자의 합병증 예방 간호

① 사지의 끝을 노출시켜 혈액순환을 관찰한다.
② 뼈 돌출 부위를 솜이나 스펀지 등으로 감싸 주는 일차적인 이유는 환부의 압박을 예방하기 위함이다.
③ 침대로 환자를 운반할 때는 손바닥으로 석고를 받쳐서 옮긴다.
④ 석고 붕대가 공기 중에 노출되도록 그 위에 아무 것도 덮지 않는다.
⑤ 석고 붕대 부위를 상승시켜 부종을 예방하고, 석고 붕대 아래는 감각과 운동신경 및 혈액순환을 파악하기 위해 노출시킨다.
⑥ 체위변경을 해도 피부 색깔이나 감각 변화가 완화되지 않으면 의사에게 즉시 보고한다.
⑦ 석고 붕대로 인한 압박으로 피부표면의 말초신경이 눌리면 신경손상이 오기 쉽다. 따라서 감각 마비나 운동 기능 및 순환 상태에 대한 철저한 관찰이 요구된다.
⑧ 방어력이 약한 부위가 석고 붕대로 인한 압박을 받게 되면 초기에는 동통만 느끼지만

후에는 국소의 혈액 공급이 차단되면서 욕창과 같은 조직 괴사가 나타난다. 그러므로 석고 붕대한 직후에 동통이 발견되면 즉시 보고한다.

⑨ 신경, 혈행 장애를 예방하기 위해서 세심한 관찰은 물론 환자의 전신 반응도 사정하여 합병증이 예측되는 증상을 발견해야 한다.

석고 붕대의 특징

① 소석고의 분말에 물을 가하면 신속하게 굳는 성질을 이용한 것으로 주로 정형외과적 치료에 사용된다.

② 석고 붕대는 골절 교정 시 가장 많이 사용되는 방법으로 석회가 묻어 있는 붕대를 물에 담구어 부드러워졌을 때 골절 부위에 감아 두면 마르면서 굳어져 골절편을 고정하는 방법이다.

21 수술 간호 돕기

수술 전 투약

① 아트로핀의 투약 목적: 호흡기계 분비물 억제와 호흡기계 합병등을 예방하기 위함이다.

② 리도카인의 투약 목적: 국소 마취를 위해 사용되는 약품이다.

③ 모르핀, 데메롤의 투약 목적: 수술 전 불안, 공포, 스트레스를 제거하고 마취 상태를 쉽게 유도하기 위함이다.

수술실에서 간호조무사의 업무

① 간호사를 도와 일을 원활하게 처리한다.

② 모든 소독할 물품의 준비 및 관리를 보조한다.

③ 수술실의 제반 청소를 보조한다.

④ 팀 워크의 한 사람으로서 규칙을 엄수하고 수행한다.

수술 후 환자 간호

① 환자의 신체적 기능을 빨리 정상으로 회복시키기 위함이다.

② 수술 후 합병증을 예방하여 좋은 수술 결과를 얻기 위함이다.

③ 불편감과 동통을 경감시켜 환자를 편안하고 안전하게 보호하기 위함이다.

④ 조기운동, 조기이상, 재활을 통한 자가 활동을 증진시키기 위함이다.

회복실에서의 간호

① 의식이 완전히 돌아올 때까지 집중적인 관찰을 하고 낙상을 방지하기 위해 억제대를 사용하거나 침상 난간을 올려 준다.

② 수술실에서 회복실로 환자가 돌아왔을 때 기도를 여는 방법은 아래 턱을 바짝 잡아 올려 앞으로 밀어 내면 된다.

③ 마취된 환자의 이완된 혀가 기도를 막거나 점액이나 토물 흡인으로 발생하는 기도 폐색을 예방하기 위해 기도 청결을 유지한다.

④ 수술 부위에 심각한 출혈이 있는지 관찰하고 활력 증상을 자주 체크한다.

⑤ 섭취량과 배설량을 정확히 측정하고 기록한다.

⑥ 보온에 힘쓴다.

수술 후 합병증의 종류

무기폐, 상처의 감염, 폐렴, 마비성 장 폐색, 소변의 정체, 하지 정맥혈전증, 심맥관 허탈 등이 있다.

패혈증의 특징

① 패혈증은 고열과 오한이 나고 허약해지고 땀이 많이 흐르며, 이어서 혈압이 떨어지는 것을 신호로 시작된다.

② 패혈증을 일으키는 전형적인 세균은 보통 그람음성균으로 면역반응을 일으키고 혈액을 엉기게 하는 독성 물질을 만들어 낸다.

③ 패혈증은 특히 입원 환자에게 흔히 나타나고 증세도 심한데 이는 인체 깊숙이 파헤치는 치료 기술이 자주 쓰이고 있고, 병원 주변에는 항생제에 저항성을 갖는 세균들이 널리 퍼져 있기 때문이다.

22 투약 돕기

투약 과오를 예방하기 위한 방법

① 투약 전 대상자의 과거력, 과거에 사용한 약물의 부작용을 알아본다.

② 약품에 첨부된 설명서의 주의 사항을 확인한다.

③ 주사 시, 주사약, 분량, 주사 부위 방법에 대해 확인해야 한다.

④ 액체 약의 용량은 액량기는 눈높이에 들고 측정한다.

⑤ 환자가 약을 삼키는 것을 확인한다.

⑥ 약물은 항상 적절한 음료와 함께 투약한다.

⑦ 거품이 이는 분말이나 정제는 물이나 주스에 녹인 후 투약한다.

⑧ 시럽 투약 후 바로 음료를 주지 않는다.

경구투약의 장점 및 단점

① 가장 편리하다.

② 경제적이다.

③ 피부를 손상시키지 않는다.

④ 안전하다.

⑤ 위장관에 자극을 준다.

⑥ 장에서 약을 흡수하는 것이 늦고 불규칙하며, 흡수량 측정이 부정확하다.

⑦ 어떤 약은 치아에 손상을 줄 수 있다.

⑧ 제한된 조건의 환자에게만 적용 가능하다.

간호조무사가 경구 투약 시 주의할 점

① 반드시 자기가 준비한 약만 투여한다.

② 의문이 가는 처방에 대해서는 반드시 간호사나 의사에게 질문한다.

③ 용기에 표시된 약물만 사용하고, 약물을 투여하기 전에 입원카드나 팔찌를 확인하거나 환자가 자신 이름을 스스로 말하게 한다.

④ 산소마스크로 산소를 투여 중인 환자나 유동식 섭취 환자에게는 약물의 경구투여가 가능하지만 금식환자, 무의식 환자, 구토 환자, 연하곤란 환자에게는 경구로 투약해서는 안된다.

⑤ 경구투약 시에는 반드시 3번에 걸쳐 약을 확인하도록 한다.

눈과 귀 세척의 방법

① 용액을 37℃로 준비한다.

② 보통 생리식염수나 지시된 세척액을 사용한다.

③ 눈 세척 시 환측 부위 머리를 아래 쪽으로 내리게 하여 안검을 벌리고 눈 안쪽(내안각)에서 바깥 쪽(외안각)으로 용액이 흐르게 한다.

④ 귀 세척 시 감염된 환측 부위 쪽 귀가 아래로 향하게 하여 세척액이 상부 외이도 벽에 용액이 닿아 흘러 내리게 한다.

코에 약을 넣는 법

① 필요하면 투약 전 코 안의 모든 이물을 제거한다.
② 앙와위로 눕히고 베개를 어깨 밑에 괴어 주어 머리가 침상에 닿게 한다.
③ 약을 다 넣을 때까지 삼키지 말라고 환자에게 일러 준다.
④ 지시된 양의 약을 사골 상비갑개 중앙을 향해 점적한다.
⑤ 약물이 비강 저부로 떨어지면 입으로 숨을 쉬게 한다.
⑥ 투약 후 약 5~10분간 머리를 낮게 하는 자세로 있게 한다.
⑦ 만약 약이 목으로 흘러내려 쓴 맛이 느껴지면 뱉도록 한다.

질약 삽입의 목적

① 감염을 완화하기 위함이다.
② 소양증을 감소시키기 위함이다.
③ 동통을 감소시키기 위함이다.
④ 질의 불편감을 감소시키기 위함이다.

주사 방법과 주사의 부위

① **피내주사**: 전박의 내면
② **피하주사**: 복부의 아래쪽, 상박의 외측, 대퇴의 앞쪽, 위쪽 옆구리 부분, 등의 상부
③ **삼각근, 외측광근, 대둔근, 중둔근, 소둔근**
④ **정맥주사**: 소아의 경우(두정맥), 성인의 경우(중수골 정맥, 복재 정맥, 척측피정맥, 요측피정맥)
⑤ **정맥 주입**: 정맥 주사를 통하여 수액을 투여함

주사투약 시 효과가 빠른 순서

정맥주사 → 근육주사 → 피하주사 → 경구투약

피하조직

근육만큼 혈관이 많지 않기 때문에 근육보다는 흡수가 느리지만 혈액순환만 잘되면 약물이 조직 속으로 거의 완전히 흡수되는 장점이 있다. 일반적으로 30분 이내에 작용을 나타낸다.

피하주사의 방법

① 왼손 엄지와 검지로 주사할 부위를 잡아 피하조직을 근육으로부터 집어 올린다.
② 피하주사는 45도 각도로 주삿바늘을 삽입한다.
③ 바늘이 혈관 속으로 들어갔는지 확인하기 위하여 내관을 뒤로 잡아 당겨 본다.
④ 약을 천천히 주입한 후 바늘을 속히 잡아 뺀다.
⑤ 주사한 부위에 소독솜을 대고 30~60초 동안 가볍게 마사지한다. 인슐린이나 헤파린 주사시에 마사지 않고 눌러 준다.

근육 주사 시 주의사항

① 근육 주사 시 좌골신경, 혈간, 힘줄, 뼈 등에 주의하고 근육 발달 부위를 우선적으로 주사해야 한다.
② 주사 시 피부 소독을 위한 알코올의 농도는 70% 알코올을 사용한다.
③ 주삿 바늘이 혈관으로 들어가지 않았는지 확인하며, 그 확인 방법은 주사기 내관을 약간 뽑아 낸다.

근육 주사의 통증을 줄이기 위한 방법

① 약물은 가능한 한 서서히 주입한다.
② 주사침은 빨리 찌르고 빨리 뽑는다.
③ 약물을 뽑은 주사기의 침은 새 것으로 교환한다.
④ 주사 부위는 반흔 조직이 없는 부위여야 하며, 충분히 문질러 준다.
⑤ 주사 후 통증이나 단단함을 더운물 주머니를 대어 줌으로써 완화시킬 수 있다.

정맥주사의 합병증

① 정맥주사 시 염증 예방을 위해 말초 혈관에 삽입한 캐뉼라는 72시간 마다 삽입 부위를 바꾸어 주도록 한다.
② 염증증상: 주사 부위의 동통, 발적, 팽윤, 발열

③ 침윤 증상: 주입이 안 됨, 불쾌감, 부종, 차가움

④ 정맥염: 주삿바늘 삽입으로 인한 기계적 손상에 따라 정맥의 경결, 주사맞는 정맥을 따라 발적되고 통증이 있다.

⑤ 혈전증이나 색전증: 정맥염과 비슷한 정맥의 변화, 주입이 안 됨

⑥ 수분과다: 호흡곤란, 혈압 상승, 부종

23 임종 간호 돕기

임종 시 신체적 징후

① 확대되고 고정된 동공(동공 산대)

② 동작 불능(부동)

③ 반사 소실

④ 느려지고 약한 맥박

⑤ 체인– 스톡스 호흡

⑥ 혈압 하강

⑦ 인두의 점액 축적으로 호흡 시 소리 발생

⑧ 근긴장도 상실

⑨ 연동운동 감소

임종을 앞둔 환자의 간호

① 임종을 앞둔 환자는 독방을 주어 개인성을 유지하되 혼자 있게 하지 않는다.

② 시력이 약해지므로 방은 밝게 해 준다.

③ 청각은 늦게까지 남아 있으므로 조용히 하고 모든 이야기는 함부로 하지 않도록 하며, 정상 음성으로 명확하게 한다.

④ 실내 온도는 21~23℃ 정도로 유지시킨다.

⑤ 욕창의 예방을 위해 체위를 변경시키고 머리를 약간 높여 준다.

⑥ 간호조무사는 환자의 말에 관심을 보이며 잘 경청하고 공감해준다.

2. 성인 간호

01 일반적인 간호 보조

통증에 영향을 미치는 요인

① **상황적 요인**: 통증에 관련한 상황들이 개인의 통증 반응에 영향을 미친다. 과거에 여러 사람과 함께 있는 상황에서 경험한 통증에 대한 반응은 혼자서 병원에 있을 때의 반응과 크게 다르다. 자궁암을 수술한 여성은 수술 상처가 비슷한 양성 낭종을 수술한 여성보다 통증을 더 심하게 인식할 수 있다. 통증 인식은 조직 손상 외에 진단에 의해서도 영향을 받는다. 암이라고 진단 받은 여성은 양성으로 진단받은 여성보다 더 적극적으로 통증을 중재할 필요가 있고 추가적인 정서적 지지가 필요하다.

② **사회·문화적인 요인**: 인종, 문화, 윤리성은 개인의 통증 반응에 있어 중요한 요소이다. 이런 요소들은 통증 반응 및 모든 감각에 영향을 미친다.

③ **성**: 성에 따라 통증에 대한 반응이 달라진다. 남성은 여성보다 통증을 덜 보고하기 때문에 성은 통증 반응에 영향을 미치는 중요한 요소가 된다.

④ **연령**: 나이는 통증의 지각과 경험에 중요한 역할을 한다. 나이와 관련된 역차에는 몇몇 변수들이 있지만 아기는 민감하게 반응하고 통증을 인식한다. 유아는 통증을 안전에 대한 위협이나 체벌이라고 느끼기 때문에 울음이나 화를 냄으로써 반응한다.

악성 종양의 특징

① **세포**: 정상 세포로부터 아주 벗어나, 무질서하고 불규칙한 세포군을 형성한다.
② **전이**: 전이란 질병 세포가 직접 연결되지 않은 다른 부분으로 이동되는 것을 말하는 것으로, 림프관이나 혈관을 통해서 또는 직접 확장에 의해 퍼진다.
③ 성장 속도가 빠르다.
④ 주위 조직을 침윤하면서 성장한다.
⑤ 피막이 없어 주위 조직으로 잘 퍼지며 수술 시 종양 제거가 힘들다.
⑥ 대부분 분화가 안되어 세포가 미숙하여 배아적이다.
⑦ 수술 후 재발이 흔하다.
⑧ 숙주에 해가 된다. 신체 기관의 기능 장애, 영양 장애를 유발하며 궤양, 출혈, 천공, 패혈증, 조직 괴사를 일으킨다.
⑨ 양성 종양에 비해 예후가 나쁘다.

암의 예방

① 예방 및 조기 진단
② 증상이 없더라도 40세 이상의 중년은 매년마다 정기 검진을 실시한다.
③ 개개인의 건강 상태 및 생활 습관을 개선시킨다.
④ 암의 예방법이 아직 확실치 않지만 정기적인 검사에 의한 조기진단 여부에 따라 질병의 경·중도가 결정되며 원발성 암을 발견하여 전이를 예방할 수 있다.

항암요법 실시 환자에 대한 간호

① 항암제 치료를 받는 대상자는 면역 억압으로 인한 감염 가능성의 심각한 위험에 빠질 수 있으므로 대상자에게 일반적인 감염 예방법에 대해 교육한다.
② 사람이 많이 모여 있는 곳이나 감기나 감염이 있는 자와의 접촉은 피하고 기침, 발적, 부종, 압통 등의 감염 증상을 관찰하도록 한다.

아나필락시스, 과민반응

① 비정상적인 면역 반응으로 과민성 쇼크라고도 하며, 인체가 항원에 노출됨으로써 일어나는 항원 항체 반응에 의하여 생명에 위협을 받게 되는 심각한 응급 상황이다.
② 벌에 쏘이거나 주사약(페니실린), 음식물을 잘못 섭취했을 때도 나타난다.
③ 두통, 어지러움증, 혈압 저하, 두드러기, 입 주위나 눈두덩에 부종, 전신 종창 등이 나타난다.
④ 불안과 홍조, 소양감, 작열감, 호흡곤란, 기관지 근육의 수축, 호흡 시에 천명음과 협착음이 들리고, 심하면 저혈압, 쇼크, 절박감, 호흡 정지, 심정지가 일어난다.
⑤ 예방을 위해 약물을 주사하기 전에는 항상 이상 과민 반응에 대한 병력을 특정한 음식이나 꽃가루, 약물 등의 과민 반응의 유무를 조사한다.
⑥ 급성 증상이 발생하면 응급조치를 통해 혈압을 상승시키고 기도를 확보하는 것이 가장 중요하다.

쇼크 시 간호

① 순환 기능 유지 및 사정
② 기도 유지 및 호흡 유지
③ 체온조절 및 산소 공급
④ 수액요법과 소변량 측정
⑤ 혈관 수축 및 이완제 투여
⑥ 적절한 체위 유지
⑦ 활력증상 측정
⑧ 옷을 느슨하게 해줌

⑨ 수분공급(주로 비경구적으로 투여)
⑩ 대상자 곁에서 계속적인 관찰
⑪ 금기가 아니면 정맥 주입 속도를 빠르게 함

의식이 없는 환자 간호

① 기도 유지(의식이 없는 환자에게 가장 중요한 간호임)
② 측위나 반복위를 취해 주고 고개를 옆으로 돌려 분비물 배출을 용이하게 해 질식 예방을 한다.
③ 자세를 자주 바꾸어 주어 욕창을 예방하고 안전을 위해 침상 난간에 패드를 대준다.
④ 기도로 흡인되는 것을 예방하기 위해 구강으로의 음료수 및 수분섭취를 금한다.
⑤ 환자 의식 상태의 사정을 위한 첫 자극은 언어적 자극이다.
⑥ 관절의 기동성을 유지하기 위해 수동 관절 운동을 실시하고, 발지지대를 대주어 족저굴곡을 예방한다.
⑦ 의식의 정도를 자주 사정하고 기록한다.
⑧ 오한이 있을 경우 보온을 위해 담요를 덮어준다.

재활 간호의 목적

재활 간호의 주요 목적은 재활 대상자가 가능한 한 최상의 기능을 유지 발전하며, 건강 상태를 적절하게 유지하며, 변화된 생활 양식에 적응하도록 돕는 것이다.

① 장애의 예방
② 기능의 향상
③ 사회로의 통합

경련 환자 간호

① **응급 처치**: 가장 먼저 할 일은 환자가 혀를 물지 않도록 구강 내에 압설자나 깨끗한 수건을 삽입한다. 정신질환, 간질, 열성 경련, 광견병, 파상풍 등은 경련의 위험이 있기 때문이다.
② 경련 환자의 병실은 소음이 없으며 프라이버시가 유지되고 간호사실과 가까운 곳이 좋다.
③ 환자가 움질일 때 부상을 입지 않도록 한다.
④ **경련 환아 간호**: 신체적 손상 방지, 경련 시 시간이나 양상, 관찰, 기도유지

02 근골격계 질환

퇴행성 관절염

① 퇴행성 관절염은 퇴행성 관절 질환, 골관절염이라고도 불려지며, 뼈의 관절면을 감싸고 있는 관절 연골의 마모 및 그와 관련된 이차적인 변화와 증상을 동반하는 질환이다.
② 관절을 보호하고 있는 연골의 점진적인 손상이나 퇴행성 변화로 인해 관절을 이루는 뼈와 인대 등에 손상이 일어나서 염증과 통증이 생기는 질환이다.

고관절 골절의 예방

① 스트레칭과 꾸준한 운동으로 낙상 예방: 낙상을 예방하는 방법은 신체적 조건을 개선시키는 방법으로 근육의 유연성을 강화시키는 스트레칭 운동을 꾸준히 하며, 하지 근력 약화를 방지하기 위한 대퇴사두근 강화 훈련이나 보행 연습이 있다. 또한 시력 약화, 요실금, 어지러움증의 증세가 있는 경우 해당 전문의의 진료를 통해 적절한 낙상 위험관리가 필요하다.
② 일당 넘어지더라도 뼈의 강도가 충격을 흡수할 수 있다면 골절은 일어나지 않기 때문에 골다공증을 예방 또는 치료하는 방법이 매우 중요하다.

요통

① 요통은 평생 동안 80%의 사람들이 한 번 이상 요통을 경험하고 있는 것으로 보고되고 있다.
② 대부분의 요통은 큰 문제나 합병증을 발생시키지 않는 좋은 경과를 보이지만 일부는 합병증이나 장애를 유발하는 심각한 질병일 수도 있다.
③ 요통은 다양한 연령층에서 발생할 수 있으며 통증은 허리가 빠질 듯 하게 혹은 끊어질 듯하게 아픈 증상, 아픔이 다리로 뻗어나가는 듯한 증상 등 다양한 형태로 나타날 수 있다.

요통의 치료 및 간호

① **안정**: 갑자기 허리에 통증이 나타났을 경우 3일 정도는 안정을 취하여 통증을 가라앉혀야 한다. 하지만 누워 있는다고 해서 병이 낫는 것은 아니다. 오히려 오랫동안 누워 있으면 척추뼈를 지지해주는 인대와 근육이 약해지고 혈액순환과 신진대사가 나빠질 수 있으므로 늦어도 2~3주 후에는 허리 근육을 강화시켜 주는 운동을 시작해야 척수의 근육 억제 반사가 차단되어 재발이 적어진다.

② **물리치료:** 허리에 통증이 나타난 후 3개월 까지는 물리치료를 받는 것이 좋다. 그러나 3개월 이상 통증이 지속된 경우에는 물리치료와 운동을 병행하고 점차로 운동량을 증가시키는 것이 통증 치료에 효과적이다.

③ **수술:** 수술은 제한된 환자에서 시행하고 대상이 되는 환자는 전체 환자의 약 10% 내외이다. 신경 압박이 심해 방광이나 항문 괄약근의 기능이 떨어져 대소변의 조절이 되지 않는 경우, 6~12 주 정도의 보존적 요법에서 효과가 없는 경우, 장기간의 보존 요법을 실시할 수 없는 경우에 수술 요법을 선택할 수 있다.

03 소화기계 관련 질환

역류성 식도염

① 위산이나 위 속의 내용물이 식도로 역류하여 가슴 안쪽으로 타는 듯한 통증이나 쓰림을 일으키는 질환이다.

② 역류를 방지하는 해부학적 구조나 기능에 이상이 생기면 역류 질환을 일으키게 된다.

③ 잘못된 식생활 습관과 관련되어 조임근의 압력이 낮아지거나 조임근이 항상 닫혀있지 못하고 부적절하게 열리면서 역류가 일어난다.

④ 정상 체중을 유지하고 비만인 경우 체중을 줄여야 한다.

⑤ 규칙적인 식사로 소량씩 자주 섭취하며 과식을 피한다.

⑥ 식이요법으로는 하부식도 괄약근의 압력을 낮추는 기름진 음식, 술, 담배, 커피, 초콜릿 등을 삼가는 것이 좋고, 단백질 식품을 충분히 섭취한다. 식도 점막을 직접 자극하는 신과일 주스, 토마토, 콜라나 사이다 등 탄산음료도 삼가는 것이 좋다.

⑦ 천천히 꼭꼭 씹어 먹으며 식사 도중에 물을 마시지 않는다.

⑧ 변비는 복압을 높여 위산 역류를 일으키므로 섬유질이 풍부한 식품을 자주 섭취한다.

⑨ 식사 시 반듯하게 앉아서 먹도록 하며 식후에 바로 눕지 않는다.

⑩ 취침 전 2시간 이내에는 음식을 먹지 않는 것이 좋은데, 특히 24시간 식도 산도 검사상 야간에 역류가 심한 환자나 식도 연동 운동에 장애가 있는 환자는 취침 시 침대의 상체 부분을 6~8인 치 정도 올린 후 잠자리에 드는 것이 좋다.

소화성 궤양의 식이요법

① 소화성 궤양 대상자이 식이 요법의 목적은 위산의 과다 분비와 과잉 작용을 피하는 것이다. 이를 위해 너무 차거나 뜨거운 음식은 피하고 술과 담배를 피한다.

② 우유나 크림은 산 분비 자극제가 되어 좋지 않다.

③ 제산제와 히스타민 차단제를 복용하지 않는다면 소량의 잦은 식사가 필요하며 취침 시 간식은 통증을 유발시킬 수 있으므로 피한다.

충수염

① 진단 시에는 우측 위앞 장골능과 배꼽을 연결하는 직선상의 외측 1/3 지점을 눌렀다 떼면 통증이 옴으로써 진단에 도움이 된다.

② 수술이 지연되면 충수가 파열되어 복막염이 발생한다.

③ 수술 후 금식이 해제되고 나면 맑은 국물 등의 유동식을 제공한다.

④ 방

대장암 예방을 위한 생활습관

① 육류, 달걀, 우유제품, 샐러드에 넣는 드레싱, 기름 등의 음식물을 제한하여 지방질의 섭취를 줄인다.

② 과일, 채소 등과 같이 섬유질이 많은 음식을 많이 섭취한다.

③ 비만이 있는 환자의 경우 체중을 조절한다.

④ 금연하고 과음을 피한다.

⑤ 50세 이후에는 정기 검진을 받는다.

04 간·담관 및 췌장 질환

간의 구조 및 특징

① 간은 인체에서 가장 큰 기관으로 우상복부에 위치한다.

② 체중의 약 2%인 1.5kg를 차지하며 우엽과 좌엽으로 나뉘며 우엽이 더 크다.

③ 간은 하면을 제외하고는 흉곽에 둘러싸여 있으며 횡격막 바로 아래에 위치한다.

④ 간은 다른 장기와는 달리 간동맥과 문정맥의 두 혈관에서 혈액 공급을 받는다.

황달

황달은 혈청 내의 빌리루빈 색소가 지나치게 축적되므로 공막, 피부, 심부 조직이 황색으로 착색 된 것이다. 소변도 진한 황색을 띠고 점토색 대변을 보기도 한다.

황달로 인한 소양증 간호

① 소양증은 피부에 담즙산염의 축적에 의해 비롯되며 황달 시 나타난다.
② 소양증을 경감시키기 위해 전분목욕이나 미온수목욕을 시킨다.
③ 방안 온도를 서늘하게 하며 손톱을 짧게 잘라준다.
④ 의복이나 침구를 청결하고 구김없이 해준다.
⑤ 항히스타민제를 투여해준다.

간성혼수의 특징

① 혈중 암모니아 수치의 증가가 원인이다.
② 간 부전으로 인해 정상적으로 장내 세균이 단백질을 분해할 때 생성되고 즉시 간에 운반되어 요소로 전환되는데 간 부전으로 인해 간의 해독 능력이 감소하여 혈액이 간으로 우회하여 지나갈 경우 암모니아 수치는 증가한다.
③ 임상 증상은 의식상태, 지적 능력, 행동과 인격, 신경 근육 기능에 변화를 초래한다.
④ 지적 기능 변화는 짧은 주의 집중력이나 자아 인식의 상실 등을 들 수 있고, 인격과 행동의 변화는 과장된 행동부터 분노까지 다양하다.
⑤ 대사성 진전, 강직과 같이 신경 근육의 장애가 초래된다.
⑥ 호흡 시 단 냄새가 나기도 하고 과다호흡, 체온 상승, 맥박수가 증가하기도 한다.

B형 간염의 특성

① B형 간염이라고도 하며 잠복 기간은 2~4개월이고 감염원은 앓고 있는 사람의 혈액이나 보균자의 혈액이다.
② B형 간염 백신을 해야 한다.
③ **증상:** 황달, 두통, 오심, 구토, 오한, 전신 부종으로 인한 체중 상승, 불쾌감, 간 부위 압통, 혈구

감사상 백혈구 감소증

④ **치료 및 간호:** 절대안정, 수분 섭취 강조, 음식 섭취(고단백, 고칼로리)
⑤ **예방:** 감염자의 혈액에 의해 전염되므로 헌혈 시 각별히 주의, 오염된 주사바늘에 찔리지 않도록 의료진은 주의한다.

간경화증

① 간경화증 환자들은 알도스테론 증가에 의해 체액량 과다를 초래하며, 복수와 말초부종, 나트륨 정체와 저칼륨증이 있다.
② 칼륨 부족 시엔 칼륨을 보충한다. 나트륨 불균형과 복수는 다양한 방법으로 치료한다. 나트륨을 제한하면 복수 생성이 크게 감소하고 1일 1mg까지 제한하면 복수와 부종의 완화에 효과가 크다.

담석증

① 담석이란 담즙 내 구성 성분이 담낭이나 담관 내에서 응결 및 침착되어 형성된 결정성 구조물을 말한다.
② 담낭에서 생긴 담석이 담낭 경부, 담낭관 혹은 총담관으로 이동하여 염증이나 폐쇄를 일으켜 증상을 일으키는 것을 담석증이라고 한다.
③ 담석증의 가장 특징적인 증상은 담도산통이다. 이는 명치나 오른쪽 위쪽 배에 발생하는 지속적이고 심한 통증 또는 중압감이며 보통 1~4시간 동안 지속되며, 서서히 또는 갑자기 소실된다.
④ 오심과 구토가 흔히 동반되고 발열이나 오한 등이 동반되는 경우에는 담석증의 합병증으로 담낭염이나 담관염 등의 발생 가능성을 염두에 두어야 한다.

05 호흡기계 질환

호흡 곤란 시 간호중재

① 기도를 깨끗이 유지한다.
② 횡격막 호흡을 하도록 유도한다.
③ 환자를 혼자 두지 않고 옆에서 지지하여 불안해 하지 않도록 한다.
④ 불필요한 대화와 움직임은 삼가야 한다.
⑤ 구강으로 체온을 재지 말고 가슴 부위에 무거운 이불을 덮지 않는다.
⑥ 시원하고 습도가 적당하며 조용한 분위기를 유지한다.
⑦ 침대의 난간을 올려주어 낙상으로부터 보호한다.
⑧ 호흡곤란의 양상을 잘 관찰한다.

천명음

협착음이라고도 한다. 기관지 경련이 있을 때 부분적으로 폐쇄된 후두나 기관을 통하여 공기가 힘들여 통과하기 때문에 발생되는 거칠고 큰 소리가 나는 호흡이다.

기관지염

① **급성 기관지염**: 바이러스가 주된 원인균이며 상기도 감염이 퍼져서 기관지에 생긴 염증이다.

② **만성 기관지염**: 기침과 다량의 끈적거리는 점액성 객담이 나오는 기관, 기관지에 재발되는 만성 염증으로 가장 중요한 원인은 흡연이다.

기관지경 검사

① 금식을 유지한 상태에서 목을 뒤로 젖혀 기관지경이 잘 들어가도록 한다.
② 검사하는 동안 코로 숨을 쉬며 긴장하지 않도록 한다.
③ 검사가 끝난 직후 구토 반사가 돌아오기 전까지 금식시킨다. 만일 생검을 위한 표본을 떼어낸다면 검사 후 객담에 피가 섞여 나오는지 관찰한다.
④ 검사 후의 일반적인 간호로는 호흡곤란이 있는지 관찰하고 객담 배출이 용이하도록 돕는다.
⑤ 얼굴과 목에 피하기종이 있는지 관찰한다.
⑥ 인후통 발생 시 찬물주머니를 칼라처럼 대주고 따뜻한 식염수로 양치질 시킨다.

기관지 천식

① 기관지 천식은 재발이 잘 되는 만성질환으로 회복되는 경우가 적다.
② 적절한 수분 섭취, 충분한 습도 제공, 안정, 반좌위 등을 취해 주고 호흡횟수와 특성을 자주 사정한다.

만성 폐쇄성 폐질환

① 만성 폐쇄성 폐질환 환자에게는 비강을 저농도의 산소를 제공한다.
② 만성 폐쇄성 폐질환 환자의 호흡은 산소 요구도에 의해 자극될 수 있는데 고농도의 산소 공급은 점진적으로 호흡기계를 억제하여 이산화탄소 중독증, 혼수 또는 사망을 일으킬 수 있다.

③ 만성 폐쇄성 폐질환이 중증으로 진행될 경우 우심실부전이 발생하게 되는데 이때 강심제를 복용하고 부종이 발생하게 되면 이뇨제를 복용하도록 한다.

결핵

결핵은 결핵균이라는 세균의 침입으로 발생되며, 활동성 결핵 환자의 호흡기 분비물이 제3자의 호흡을 통해 체내로 들어가면서 감염되는 질환으로 생후 결핵예방 접종이 반드시 필요하다. 결핵균이 침입하더라도 모두 다 발병하는 것은 아니며 침입 후 체내의 저항력이 약해지면 발병할 확률이 높아진다.

다제내성 결핵

결핵 치료에 가장 중요한 약제인 이소니아지드와 리팜피신에 모두 내성인 결핵을 말한다. 이 두 가지 약제에 모두 내성을 가지게 되면 치료기간이 6개월에서 최소 18개월로 늘어나게 되며 치료 성공률도 떨어져 치료가 힘들어진다.

결핵유병률이 증가하는 이유

① 국민의 무관심
② 불규칙한 생활, 다이어트, 과로 등에 따른 면역력 저하
③ 장기간 보호시설에서 거주 시
④ 경제 위기와 높은 실업률로 노숙자 증가
⑤ 사회 지원 체계 미흡
⑥ 고령화로 노인 결핵 인구의 증가

폐렴 환자를 위한 예방 교육

① 적절한 기침과 심호흡 운동
② 금연
③ 충분한 휴식과 수면, 충분한 양의 수분 섭취
④ 인플루엔자 백신 접종

폐암과 영양

① 폐암 환자는 호흡 곤란과 식욕 부진으로 인해 식사 섭취량이 감소하여 체중감소를 보이며 영양 불량 위험도 높아지게 된다.

② 항암치료 과정 중의 부작용을 최소화하고 신체의 빠른 회복을 위해서는 충분한 영양섭취가 요구된다.

③ 균형 있는 영양섭취를 통해 신체 회복을 돕고, 치료 과정에 수반되는 부작용을 최소화하는 것이다. 이를 위해 규칙적으로 식사하고 에너지, 무기질, 비타민 등 신체 활동에 필요한 영양소를 골고루 섭취하기 위해 균형잡힌 식사를 한다.

④ 폐암 환자는 반드시 금연을 해야 하며, 금연으로 미각이 회복되어야 식사 섭취량이 증가하고 영양 상태가 호전될 수 있을 뿐만 아니라 환자의 삶의 질도 높아질 수 있다.

폐기종

① 종말 세기관지 원위부 공기 공간의 파괴로 인하여 비정상적이며 영구적인 말초 기도 및 폐포의 확장 상태를 말한다.

② 섬유화에 의한 파괴가 아니며 기도의 파괴 없이 나타나는 확장은 과팽창이라고 하여 폐기종과는 구분되어야 한다.

③ 폐기종은 질병명이라기보다는 병리학적인 용어이며, 만성 기관지염과 함께 만성 폐쇄성 폐질환이라는 병명으로 불리는 만성적이며 비가역적인 기류 폐쇄를 특징으로 하는 폐질환군의 구분에 해당한다.

memo

memo

간호조무사
최종모의고사 10회

발 행 일	2026년 1월 10일 초판 1쇄 인쇄 2026년 1월 20일 초판 1쇄 발행
저 자	간호조무사출제연구회
발 행 처	크라운출판사 http://www.crownbook.com
발 행 인	이상원
신고번호	제 300-2007-143호
주 소	서울시 종로구 율곡로13길 21
공 급 처	(02) 765-4787, 1566-5937
전 화	(02) 745-0311~3
팩 스	(02) 743-2688, 02) 741-3231
홈페이지	www.crownbook.co.kr
I S B N	978-89-406-4970-1 / 13510

저자협의
인지생략

특별판매정가 20,000원

이 도서의 판권은 크라운출판사에 있으며, 수록된 내용은
무단으로 복제, 변형하여 사용할 수 없습니다.
Copyright CROWN, ⓒ 2026 Printed in Korea

이 도서의 문의를 편집부(02-6430-7028)로 연락주시면
친절하게 응답해 드립니다.